L'apprentissage de la langue écrite

Approche cognitive

COLLECTION

Psychologies

La collection est dirigée par Agnès FLORIN, Jean-Émile GOMBERT et Alain SOMAT

Une collection ouverte à tous les domaines de la psychologie. La psychologie est une discipline à la fois vivante et plurielle. Elle a considérablement évolué depuis ses débuts, il y a un siècle et demi, et ses contenus théoriques et méthodologiques se renouvellent sans cesse. Elle s'intéresse à tous les aspects du fonctionnement mental, qu'ils soient généraux, sociaux, développementaux ou pathologiques. Cette diversité est une richesse pour la psychologie et il semble essentiel de la promouvoir dans le cadre de cette collection.

Elle accueille de préférence des ouvrages qui rendent compte d'applications concrètes de la psychologie. Les connaissances de cette discipline concernent tous les secteurs de l'activité humaine et sociale : le travail, l'éducation, la santé, la formation, etc. Mais, en fait, il existe peu de revues ou de collections d'ouvrages publiant de tels contenus à l'intention d'un public assez large. Ainsi, l'ambition de la collection Psychologies est-elle de s'adresser aussi à des lecteurs qui ne sont pas nécessairement des spécialistes de la psychologie mais qui sont néanmoins intéressés à divers titres par ses applications.

La collection est enfin animée avec le souci d'y faire prédominer un esprit scientifique. La psychologie porte sur des objets ou des situations à propos desquels tout un chacun s'estime fondé à dire quelque chose. Il est parfois difficile de reconnaître la plus grande validité de ses savoirs dans des champs d'application où règnent en maître le bon sens, l'intuition spontanée ou l'expérience vécue. La nécessité d'un esprit scientifique en psychologie doit être constamment réaffirmée surtout lorsqu'il s'agit d'applications concrètes.

Déjà paru dans la même collection :

Jean-Pierre GATÉ et Christine GAUX (dir.),
Lire-écrire de l'enfance à l'âge adulte. Genèse des compétences, pratiques éducatives, impacts sur l'insertion professionnelle, 2007, 274 p.

Agnès FLORIN et Pierre VRIGNAUD (dir.),
Réussir à l'école. Les effets des dimensions conatives en éducation. Personnalité, motivation, estime de soi, compétences sociales, 2007, 226 p.

Denis JACQUET, Marc ZABALIA et Henri LEHALLE (dir.),
Adolescences d'aujourd'hui. Textes issus du XXIXe *symposium de l'Association de psychologie scientifique de langue française*, 2006, 164 p.

Agnès FLORIN, Philippe GUIMARD, Gwenaëlle LE DREFF et Claus WALKSTEIN,
Un maître et des intervenants multiples à l'école primaire. Analyse psychologique des pratiques et des effets, 2004, 134 p.

Mohamed Nouri ROMDHANE, Jean-Émile GOMBERT et Michèle BELAJOUZA (dir.),
L'apprentissage de la lecture. Perspectives comparatives, 2003, 390 p.

Agnès FLORIN et José MORAIS (dir.),
La maîtrise du langage, 2002, 136 p.

Jacques PY, Alain SOMAT et Jacques BAILLÉ,
Psychologie sociale et formation professionnelle. Propositions et regards critiques, 1998, 270 p.

Sous la direction de
Nathalie MAREC-BRETON, Anne-Sophie BESSE, Fanny DE LA HAYE,
Nathalie BONNETON-BOTTÉ & Emmanuelle BONJOUR

Préface de Jean-Émile GOMBERT

L'apprentissage de la langue écrite

Approche cognitive

Collection « Psychologies »
PRESSES UNIVERSITAIRES DE RENNES
2009

UHB Rennes 2 – Campus La Harpe
2, rue du doyen Denis-Leroy
35044 Rennes Cedex

www.pur-editions.fr

Mise en page : Euriell Séguillon pour le compte des PUR

Dépôt légal : 1er semestre 2009
ISBN : 978-2-7535-0786-9

PRÉSENTATION DES AUTEURS

BERTHIAUME Rachel
Département de linguistique et de didactique des langues – université du Québec – CP 8888, Succursale centre-ville – Montréal, Québec – Canada – H3C 3P8.

BESSE Anne-Sophie
Centre de recherches en psychologie, cognition, communication – (CRPCC, EA 1285) – université Rennes 2 – Place du Recteur Henri Le Moal CS 24307 – 35043 Rennes cedex, France.

BIOT-CHEVRIER Catherine
Laboratoire d'étude des mécanismes cognitifs (EMC – EA 3082) – université Lumière Lyon 2 – 5 avenue Pierre Mendès-France, 69676 Bron cedex, France.

BONJOUR Emmanuelle
Centre de recherches en psychologie, cognition, communication – (CRPCC, EA 1285) – université Rennes 2 – Place du Recteur Henri Le Moal, CS 24307, 35043 Rennes cedex, France.

BONNETON-BOTTÉ Nathalie
Centre de recherches en psychologie, cognition, communication – (CRPCC, EA 1285) – IUFM de Bretagne, école interne de l'UBO – université Rennes 2 – Place du Recteur Henri Le Moal CS 24307 – 35043 Rennes cedex, France.

BOSSE Marie-Line
Laboratoire de psychologie et neuro-cognition (UMR 5105 CNRS) – université Pierre Mendès-France – Bâtiment BSHM, BP 47, F-38040 Grenoble cedex 9, France.

Boukadida Nahed
Institut de promotion des handicapés de Ksar Saïd – université de Manouba, 2 rue Jabran Khalil, 2010 Manouba, Tunisie. Bouton Sophie

Laboratoire de psychologie cognitive (UMR 6146 du CNRS) & Laboratoire de psychologie et neuro-cognition (UMR 5105 du CNRS) – université de Savoie, BP 1104, 73011 Chambery cedex, France.

Casalis Séverine
Laboratoire URECA (EA 1059) – université Lille – Nord de France – Domaine universitaire du Pont de Bois, BP 60149, 59653, Villeneuve d'Ascq cedex, France.

Chartrel Estelle
LEAD – CNRS, UMR 5022 – université de Bourgogne – Pôle AAFE, Esplanade Erasme, BP 26513, 21065 Dijon cedex, France.

Colé Pascale
Laboratoire de psychologie cognitive (UMR 6146 du CNRS) – université de Provence – 13331 Marseille cedex 3, France.

Comblain Annick
Unité de neuropsychologie du langage et des apprentissages – faculté de Psychologie et des Sciences de l'Éducation – université de Liège – Bd. du Rectorat, 5 – B33 – B4000 Liège, Belgique.

Da Silva Leme Maria-Isabel
Instituto de psicologia da universidade de São Paulo (IPUSP) – Av. prof. Mello Moraes, 1721 Butantã 05508900 – São Paulo, SP, Brésil.

Daigle Daniel
Université de Montréal – département de didactique – CP 6128, Succursale centre-ville – Montréal, Québec – Canada – H3C 3J7.

De La Haye Fanny
Centre de recherches en psychologie, cognition, communication – (CRPCC, EA 1285) – IUFM de Bretagne, école interne de l'UBO – université Rennes 2 – Place du Recteur Henri Le Moal CS 24307 – 35043 Rennes cedex, France.

Demont Elisabeth
Université Louis Pasteur – faculté de Psychologie et des Sciences de l'Éducation – 12 rue Goethe, 67000 Strasbourg, France.

DOIGNON-CAMUS Nadège
Laboratoire d'imagerie et de neurosciences cognitives (LINC UMR 7191) – CNRS, – université Louis Pasteur – 21 rue Becquerel, 67 087 Strasbourg, France.

DOMPNIER Benoit
Laboratoire inter-universitaire de psychologie : personnalité, cognition et changement social (EA 4145) – université Pierre Mendès-France – bâtiment BSHM, BP 47, F-38040 Grenoble cedex 9, France.

ECALLE Jean
Laboratoire d'étude des mécanismes cognitifs (EMC – EA 3082) – université Lumière Lyon 2 – 5 avenue Pierre Mendès-France, 69 676 Bron cedex, France.

FANTAUZZI Alessandra
Unité de neuropsychologie du langage et des apprentissages – faculté de Psychologie et des Sciences de l'Éducation – université de Liège – Bd. du Rectorat, 5 – B33 – B4000 Liège, Belgique.

GOMBERT Jean-Émile
Centre de recherches en psychologie, cognition, communication – (CRPCC, EA 1285) – université Rennes 2 – Place du Recteur Henri Le Moal, CS 24 307, 35 043 Rennes cedex, France.

HUPET Michel
Unité cognition et développement (CODE) – université catholique de Louvain – faculté de Psychologie et des Sciences de l'Éducation – Place Cardinal Mercier, 10, 1 348 Louvain-la-Neuve, Belgique.

JANIOT Marion
Laboratoire URECA (EA 1059) – université Lille - Nord de France - Domaine universitaire du Pont de Bois, BP 60 149, 59 653 Villeneuve d'Ascq cedex, France.

LARGY Pierre
Laboratoire PDPSEA 1687 - université Toulouse 2 le Mirail – 5, allées Antonio-Machado, F-31 058 Toulouse, France.

LEFRANÇOIS Pascale
Université de Montréal – département de didactique – CP 6128, Succursale centre-ville – Montréal, Québec – Canada H3C 3J7.

LEUWERS Christel
Laboratoire langues, littératures et sociétés (EA 3706) – université de Savoie, BP 1104, 73011 Chambéry cedex, France.

MAAOUIA Abdallah
Faculté de Sciences Humaines et Sociales de Tunis – 94, avenue du 9 avril 1938, 1007, Tunis, Tunisie.

MAGNAN Annie
Laboratoire d'étude des mécanismes cognitifs (EMC – EA 3082) – université Lumière Lyon 2 – 5 avenue Pierre Mendès-France, 69676 Bron Cedex, France.

MAREC-BRETON Nathalie
Centre de recherches en psychologie, cognition, communication – (CRPCC, EA 1285) – IUFM de Bretagne, école interne de l'UBO – université Rennes 2 – Place du Recteur Henri Le Moal, CS 24307, 35043 Rennes cedex, France.

METZ-LUTZ Marie-Noëlle
Laboratoire d'imagerie et de neurosciences cognitives – université Louis Pasteur/CNRS – faculté de Médecine, 4 rue Kirchleger, 67085 Strasbourg cedex, France.

NICOLAY Anne-Catherine
Unité de neuropsychologie du langage et des apprentissages – faculté de Psychologie et des Sciences de l'Éducation – université de Liège – Bd. du Rectorat, 5 – B33 – B4000 Liège, Belgique.

NITHART Christelle
Laboratoire d'imagerie et de neurosciences cognitives – université Louis Pasteur/CNRS – faculté de Médecine, 4 rue Kirchleger, 67085 Strasbourg cedex, France.

PONCELET Martine
Unité de neuropsychologie du langage et des apprentissages – faculté de Psychologie et des Sciences de l'Éducation – université de Liège – Bd. du Rectorat, 5 – B33 – B4000 Liège, Belgique.

SCHELSTRAETE Marie-Anne
Unité cognition et développement (CODE) – université catholique de Louvain – faculté de Psychologie et des Sciences de l'Éducation – Place Cardinal Mercier, 10 – 1348 Louvain-la-Neuve, Belgique.

Simoës-Perlant Aurélie
Laboratoire PDPS EA1687 – université Toulouse 2 le Mirail – 5 allées Antonio-Machado, F-31 058 Toulouse, France.

Valdois Sylviane
Laboratoire de psychologie et neuro-cognition (UMR 5105 CNRS) – université Pierre Mendès France – Bâtiment BSHM, BP 47, F-38040 Grenoble cedex 9, France.

Van Reybroeck Marie
Unité cognition et développement (CODE) – université catholique de Louvain – faculté de Psychologie et des Sciences de l'Éducation – Place Cardinal Mercier, 10 – 1 348 Louvain-la-Neuve, Belgique.

Vidigal De Paula Fraülein
Instituto de psicologia da universidade de São Paulo (IPUSP) – Av. prof. Mello Moraes, 1721 Butantã 05508900 – Brésil.

Vinter Annie
LEAD – CNRS, UMR 5022 – université de Bourgogne – Pôle AAFE, Esplanade Erasme, BP 26 513, 21 065 Dijon cedex, France.

Zagar Daniel
SPMS – université de Bourgogne, UFR sciences humaines – 2 bd. Gabriel, 21 000 Dijon, France.

Jean-Émile Gombert

PRÉFACE
APPRENTISSAGE DE L'ÉCRIT : LA RECHERCHE AVANCE

À nouveau, les méthodes d'enseignement, en particulier de l'enseignement de la lecture et de l'écriture, prennent place dans le discours politique : le populisme scolaire est en marche.

La recette est simple, il faut d'abord une caution scientifique. Rien ne sert de la prendre parmi les chercheurs reconnus par les scientifiques eux-mêmes, ces gens là travaillent trop, donc sont très peu connus. Le scientifique mondain, celui qui passe bien dans les médias, sera plus crédible. Il le sera d'autant plus qu'il cautionnera le point de vue de tout un chacun : celui que plébiscitera le bon sens populaire. Il faut que les parents, légitimement soucieux de la scolarité de leur progéniture, comprennent les programmes. Pour cela, quoi de mieux que de reprendre les activités qu'ils ont eux-mêmes connues en classes. Peut-être même celles que leurs propres parents avaient connues et qui étaient bien meilleures encore. Il convient donc de proscrire toutes les évolutions « pédagogistes » de ces dernières décennies, de proposer des programmes simples, clairs… Bref, des programmes traduisant l'opinion sur ce que doivent faire les enseignants.

Pendant ce temps, la recherche avance. Entre les années 1980 et 2000, les progrès ont été considérables dans la connaissance des mécanismes à l'œuvre dans la lecture et dans l'écriture, dans la compréhension de leur évolution pendant l'apprentissage, et dans l'étude des causes des échecs. Au-delà des divergences quant aux modélisations du fonctionnement cognitif, un large consensus existe désormais quant aux fondamentaux de l'apprentissage.

Pour lire et écrire, il faut connaître les mots et maîtriser les correspondances entre les graphèmes et les phonèmes. Le vocabulaire doit être développé dès l'école maternelle, et les correspondances lettres-sons doivent être enseignées explicitement et progressivement dès le début du CP. Un large accord existe sur ces incontournables de l'enseignement.

La connaissance des mots et la maîtrise des correspondances graphème-phonème ne suffisent cependant pas à la lecture et à l'écriture. Il faut également acquérir les connaissances qui permettent de traiter les lettres ne marquant pas les sons de façon univoque (les lettres muettes, les lettres pouvant se prononcer de différentes façons, les sons pouvant s'écrire de différentes manières, certaines marques grammaticales...).

Il faut aussi maîtriser des connaissances sur les marques linguistiques qui permettent d'accéder au sens des phrases et des textes, au-delà de la compréhension de mots isolés. Cette maîtrise de la syntaxe, qui n'est pas réductible à un apprentissage de règles, est généralement plus complexe à l'écrit qu'à l'oral, la compréhension y étant moins aidée par le contexte. Dans un des chapitres du présent ouvrage, Fanny De La Haye et Nathalie Bonneton-Botté montrent ainsi l'efficacité d'un programme d'entraînement à la compréhension chez les élèves en grande difficulté scolaire.

Enfin, pour devenir un lecteur-écrivain habile, il faut automatiser tous ces mécanismes. L'automatisation suppose que les élèves aient une pratique suffisante de la lecture et de l'écriture. Pour que cette pratique soit importante, dans la classe et à la maison, il est nécessaire que les activités proposées suscitent et développent chez les élèves l'envie de lire, l'envie d'écrire.

Les programmes qui sont appliqués à la rentrée 2008 ne prennent pas en compte la totalité de ces faits, pourtant scientifiquement établis. Il y là un avatar de l'utilisation des réformes de l'enseignement à des fins politiciennes. Il conviendrait, en la matière, de retourner aux bonnes pratiques qui prévalaient depuis une quinzaine d'années et la parution, sous l'égide de la direction des écoles, de l'ouvrage *La maîtrise de la langue à l'école,* fruit d'une réflexion menée en commun par les responsables de l'Éducation nationale, les acteurs du monde de l'éducation, et les chercheurs dans les disciplines scientifiques concernées. Depuis, cette collaboration, institutionnalisée dans l'Observatoire national de la lecture, avait permis une amélioration progressive des orientations pour l'enseignement, amélioration qui s'est particulièrement marquée dans les programmes de 2002, qui prenaient en compte l'ensemble des connaissances susmentionnées.

Mais ces connaissances n'épuisent pas le sujet. Beaucoup reste à découvrir et à comprendre. En effet, un certain nombre de biais limite la portée des résultats scientifiquement avérés.

La très grande majorité des recherches a été menée sur une population anglophone, langue atypique, puisque parmi les langues alphabétiques c'est celle dans laquelle les correspondances graphophonologiques sont les moins régulières. Il est vrai que beaucoup des résultats obtenus ont été confirmés dans d'autres langues, notamment en français. Il n'en demeure pas moins que les comparaisons interlangues restent nécessaires pour qu'il soit possible, dans les processus d'apprentissage, de faire le tri entre les phénomènes généraux et ceux qui sont spécifiques à l'apprentissage dans une langue donnée. Plusieurs chapitres du présent ouvrage permettent cette comparaison. Ainsi, Fräulein Vidigal De Paula *et al.* présentent une étude sur la prise en compte de la morphologie dans l'apprentissage de la lecture et de l'orthographe en portugais. L'étude de Nahed Boukadida *et al.* concerne la même problématique pour l'arabe, langue qui a des caractéristiques très différentes et qui utilise un autre type d'alphabet.

Si elles affectent les traitements lors de l'apprentissage de l'écrit, ces caractéristiques des langues sont également susceptibles d'avoir un impact sur l'apprentissage d'une langue seconde. C'est l'objet du chapitre d'Anne-Sophie Besse qui compare les effets de l'apprentissage de la lecture en portugais ou en arabe langue première, sur les performances dans l'apprentissage de l'écrit du français, langue seconde. Ici les préoccupations de recherche fondamentale rejoignent les réalités de nombreuses classes. En lien direct avec le plurilinguisme, et intéressant la réflexion sur l'introduction d'une langue vivante à l'école primaire, Anne-Catherine Nicolay *et al.* étudient en quoi l'immersion dans une classe anglophone affecte l'apprentissage de l'écrit du français.

Un effet indirect de l'anglocentrisme susmentionné a été une priorité donnée aux unités les plus pertinentes pour l'apprentissage de l'anglais écrit. Cette langue étant composée très majoritairement de mots monosyllabiques, la question du découpage des mots en syllabes ne s'y pose pas, et c'est naturellement l'unité phonémique qui y a occupé le devant de la scène. Tel n'est pas le cas pour de nombreuses autres langues, dont le français, où certes le phonème garde toute son importance, mais où l'identification des syllabes semble également jouer un rôle dans l'apprentissage. Le chapitre de Nadège Doignon-Camus et Daniel Zagar propose une modélisation de ce rôle.

La réflexion, ainsi enrichie, sur le poids des traitements phonologiques dans l'écrit, s'articule naturellement avec la capacité à identifier les suites orthographiques, que ce soit l'identification précoce des lettres qui, selon l'étude présentée par Jean Ecalle *et al.* joue un rôle important dans l'identification ultérieure des mots ; qu'à un niveau strictement visuoattentionnel, comme le traite le chapitre de Marie-Line Bosse *et al.*

Le pendant du traitement visuel en lecture est le traitement moteur en écriture. Cette dimension, peu traitée dans la littérature de recherche, fait l'objet des deux derniers chapitres de cet ouvrage. Estelle Chartrel et Annie Vinter mettent en évidence les bénéfices de la contrainte de vitesse qui peut être introduite dans l'écriture ; alors que, dans une optique plus didactique, Nathalie Bonneton-Botté et Fanny De La Haye interrogent les enseignants quant aux difficultés qu'ils perçoivent chez les élèves dans l'apprentissage de l'écriture manuscrite.

Depuis quelques années, les recherches se développent qui montrent l'importance des connaissances morphologiques pour la lecture et surtout pour l'orthographe. Les chapitres sur l'apprentissage de la lecture en arabe et en portugais, déjà cités, confirment cette importance. De même, c'est le déficit d'utilisation des marques morphologiques qui, dans l'étude de Christel Leuwers *et al.* explique le déficit de compréhension des enfants sourds en lecture. Pour poursuivre dans cette voie de recherche, il devient important de distinguer ce qui relève de la morphologie dérivationnelle, de ce qui concerne la morphosyntaxe. Une des pionnières dans le domaine de l'impact de la morphologie dérivationnelle sur l'apprentissage de la lecture, Nathalie Marec-Breton rapporte une étude qui montre sans ambiguïté cet impact dès le CP, alors que les élèves ne maîtrisent pas encore totalement le code alphabétique. Pour ce qui concerne la morphosyntaxe, deux chapitres en étudient certains aspects en lien avec l'apprentissage de l'orthographe. Ainsi, Pascale Lefrançois étudie le rôle de la conscience morphologique sur les accords en nombre ; et Marie Van Reybroeck *et al.* montrent en quoi une surcharge en mémoire affecte ce type de traitement.

Les phénomènes de charge et de surcharge cognitives, sont souvent évoqués en lien avec les difficultés d'apprentissage, mais cette référence se limite le plus souvent à une désignation de la limitation de l'espace attentionnel comme principal obstacle à l'installation des conduites expertes, obstacle que l'automatisation permettra progressivement de contourner. Ce type d'évolution relève d'une conception unidimensionnelle de l'apprentissage selon laquelle les procédures apprises sont, dans un premier temps, gérées attentionnellement avant d'être progressivement automatisées par la répétition de leur utilisation. Ainsi, la mémoire de travail de l'expert se trouve libérée de toute charge attentionnelle qui concernerait les processus de plus bas niveau. Cette conception unidimensionnelle est maintenant remise en cause par les recherches sur l'apprentissage implicite.

En effet, il semble bien que l'apprentissage de l'écrit s'opère conjointement sur plusieurs dimensions. À côté de l'installation, par l'enseignement, de connaissances contrôlées, s'opèrent des apprentissages implicites, s'effectuant sur base fréquentielle. Ces apprentissages implicites sont à l'origine de l'évolution, sous l'effet de la répétition des manipulations d'écrits, de la part des automatismes dans les traitements. L'attention s'en trouve libérée d'autant, et disponible pour les traitements de haut niveau requérant un pilotage attentionnel. Cette occurrence des apprentissages implicites est envisagée dans le chapitre de Nadège Doignon et Daniel Zagar, dans la modélisation des traitements syllabiques. Elle est également au premier plan dans l'étude de Daniel Daigle et Elisabeth Demont sur l'effet de la légalité morphologique et visuo-orthographique sur la lecture.

Cette distinction entre apprentissage explicite est implicite est également sous jacente aux trois chapitres concernant les troubles du langage. En effet, en traitant du déficit du traitement phonologique en mémoire à court terme, chez les enfants dyslexiques et dysphasiques, Christelle Nithart *et al.* se situent clairement sur l'étude du versant attentionnel des traitements. En revanche, Marion Janiot et Séverine Casalis traitent de l'effet du voisinage orthographique chez des dyslexiques comparés à des normolecteurs, ici c'est de la dimension implicite de l'apprentissage dont il s'agit. Ce double éclairage est utilement complété par la revue de question qu'Aurélie Simoës-Perlant et Pierre Largy consacrent à l'efficience de l'apprentissage implicite chez le dyslexique.

Un groupe de jeunes chercheuses, toutes membres du Centre de recherches en psychologie, cognition et communication (CRPCC – EA 1285) à l'université Rennes 2, est à l'origine du colloque qui a donné naissance à cet ouvrage dont elles ont ensuite piloté la réalisation. Nathalie Marec-Breton, Anne-Sophie Besse, Fanny De La Haye, Nathalie Bonneton-Botte et Emmanuelle Bonjour font partie d'une nouvelle génération qui, après le défrichage opéré par leurs aînés, précise nos connaissances sur l'apprentissage de l'écrit, notamment grâce aux comparaisons interlangues et en prenant en compte des dimensions linguistiques jusqu'alors négligées.

Le présent ouvrage rend compte de ces nouvelles directions de recherche. Il constitue une étape dans un progrès continu de la connaissance qui fait fi de l'approche idéologique qui, de nouveau, domine les discours officiels sur l'enseignement.

Nathalie Marec-Breton, Anne-Sophie Besse, Fanny De La Haye
Nathalie Bonneton-Botté et Emmanuelle Bonjour

AVANT-PROPOS

En octobre 2006, le colloque intitulé « Approche cognitive de l'apprentissage de la langue écrite [1] », réunissant de nombreux chercheurs français et étrangers (venant du Canada, Brésil, Tunisie, Belgique, Suisse, Royaume-Uni, etc.) se déroulait à l'université Rennes II. L'objectif de ce colloque était d'offrir un aperçu des avancées quant à la compréhension des mécanismes impliqués dans l'apprentissage des procédures de lecture (de l'identification des mots à la compréhension de textes écrits) et de production des mots écrits (du geste graphique au code orthographique). Le présent ouvrage n'a d'autre objectif que de poursuivre la voie que nous avions ouverte avec ce colloque en mettant à la disposition d'un plus large public une partie des travaux présentés.

Lors de ce colloque, la richesse des communications et des débats qui ont suivi a révélé, outre l'intérêt d'appréhender l'apprentissage de la langue écrite sous ses différentes dimensions, une relative convergence des thèmes de recherche autour de deux grands axes : les unités de l'écrit et les traitements impliqués dans l'installation des procédures de lecture-écriture.

Cet ouvrage s'articule donc en deux grandes parties. La première partie intitulée « La question des unités » regroupe des études portant sur la nature des unités linguistiques prises en compte par les apprenants et sur l'installation des connaissances nécessaires à leur appréhension. Les études présentées dans la seconde partie abordent « La question des coûts de traitement », de la mise en place des automatismes à l'élaboration des stratégies nécessaires à la compréhension de l'écrit et à sa produc-

1. Ce colloque était organisé par le Centre de recherches en psychologie, cognition et communication (CRPCC - EA 1285) et le Centre de recherches sur l'éducation, les apprentissages et la didactique (CREAD - EA - 3875). Il a bénéficié des aides du conseil général d'Ille-et-Vilaine, du conseil régional de Bretagne et de Rennes Métropole.

tion. Plus généralement, l'ensemble des recherches présentées dans cet ouvrage contribue à préciser les connaissances et processus impliqués dans l'apprentissage de la langue écrite et à démontrer la spécificité de ses dysfonctionnements (consécutifs, par exemple, à la dyslexie, la dysphasie ou encore à la surdité, etc.). Naturellement, les études confirment l'existence de nombreuses zones d'ombre qu'il reste à explorer mais elles sont aussi la preuve que, dans ce domaine, les avancées sont effectives et fructueuses.

Nous remercions vivement les auteurs de leur précieuse contribution ainsi que les organismes dont le soutien a permis la tenue du colloque et la réalisation de cet ouvrage.

Première partie

La question des unités

Jean Ecalle, Annie Magnan et Catherine Biot-Chevrier

ANALYSE DE L'ÉVOLUTION DES CONNAISSANCES ALPHABÉTIQUES PRÉCOCES ET DE LEUR POIDS EN IDENTIFICATION DE MOTS ÉCRITS : UNE ÉTUDE LONGITUDINALE DE LA GS AU CP

Introduction

La connaissance des lettres à l'école maternelle constitue un puissant prédicteur de la réussite en lecture (Adams, 1990 ; Ball & Blachman, 1991 ; de Jong & Olson, 2004 ; Foulin, 2005 ; Foulin, sous presse). Sa valeur prédictive est supérieure à celle du QI et à celle du niveau de vocabulaire (Caravolas, Hulme & Snowling, 2001 ; Cardoso-Martins, 1995 ; McBride-Chang, 1999 ; Shatil, Share & Levin, 2000), à celle de l'âge (Share, Jorm, Maclean, & Matthews, 1984) et, dans certaines études, à celle de la discrimination phonémique (Scarborough, 1998 ; Sprugevica & Hoien, 2003). La dénomination des lettres est également un bon prédicteur des performances en compréhension de textes (Schatschneider, Fletcher, Francis, Carlson & Foorman, 2004) et en orthographe lexicale (Muter, Hulme, Snowling & Taylor, 1998 ; Caravolas *et al.*, 2001). La nature et l'interprétation de ces liens restent cependant encore l'objet d'un débat (Share, 2004 ; Levin, Shatil-Carmon & Asif-Rave, 2006).

L'apprentissage du nom précède celui du son des lettres

Les lettres sont généralement désignées par leur nom, lequel constitue la seule identité de la lettre (chaque lettre possède un nom spécifique alors qu'une lettre peut correspondre à plusieurs « sons » comme *c* ou *g*). Le nom des lettres est indiqué très tôt aux enfants, généralement de manière implicite, soit par l'énoncé de la comptine alphabétique, soit à travers la lecture d'abécédaires (Bus & van Ijzendoorn, 1988) alors que la valeur phonémique des lettres est présentée plus tardivement quand l'enfant commence à écrire et à lire (Levin *et al.*, 2006). Si la connaissance de la valeur phonémique des lettres fait indéniablement l'objet d'un enseignement (apprentissage explicite), en revanche, la connaissance du nom des lettres n'est pas toujours explicitement enseignée.

De nombreuses études ont montré que, chez les prélecteurs, le nom des lettres est appris plus facilement que leur valeur phonémique (*e. g.*, McBride-Chang, 1999; Share, 2004; Treiman & Kessler, 2003). Treiman, Weatherston et Berch (1994) montrent que lorsque le nom de la lettre, en anglais, ne comporte pas sa valeur phonémique, cette dernière reste plus difficile d'accès (par exemple, les enfants connaissant le nom de la lettre *y* /wai/ lui affectent la valeur phonémique portée par la lettre *w*). La connaissance de la valeur phonémique d'une lettre semble facilitée si elle est incluse dans le nom de la lettre (par exemple, connaître le nom de la lettre *d* (/dɛ/) facilite l'acquisition de sa valeur phonémique /d/). Les connaissances relatives aux lettres à multiples valeurs phonémiques (par exemple, *c* : /s/ et /k/) seraient plus difficiles à mémoriser. Enfin, la position du phonème, dans le nom de la lettre, affecte la connaissance de la valeur phonémique. Lorsque le phonème est en position initiale dans le nom de la lettre (par exemple, *d* /dɛ/), sa valeur phonémique est mieux retenue que lorsqu'il est en position finale (par exemple, *f* /ɛf/) (en anglais : Treiman, 1994; Treiman *et al.*, 1998; Treiman & Broderick, 1998; Evans *et al.*, 2006; McBride-Chang, 1999; en français : Ecalle, 2004; Ecalle, Magnan & Biot-Chevrier, 2008; Foulin & Pacton, 2006).

La connaissance des lettres est généralement étudiée au moyen d'une tâche de dénomination où il s'agit d'indiquer le nom des lettres, présentées en désordre (en référence à l'alphabet). Il est quelquefois demandé aux enfants d'indiquer à la fois le nom et le son des lettres (Caravolas *et al.*, 2001); dans ce cas, soit on distingue deux types de connaissances, celle du nom de la lettre et celle du son de la lettre, soit un score composite de la connaissance des lettres est calculé (Cardoso-Martins, 1995; Johnston, Anderson & Holligan, 1996). Dans ce dernier cas, les relations entre les connaissances évaluées, lors de la dénomination de lettre et de la production du son de la lettre, restent à préciser (Levin *et al.*, 2006). Certains auteurs demandent également aux enfants de réciter la comptine alphabétique (savoir réciter l'alphabet). Toutefois, la connaissance de la « comptine alphabétique » est rarement associée à la connaissance de la forme visuelle des lettres. Autrement dit, l'enfant peut réciter la comptine sans savoir dénommer les lettres isolées.

Du nom des lettres à leur valeur phonémique

La connaissance de l'alphabet repose sur un savoir implicite de la structure phonologique du nom des lettres. En effet, Treiman, Tincoff et Richmond-Welty (1996) montrent que, dans une tâche consistant à dire si la syllabe prononcée par l'expérimentateur peut être ou non le nom d'une lettre, des enfants anglophones de 4-8 ans peuvent assimiler des syllabes telles que /fi/ ou /ɛb/ à des noms de lettres mais pas des syllabes comme /fo/ ou /ab/. Les enfants pensent que les syllabes /fi/ ou /bri/ sont des lettres potentielles (la voyelle /i/ se retrouve à la fin de nombreuses lettres en anglais) y compris ceux qui récitent l'alphabet totalement.

Avant l'apprentissage formel de la lecture, la dénomination de lettres est un prédicteur des performances en identification de mots plus puissant que la connaissance du son des lettres (Evans, Bell, Shaw, Moretti & Page, 2006; Schatschneider *et al.*, 2004), ce qui suggère que lorsque le son des lettres n'est pas encore connu, la force de la prédiction est indépendante de la connaissance des relations lettres-sons. La connaissance de la structure phonologique des noms de lettres facilite les correspondances lettres-sons (McBride-Chang, 1999; Share, 2004; Treiman, Tincoff, Rodriguez, Mouzaki & Francis, 1998). Les prélecteurs s'appuient sur le nom des lettres pour représenter la structure phonétique de certains mots et pour reconnaître des pseudo-mots écrits dont la prononciation inclut une séquence nom de lettres – comme JRF pour *girafe* – (Ehri & Wilce, 1985; Treiman, Sotak & Bowman, 2001). On peut voir là le premier indice de la compréhension du principe alphabétique, dans la mesure où les enfants prélecteurs relient mots écrits et mots oraux en associant lettres et noms de lettres (Levin, Patel, Margalit & Barad, 2002). Les travaux sur le développement de l'orthographe, utilisant des tâches d'écritures inventées, ont montré que les prélecteurs se réfèrent au nom des lettres pour orthographier des mots – par exemple, *Hervé* est écrit RV – (Treiman, 1994). Treiman *et al.* (1996) suggèrent que les premières connexions oral-écrit, effectuées grâce au nom des lettres, facilitent la prise de conscience de la nature phonographique du système d'écriture alphabétique et de la fonction des lettres dans ce système.

Si la connaissance du nom d'une lettre n'est pas une condition nécessaire à l'apprentissage de sa valeur phonémique (Levin *et al.*, 2006), la plupart des études montrent qu'il s'agit là d'une connaissance importante dans la prise de conscience du principe alphabétique, la correspondance lettre-son perdant son caractère arbitraire grâce au lien que constitue le nom des lettres.

L'impact de la connaissance du nom des lettres, dans l'apprentissage du « son » des lettres, mérite un intérêt particulier dans la mesure où la connaissance de la valeur phonémique de la lettre joue un rôle important, au début de l'apprentissage de la lecture. Dans les langues alphabétiques, le nom d'une lettre est relié à sa valeur phonémique. En français, le nom des voyelles simples (a, e, i, o, u) se confond avec leur valeur phonémique. La valeur phonémique des consonnes est généralement contenue dans leur nom, soit en position initiale pour les consonnes dont le nom possède une structure CV (b, d, j, k, p, q, t, v, z), soit en position finale pour les consonnes dont le nom possède une structure VC (f, l, m, n, r, s). La relation nom-son est moins consistante ou moins transparente pour quelques consonnes (c, g, w, x).

À notre connaissance peu de recherches ont porté sur le développement des connaissances des lettres en français, chez les apprentis lecteurs, si l'on excepte les travaux cités précédemment. Dans cette étude, nous avons conduit une étude longitudinale à trois temps (du début de la GS, en novembre et avril, au début de CP, en septembre), au cours de laquelle nous évaluons le niveau de connaissance du nom, de la valeur phonémique des lettres et la connaissance de la comptine alphabétique, avant l'instruction formelle de l'écrit. D'autre part, nous avons examiné le poids prédictif de ces connaissances des lettres dans la réussite ultérieure en lecture (*i. e.* en fin de CP).

Une étude longitudinale de la GS au CP

Population

Cinquante-sept enfants ont été suivis de la GS[1] au CP, au cours de six sessions (GS : novembre, avril; CP : septembre, décembre, février, mai) où différents tests leur ont été administrés. Leur âge moyen, lors de la session 1, était de 5; 3 ans (s = 3,5 mois). Ils étaient scolarisés dans quatre écoles de zone rurale. Aucun n'avait de problèmes particuliers (notamment d'ordre psycho-affectif ou sensoriel) et ils provenaient de niveaux socio-économiques divers.

1. Les enseignants de moyenne et grande section de maternelle participant à l'étude nous ont indiqué qu'aucune séance spécifique à l'apprentissage des lettres n'était proposée aux enfants.

Matériel et procédure

Connaissances des lettres (sessions 1, 2, 3)

Trois tâches ont été proposées. La première, celle de la comptine alphabétique consistait à continuer la série commencée par l'expérimentateur (a, b, c,...). La VD est le nombre de lettres correctement rappelé dans l'ordre. Lors de la deuxième tâche (nom de la lettre, NL), l'enfant est invité à dénommer les vingt-six lettres présentées séparément et aléatoirement, sur des cartes (times roman 36). Ces lettres étaient soit en capitales d'imprimerie, soit en minuscules scripts. L'ordre de présentation des deux répertoires était contrebalancé. La troisième tâche « valeur phonémique » (PL) consistait, pour l'enfant, à indiquer l'une des lettres (sur une feuille comportant les vingt-six lettres) nécessaire pour écrire un mot énoncé par l'expérimentateur. Par exemple, « Montre-moi la lettre nécessaire pour commencer à écrire le mot bateau ». Les mots choisis n'avaient pas fait l'objet d'une présentation aux enfants, après enquête auprès des enseignants. Si la lettre attendue était orthographiquement incorrecte mais phonologiquement plausible (par exemple, pour le mot *copain*, la lettre *k* était proposée), la réponse était jugée bonne. Successivement et dans un ordre aléatoire, les deux répertoires, capitales d'imprimerie et minuscules scriptes, étaient présentés. Enfin, après la comptine alphabétique, la présentation des deux tâches NL et PL était contrebalancée.

Echelle de Vocabulaire en Images Peabody (ou EVIP) (CP sept)

L'épreuve française du Peabody a été administrée (Dunn, Thériault-Whalen & Dunn, 1993). Il s'agit d'un test de désignation d'images. La variable dépendante est le score brut.

Épreuve d'intelligence non verbale (CP déc)

Une version française des cubes de Kohs a été proposée (Kohs, 1960). La variable dépendante (VD) est le QI non verbal, calculé à partir du score brut.

Habiletés phonologiques (CP fév)

Ce test des habiletés phonologiques (THaPho), standardisé (Ecalle, 2007; Ecalle & Magnan, 2007), comporte trois tâches subdivisées en sept sub-tests qui ont été élaborées pour évaluer différents aspects de la sensibilité phonologique. Une tâche de catégorisation phonologique où les enfants doivent indiquer, parmi quatre mots (prononcés et présentés sous forme de dessins), ceux qui « sonnent pareil ». Une tâche de détection où les enfants doivent indiquer l'unité commune à deux mots. Dans ces tâches, deux unités sont manipulées : la syllabe (T1 catégorisation : *toupie – bateau – requin –balai* ; T6 extraction : *bateau – balai*) et le phonème (T2 catégorisation : *coq – manche –pelle –mur* ; T7 extraction : *manche – mur*). Une autre tâche à choix forcé de suppression phonologique a été également administrée aux enfants. Dans cette tâche, les enfants doivent choisir l'item-correct parmi quatre items-tests : pour le mot-cible *bœuf*, un distracteur phonologique (*neuf*), un distracteur sémantique (*viande*), un intrus (*stylo*) et l'item-correct (*œuf*) sont proposés. Pour la suppression phonémique, le matériel est composé de mots monosyllabiques, de structure attaque + rime vocalique, avec ou sans coda, dans lesquels la suppression de l'attaque engendre un mot (*bœuf* → *œuf*). Deux types de suppression phonémique sont présentés, celle de la consonne initiale d'une attaque simple (par exemple, /b/ : bœuf ; T4) ou celle de la première consonne d'un cluster consonantique (par exemple, /f/ : flûte ; T5). Pour la suppression syllabique (T3), le matériel est composé de mots polysyllabiques dans lesquels la suppression de la syllabe engendre un mot (par exemple, *chapeau* → *pot*). Dans cette épreuve, la VD retenue est le score global (max = 42).

Lecture (CP mai)

Un test d'identification de mots écrits (Timé2 ; Ecalle, 2003) est proposé. C'est une épreuve de lecture silencieuse de mots à choix forcé, où il s'agit de reconnaître un mot-cible parmi cinq items-tests : le mot correct (*bateau*), le pseudo-mot homophone (*bato*), un pseudo-mot visuellement proche (*bateou*), un voisin orthographique (*battu*) et un pseudo-mot comportant une séquence de lettres non conventionnelle (*btauae*). Trois conditions sont proposées : 1/ le mot-cible est prononcé par l'expérimentateur, 2/ une image représentant le mot-cible est présentée, 3/ un mot inducteur est présenté à l'écrit, l'enfant doit lui associer le mot-cible (tâche de catégorisation sémantique). La variable dépendante est le nombre de mots corrects reconnus (max = 36).

Résultats

L'analyse des données comporte deux phases. D'abord, une analyse de variance a été menée pour examiner l'effet des différents facteurs (type de tâche, répertoire), dans l'évolution des connaissances des lettres, avant l'enseignement formel de la langue écrite. Puis, l'objectif a été de mesurer le poids éventuel des connaissances des lettres comme facteur prédictif à la réussite en lecture, en réalisant une analyse de régression avec, comme VD, le score en lecture en fin de CP.

Tableau 1 : Moyennes (écart-types) des scores obtenus dans les différentes épreuves en fonction de la session

session	compt. alph.	NL /26		PL /26		Voc	Kohs	THaPho /42	Timé /36
		RC	Rs	RC	Rs				
1 (GS nov.)	5,5 (5,6)	8,6 (7,7)	5,7 (5,4)	4,1 (3)	2,8 (2,5)				
2 (GS avr.)	9,3 (7,7)	13,2 (7,6)	10,1 (6,1)	7,9 (4)	6,1 (3,8)				
3 (CP sept.)	12,6 (7,8)	14,6 (7,6)	12,4 (6,4)	8,7 (5,1)	8 (4,5)	70,2 (14,3)			
4 (CP déc.)							107,7 (21,8)		
5 (CP fév.)								28,7 (6,8)	
6 (CP mai)									22,7 (6)

Les données descriptives (moyennes des scores aux différentes épreuves) sont présentées dans le tableau 1. Une première ANOVA sur les scores à la « comptine alphabétique » montre un effet significatif de la session ($F(2,112) = 35,49$, $p <.0001$), les scores augmentant progressivement. Une seconde ANOVA à mesures répétées sur les scores réalisés aux tâches « nom de la lettre » et « valeur phonémique » a été réalisée avec les facteurs « session » (1, 2, 3), « tâche » (nom de la lettre et valeur phonémique : NL *vs* PL) et « répertoire » (capitales d'imprimerie et minuscules scriptes : RC *vs* Rs). On observe un effet significatif de la session (F(2,112) = 140,86, p <.0001), le score moyen augmente de la session 1 à la session 3 (m1 = 5,3, m2 = 9, m3 = 10,9) ; on observe également un effet de la tâche (F(2,112) = 56,59, p <.0001), les scores étant supérieurs pour la tâche « NL » (10,7 *vs* 6,1) et un effet du répertoire (F(2,112) = 99,49, p <.0001), en faveur du répertoire capital (9,33 *vs* 7,5). L'interaction « session * tâche », significative (F(2,112) = 3,74, p <.03), est due aux différences entre les deux tâches qui s'accentuent entre les sessions 1 et 2-3 (cf. graphique 1a) ; la différence en S1 = 3,7, en S2 et S3 = 5,1). Enfin, l'interaction significative « tâche * répertoire » (F(1,56) = 39,9, p <.0001), est due à la faible différence (0,9) entre les scores aux deux répertoires, dans la tâche « PL », alors que cette différence est plus importante (2,7), dans la tâche « nom de la lettre » (cf. graphique 1b).

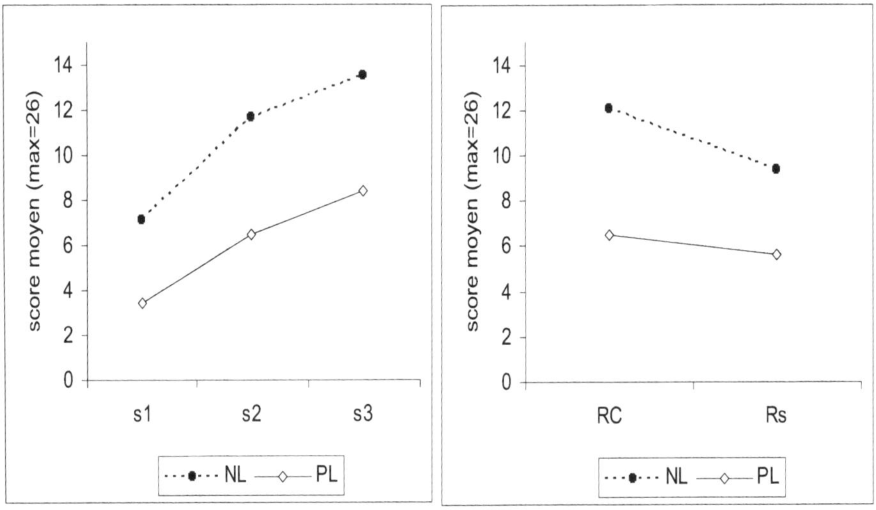

(a) (b)

Graphiques 1a et 1b : Interactions « session * tâche » (a) et « tâche * répertoire » (b)

L'analyse de régression hiérarchique pas à pas a été réalisée en introduisant, avant les variables « connaissances des lettres », successivement l'âge chronologique, l'intelligence non verbale (cubes de Kohs), le vocabulaire et les habiletés phonologiques. Notre hypothèse est que si la connaissance des lettres constitue un puissant prédicteur, alors au moins l'un des indicateurs relevés aux trois sessions, « comptine alphabétique », « nom de la lettre », « valeur phonémique » (ces deux derniers en tenant compte du répertoire), devrait contribuer à expliquer les variations en lecture, en fin de CP. Les résultats sont présentés dans le tableau 2.

Tableau 2 : Résultats de l'analyse de régression

	ß	r^2	Δr^2	P
Âge	.26	.07	-	.054
Cubes de Kohs	.33	.17	.10	.01
Vocabulaire	.34	.28	.11	.006
Habiletés phonologiques	.45	.45	.17	.0001
Lettres (NL3RC)	.35	.55	.10	.001

Les quatre premières variables expliquent 45 % de la variance des performances en identification de mots écrits. Les connaissances des lettres représentées ici par les performances lors de la session 3 (début du CP) à la tâche « nom de la lettre » dans le répertoire « capitales d'imprimerie » apportent 10 % de variance supplémentaire[2]. Lorsque cette variable est introduite dans l'équation, aucun autre prédicteur n'émerge de façon significative par la suite. Ce résultat vient corroborer la valeur prédictive de la connaissance précoce des lettres dans l'acquisition de la lecture.

CONCLUSION

En l'absence de séances d'enseignement spécifiquement ciblées sur l'apprentissage des lettres, les enfants développent des connaissances, dans ce domaine, avant l'instruction formelle dédiée à la langue écrite au CP. Les résultats montrent une progression constante, du début de la GS au début du CP, tant sur la capacité à dénommer des lettres que sur celle consistant à établir un lien entre leur configuration graphique et le son qu'elle comporte pour transcrire un mot (valeur phonémique).

2. Les contraintes éditoriales ne nous permettent pas de présenter la matrice de corrélations entre les différentes variables. Pour information, après l'introduction des quatre premières variables, une seule variable relative à la connaissance de la valeur phonémique des lettres (PL1RC) apporte 5 % ($p < .03$) de variance supplémentaire à l'explication des performances en lecture. Ce pourcentage est donc bien inférieur au 10 % apporté par le nom des lettres.

Conformément à d'autres travaux en anglais (McBride-Chang, 1999; Treiman & Kessler, 2004) et en français (Ecalle, 2004; Ecalle *et al.*, 2008), les connaissances sont plus développées sur le nom des lettres comparativement à leur valeur phonémique et sur le répertoire capitales d'imprimerie par rapport aux minuscules.

La forte valeur prédictive de la connaissance précoce du nom des lettres a été confirmée dans cette étude longitudinale. En effet, après avoir notamment introduit les facteurs vocabulaire et surtout habiletés phonologiques, dont on connaît le poids important, les performances obtenues en début de CP, dans la tâche de dénomination de lettres en capitales, expliquent, à elles seules, une part de variance (10 %) des performances en lecture en fin de CP. Notre étude ne tranche pas sur la supériorité d'un prédicteur sur l'autre. Toutefois, nous confirmons les résultats récents selon lesquels la dénomination des lettres est un prédicteur plus puissant que la connaissance de leur valeur phonémique (Evans *et al.*, 2006; Schatschneider *et al.*, 2004).

Que ce soit d'un point de vue fonctionnel – connaître le nom des lettres est un premier pas dans l'accès au principe alphabétique – ou d'un point de vue pronostique (prédicteur de la réussite en lecture), il reste que les connaissances alphabétiques précoces constituent un enjeu important dans l'acquisition de la langue écrite.

Deux autres questions, notamment, méritent d'être abordées : 1/ quels sont les autres facteurs affectant le développement précoce des lettres ? 2/ comment aider les enfants à apprendre le nom des lettres ? À la première, les réponses actuellement disponibles sont les suivantes : les lettres les mieux connues (ou les premières apprises) sont celles composant le prénom de l'enfant, en particulier la lettre initiale, celles qui se situent au début de l'alphabet, celles qui comportent la valeur phonémique dans leur nom et enfin les lettres-consonnes dont les phonèmes sont produits les premiers par les bébés (Justice, Pence, Bowles & Wiggins, 2006). Cet ensemble de résultats, issus d'une recherche auprès d'enfants de 4 ans, pourrait suggérer des interventions précoces auprès d'enfants à risque de difficultés en lecture pour faciliter l'apprentissage des lettres, premier pas vers la compréhension du principe alphabétique.

Nadège Doignon-Camus et Daniel Zagar

LES ENFANTS APPRENTIS LECTEURS PERÇOIVENT-ILS LA SYLLABE À L'ÉCRIT ? LE MODÈLE DIAMS

Introduction

Lecture et phonologie

L'activité de lecture consiste à établir des relations entre la chaîne écrite et la chaîne orale. Dans les systèmes d'écriture alphabétique, les relations entre l'écrit et l'oral sont souvent représentées par les correspondances entre les lettres et les phonèmes. La traduction de l'écrit en sons de la parole nécessite que le lecteur procède d'une part à une analyse de l'écrit, c'est-à-dire segmenter le mot en unités graphèmes et identifier chacun d'entre eux (Treiman, 2006). D'autre part, le lecteur doit procéder à une analyse de l'oral c'est-à-dire segmenter le langage oral et repérer les différents phonèmes qui le composent. Cette dernière analyse nécessite une capacité métaphonologique relevant de la conscience phonémique, définie comme la capacité à identifier et à manipuler intentionnellement des phonèmes. De nombreux travaux ont montré que les apprentis lecteurs échouent aux tâches de conscience phonémique (Liberman & Shankweiler, 1979 ; Morais, Bertelson, Cary & Alegria, 1986) alors qu'ils ont de bonnes performances dans les tâches qui nécessitent la manipulation d'unités plus larges que le phonème, telles que la syllabe.

Le rôle de la syllabe

La syllabe est une unité phonologique qui se définit par la présence d'une ou plusieurs voyelles (/a/ dans avion ; /ou/ dans oubli), formant le noyau vocalique. Ce noyau vocalique peut parfois être combiné à des consonnes le précédant (/tra/ dans travail) et/ou lui succédant (/ar/ dans arbuste ; ou encore /car/ dans cartable). Les tâches évaluant la capacité à identifier et manipuler les syllabes à l'oral (*i. e.* la conscience syllabique) sont, par exemple, des tâches de comptage syllabique et de suppression d'une syllabe. Les enfants, avant même d'apprendre à lire, réussissent massivement ces épreuves (Liberman, 1973). Si la syllabe est une unité disponible à l'oral avant l'apprentissage de la lecture, on peut émettre l'hypothèse que les correspondances entre l'écrit et l'oral peuvent s'établir par l'intermédiaire de ces unités syllabiques.

Très peu de travaux se sont intéressés au rôle de la syllabe dans l'acquisition de la lecture alors qu'une grande majorité de pédagogues proposent une méthode d'enseignement de la lecture basée sur les syllabes. Les enfants sont en effet invités à décoder les mots écrits syllabe par syllabe. Le repérage des suites de lettres représentant les syllabes est parfois facilité dans les manuels de lecture par l'attribution de couleurs différentes pour chaque syllabe. Lors de l'apprentissage de la lecture, les enfants cherchent à associer à des segments de la chaîne orthographique des segments connus de la chaîne orale. Les enfants utiliseraient alors leurs connaissances de la structure du langage parlé et rechercheraient à l'écrit les suites de lettres correspondant aux unités orales (Goswami & Bryant, 1990). Si on émet l'hypothèse d'une mise en relation de l'écrit avec l'oral par l'intermédiaire des syllabes au cours de l'acquisition de la lecture, les enfants devraient identifier les syllabes non seulement à l'oral mais aussi à l'écrit.

La perception de la syllabe à l'écrit

L'objectif de cette recherche est de tester si les apprentis lecteurs repèrent la frontière syllabique dans des mots bisyllabiques et identifient les groupements de lettres correspondant aux syllabes orales des mots. Plusieurs études sur la perception de la syllabe à l'écrit ont été menées chez l'adulte lecteur expert à l'aide du paradigme des conjonctions illusoires (Doignon & Zagar, 2005 ; Prinzmetal, Treiman & Rho, 1986 ; Rapp, 1992 ; Seidenberg, 1987). Le paradigme des conjonctions illusoires (CI) est un outil d'investigation des unités perceptives à un niveau précoce du traitement des mots écrits. La tâche est de rapporter la couleur d'une lettre cible présentée dans une suite de lettres écrite de deux couleurs (*e. g.*, rapporter la couleur de la lettre cible [P] pour l'item REpos ou REPos [1]). Les suites de lettres sont présentées très brié-

1. Le changement de typographie indique le changement de couleur. Les items sont présentés en majuscule à l'écran.

vement, ce qui conduit les participants à commettre des erreurs. Les CI correspondent aux erreurs des participants lorsqu'ils attribuent à la lettre cible une couleur incorrecte présente dans le mot. Prinzmetal (1981) a montré que les CI étaient affectées par l'organisation perceptive du stimulus. On distingue deux types de CI : les erreurs de préservation lorsque les participants attribuent à la lettre cible la couleur des lettres appartenant à la même syllabe (*e. g.*, répondre que [P] est de la couleur des lettres [OS] dans l'item REPos) et les erreurs de violation lorsque les participants attribuent à la lettre cible la couleur des lettres n'appartenant pas à la même syllabe (*e. g.*, répondre que [P] est de la couleur des lettres [RE] dans l'item REpos). Les données chez l'adulte lecteur expert (Doignon & Zagar, 2005) ont montré que les participants faisaient plus de préservations que de violations, c'est-à-dire que les unités perçues au tout début du traitement des mots écrits sont des groupes de lettres correspondant aux syllabes orales. Ces résultats ont confirmé le rôle des unités syllabiques dans la reconnaissance visuelle des mots. Récemment, Mathey, Zagar, Doignon et Seigneuric (2006) ont proposé une version adaptée du modèle d'activation interactive (McClelland & Rumelhart, 1981) intégrant la représentation mentale de syllabes à un niveau prélexical phonologique. Dans ce modèle IAS (Interactive Activation with Syllables, figure 1), la reconnaissance visuelle des mots peut s'effectuer directement à partir de l'activation du niveau des lettres interconnectées, ou indirectement par l'activation intermédiaire des unités syllabiques phonologiques. Lors de l'analyse visuelle d'un mot, les lettres activent les syllabes phonologiques correspondantes, qui à leur tour envoient de l'activation aux mots. L'activation de ces syllabes est d'autant plus forte que les lettres qui les composent sont fréquemment associées. Ce modèle permet de rendre compte du rôle de la syllabe dans le traitement des mots écrits.

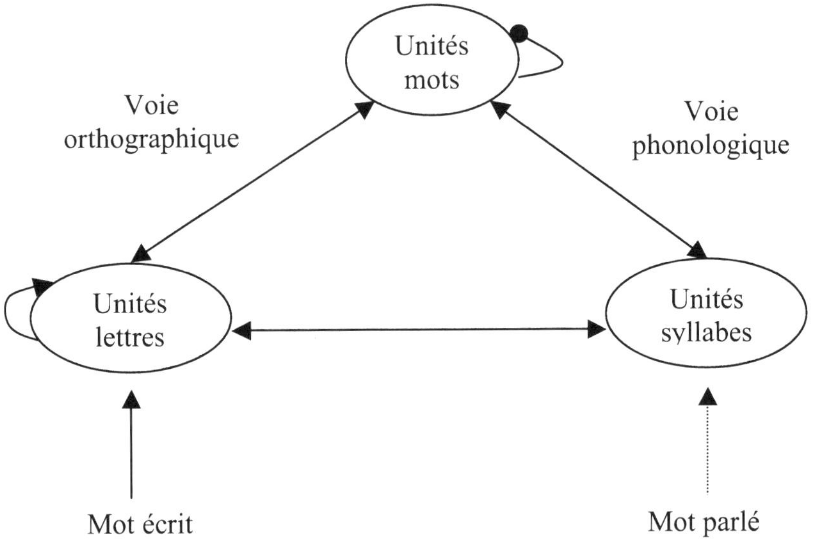

Figure 1 : Modèle d'activation interactive avec syllabes (Mathey, Zagar, Doignon & Seigneuric, 2006)

La tâche des CI est adaptée aux apprentis lecteurs puisque la consigne n'est pas de reconnaître le stimulus présenté mais de détecter la couleur d'une lettre cible. La durée de présentation des mots est ajustée tout au long de la tâche en fonction des réponses des participants, de façon que les mots soient traités à un niveau d'analyse relativement précoce. En anglais, Prinzmetal, Hoffman et Vest (1991) ont conduit une première étude chez des enfants lecteurs non experts de 10 à 13 ans, et ont montré qu'ils étaient sensibles à la position de la frontière syllabique.

EXPÉRIENCE 1

Le but de l'expérience 1 est de tester si les enfants de langue maternelle française perçoivent les unités correspondant aux syllabes dans les mots écrits.

Méthode

Participants

Quarante-deux enfants ont participé à l'expérience : dix-neuf enfants de CM2 (âge moyen = 11 ans, s = 3,5 mois) et vingt-trois enfants de CE1 (âge moyen = 8 ans, s = 4,5 mois). Tous étaient de langue maternelle française et avaient une vue normale ou corrigée.

Matériel

Vingt mots de cinq lettres ont été sélectionnés dans la base de données Brulex (Content, Mousty & Radeau, 1990). D'après la base de données Manulex (Lété, Sprenger-Charolles & Colé, 2004), les items étaient de fréquence moyenne des enfants. Les mots avaient une frontière syllabique soit entre la 2e et 3e lettre (CO.BRA), soit entre la 3e et 4e lettre (GAR.NI), de façon que la lettre cible centrale appartienne soit à la 2e syllabe, soit à la 1re syllabe.

Procédure

Dans la tâche du paradigme des CI (Doignon & Zagar, 2006), les enfants devaient nommer la couleur de la lettre cible (C dans CObra ou COBra) et l'expérimentateur appuyait sur une des quatre touches du clavier marquées d'une pastille de couleur. La présentation des items était fixée à 245 ms au début de l'expérience, puis ajustée tout au long de l'expérience grâce au taux d'erreurs fixé à 20 %. En cas de bonnes réponses, les durées de présentation des items étaient diminuées, alors qu'en cas de réponses incorrectes, les durées étaient augmentées. L'objectif de l'ajustement était de maintenir un seuil de perception stable. La présentation moyenne était de 256 ms à 11 ans (s = 29 ms) et de 289 ms à 8 ans (s = 31 ms).

Résultats

Les résultats sont présentés dans le tableau 1.

Tableau 1 : Pourcentage des CI (écarts-types) dans l'expérience 1

	% préservations	% violations
8 ans	23,92 (2,59)	11,31 (1,25)
11 ans	17,9 (1,54)	7,63 (1,77)
% moyen des CI	20,91 (1,42)	9,47 (2,31)

Les résultats (cf. tableau 1) montrent que les enfants commettent plus d'erreurs de préservation (20,91 %) que d'erreurs de violation (9,47 %) de la frontière syllabique, $F1(1,40) = 26,5$, $p < .0001$, *Cme* = 2,05, et $F2(1,18) = 47,44$, $p < .0001$, *Cme* = 2,48. L'interaction entre le niveau scolaire et le type d'erreurs est non significative, $F1 < 1$ et $F2(1,18) = 1,53$, ns, *Cme* = 2,95.

Discussion

Les résultats indiquent que les lecteurs non experts identifient, dans les mots écrits, les groupements de lettres correspondant aux syllabes phonologiques, quel que soit le niveau de lecture. La question qui se pose à présent est de savoir comment les enfants perçoivent les unités syllabiques dans les mots écrits, alors qu'aucun indice ne marque la frontière entre les syllabes.

Une première hypothèse consiste à supposer que les informations sur la structure syllabique des mots sont disponibles à partir de la représentation lexicale. En dépit d'un bref temps de présentation du mot, celui-ci entraîne l'activation du niveau des lettres qui se propage au niveau des mots (Coltheart, Rastle, Perry, Langdon & Ziegler, 2001 ; McClelland & Rumelhart, 1981). Une seconde hypothèse suggère qu'à partir de la présentation de l'item, les lettres activent les représentations syllabiques. Cette hypothèse envisage alors l'existence de représentations syllabiques à un niveau phonologique prélexical. Enfin, une dernière hypothèse serait que la perception des syllabes à l'écrit résulte des propriétés de la redondance orthographique. On sait en effet qu'une caractéristique du langage écrit est qu'il comporte des régularités, rendant certaines séquences de lettres plus probables que d'autres. D'après Seidenberg (1987), les lettres seraient regroupées en unités non pas parce qu'elles correspondent à des syllabes mais parce qu'elles sont fréquemment associées dans le langage écrit.

L'expérience 2 a pour but de déterminer les sources d'informations responsables de la perception des syllabes à l'écrit.

Expérience 2

Une étude transversale a été menée du CP au CM2. L'influence de l'information lexicale a été contrôlée en utilisant des pseudomots. Si la perception des syllabes dans les mots n'est pas uniquement attribuée à l'activation de l'information lexicale, nous nous attendons à ce que les enfants soient sensibles à la structure syllabique des pseudomots.

Afin de tester si la perception des syllabes est due à l'activation d'informations phonologiques ou orthographiques, deux conditions expérimentales ont été créées : une condition congruente dans laquelle les informations syllabiques et orthographiques étaient agonistes (par exemple, dans le pseudomot LUMER, les groupements fréquents de lettres coïncident avec les unités syllabiques) ; et une condition conflictuelle, dans laquelle les deux types d'informations étaient antagonistes (par exemple, dans le pseudomot LUMBA, les groupes de lettres fréquents ne coïncident pas avec les unités syllabiques). Si la perception des syllabes résulte de l'activation d'unités phonologiques à partir des lettres, le patron des CI devrait refléter les syllabes (plus de préservations que de violations quelles que soient les informations orthographiques). En revanche, si la perception des syllabes résulte de la redondance orthographique, les unités mises en évidence par les CI devraient correspondre aux groupes de lettres fréquemment associées (plus de préservations que de violations dans la condition congruente, et plus de violations que de préservations dans la condition conflictuelle).

Méthode

Participants

Soixante-cinq enfants ont participé en fin d'année scolaire à cette expérience répartis en quatre groupes : dix-huit enfants de CP (âge moyen = 7 ans, s = 2,7 mois) ; douze enfants de CE1, (âge moyen = 8,1 ans, s = 2 mois) ; quatorze enfants de CM1 (âge moyen = 10,6 ans, s = 2,5 mois) et vingt et un enfants de CM2 (âge moyen = 11,2 ans, s = 3,4 mois).

Matériel

Quarante pseudomots bisyllabiques de cinq lettres ont été créés. Les pseudomots avaient une frontière syllabique soit entre la 2e et 3e lettre (*e. g.*, LU/MER, RO/NER), soit entre la 3e et 4e lettre (*e. g.*, LUM/BA, RON/TA [2]). Les fréquences du 2e bigramme (2e et 3e lettres des items ; par exemple, UM dans LUMER) et du 3e bigramme (3e et 4e lettres des items ; par exemple, ME dans LUMER) ont été manipulées de façon à définir

2. Dans ces exemples, la frontière syllabique est marquée par un « / » et la frontière orthographique par une « * ». Ces signes n'apparaissent pas lors de l'expérience.

une frontière orthographique dans le stimulus. L'objectif était de tester si la lettre cible (*e. g.*, M dans LUMER) est « attirée » vers le bigramme le plus fréquent et d'observer par conséquent si la perception des unités syllabiques est affectée par les régularités statistiques du langage écrit. La moitié des pseudomots avait un 2e bigramme rare et un 3e bigramme fréquent (respectivement 1872 et 4176 par million) créant une frontière orthographique entre la 2e et la 3e lettre (*e. g.*, LU/*MER, LU*M/BA). L'autre moitié des pseudomots avait un 2e bigramme fréquent et un 3e bigramme rare (respectivement 23002 et 5604 par million) créant une frontière orthographique entre la 3e et 4e lettre (*e. g.*, RO/N*ER, RON/*TA). Dans la condition congruente, la frontière syllabique coïncide avec la frontière orthographique (*e. g.*, LU/*MER, RON/*TA) et dans la condition conflictuelle, les deux frontières ne coïncident pas (*e. g.*, LU*M/BA, RO/N*ER) (Doignon & Zagar, 2006). Les fréquences des bigrammes ont été calculées à partir de Brulex (Content *et al.*, 1990).

Procédure

La procédure est identique à la précédente. Le temps de présentation moyen des items était de 218 ms (s = 28 ms) à 11,2 ans, de 238 ms (s = 33 ms) à 10,6 ans, de 264 ms (s = 49 ms) à 8,1 ans, et de 307 ms (s = 45 ms) à 7 ans.

Résultats

Les résultats sont présentés dans le tableau 2.

Tableau 2 : Pourcentage des erreurs de préservation (P) et violation (V) de la frontière syllabique (écarts types) dans l'expérience 2

	Condition congruente		Condition conflictuelle	
	% préservations	% violations	% préservations	% violations
CP	20,31 (1,9)	8,89 (1,7)	12,50 (1,5)	12,50 (1,2)
CE1	17,50 (1,62)	12,08 (1,24)	7,50 (1,17)	15,42 (1,38)
CM1	16,43 (2,58)	8,22 (1)	13,22 (1,82)	15,00 (1,96)
CM2	17,86 (1,66)	7,86 (1,33)	12,38 (1,44)	16,67 (1,59)
% moyen CI	18,03 (1,38)	9,26 (1,37)	11,40 (1,52)	14,90 (1,55)

Les résultats (cf. tableau 2) montrent que les enfants font en moyenne plus de préservations que de violations de la frontière syllabique (14,74 % et 12,08 % respectivement), F1(1,61) = 7,04, p <.05, *Cme* = 1,25, et F2(1,36) = 4,94, p <.05, *Cme* = 3,85. Cet effet syllabique (*i. e.* plus de préservations que de violations) est présent chez tous les sujets, excepté dans le groupe d'enfants de CE1. L'interaction entre le niveau scolaire et le type d'erreurs est significative seulement dans l'analyse par items, F1(3,61) = 1,93, ns, *Cme* = 1,25 et F2(3,108) = 3,29, p <.05, *Cme* = 1,49. Le résultat important est celui des enfants de 1re année d'acquisition de la lecture, puisqu'ils identifient déjà les unités syllabiques dans les stimuli : la différence entre les préservations et les violations (respectivement 16,41 % et 10,7 %) est significative, F1(1,61) = 9,79, p <.01, *Cme* = 1,25 et F2(1,36) = 19,08, p <.0001, *Cme* = 1,16.

Par ailleurs, l'interaction entre la congruence entre les deux frontières syllabique et orthographique et le type d'erreurs est significative, F1(1,61) = 32,13, p <.0001, *Cme* = 1,47 et F2(1,36) = 21,32, p <.0001, *Cme* = 3,85. Lorsque la frontière syllabique coïncide avec la frontière orthographique, les enfants font 18,09 % de préservations et 9,26 % de violations. La différence entre les deux types d'erreurs est significative, F1(1,61) = 42,07, p <.0001, *Cme* = 1,14 et F2(1,36) = 23,4, p <.0001, *Cme* = 3,85. En revanche, lorsque les deux frontières ne coïncident pas, les enfants font plus de violations (14,9 %) que de préservations (11,4 %), mais la différence entre les deux types d'erreurs n'est pas significative dans l'analyse par items, F1(1,61) = 4,84, p <.05, *Cme* = 1,57 et F2(1,36) = 2,86, ns, *Cme* = 3,85.

Discussion

L'expérience 2 montre que les enfants en cours d'apprentissage de la lecture commettent globalement plus de CI qui préservent les unités syllabiques que de CI qui les violent. Ces résultats ont été obtenus avec des pseudomots et apportent un argument selon lequel la perception des syllabes ne peut pas être totalement expliquée par la rétroaction de l'information lexicale.

L'analyse des erreurs perceptives devait permettre de déterminer les sources d'informations utilisées par les enfants pour repérer les unités syllabiques dans les mots. La perception des syllabes dans les pseudomots écrits ne peut pas être exclusivement attribuée à l'activation des informations phonologiques syllabiques puisque le patron des CI est modulé par l'information orthographique en condition conflictuelle. Elle ne peut pas non plus être attribuée exclusivement à l'information orthographique puisque la proportion des erreurs de violation n'est pas significativement supérieure à celle des préservations dans l'analyse par items en condition conflictuelle. Par conséquent, la perception des syllabes dans les stimuli semble résulter de l'activation conjointe de ces deux types d'informations. Ces résultats sont similaires à ceux obtenus chez le lecteur expert : lorsque les informations de la redondance orthographique sont congruentes avec la segmentation phonologique syllabique, l'influence des syllabes sur le patron des CI est plus forte que lorsque les deux informations orthographique et phonologique ne sont pas congruentes. Ces données ont été observées chez les quatre groupes d'enfants de la première à la dernière année d'apprentissage de la lecture.

Discussion Générale : le modèle DIAMS (Developmental Interactive Activation Model with Syllables)

Le principal résultat de ces expériences est que les enfants sont capables de percevoir les syllabes dans les mots écrits, et ce dès les premiers mois de l'apprentissage de la lecture. Ce mécanisme est très rapide, automatique et se situe temporellement avant même que le mot soit identifié. Le second enseignement est que la probabilité avec laquelle l'enfant perçoit des unités syllabiques est sensible à la redondance orthographique : lorsque des lettres apparaissent souvent ensemble, comme ON, l'enfant perçoit plus souvent la syllabe RON dans le pseudomot RONTA que la syllabe RO dans RONER; corollairement, lorsque la fréquence des séquences est plus faible, comme UM, l'enfant perçoit plus souvent la syllabe LU dans LUMER que la syllabe LUM dans LUMBA. Ces résultats apportent un éclairage nouveau sur les processus d'associations entre lettres et sons qui se mettent en place au cours de l'apprentissage de la lecture. D'après nous, ils indiquent que l'unité de correspondance grapho-phonologique privilégiée est la syllabe. Le modèle DIAMS (Developmental Interactive Activation Model with Syllables) propose une description du déroulement des évènements cognitifs sous-jacents à l'apprentissage de la lecture (cf. figures 2a-2f).

Le principe général du modèle est que certaines unités linguistiques sont représentées mentalement (par des neurones ou des groupes de neurones) et forment des unités fonctionnelles ; l'existence de ces unités est fonction de la fréquence d'occurrence et de la stabilité d'apparition des unités linguistiques correspondantes. Comme dans le modèle d'activation interactive (McClelland & Rumelhart, 1981) ces unités sont regroupées par niveau et massivement interconnectées.

Avant d'apprendre à lire, le système linguistique n'est composé que d'unités phonologiques : les unités élémentaires, et les unités lexicales qui sont le résultat de la combinatoire des unités élémentaires. L'identité précise des unités élémentaires est mal connue. L'unité minimale de parole est le phonème mais de nombreuses observations ont montré la difficulté qu'ont les pré-lecteurs à effectuer des manipulations phonémiques. En revanche, ces mêmes pré-lecteurs parviennent à effectuer des tâches de décomposition syllabique (Demont & Gombert, 1996). On peut donc faire l'hypothèse que la nature des unités phonologiques élémentaires chez le pré-lecteur est principalement de type syllabique (regroupant l'ensemble des syllabes, les sons vocaliques et les mots monosyllabiques qui sont eux-mêmes des syllabes, voir figure 2a).

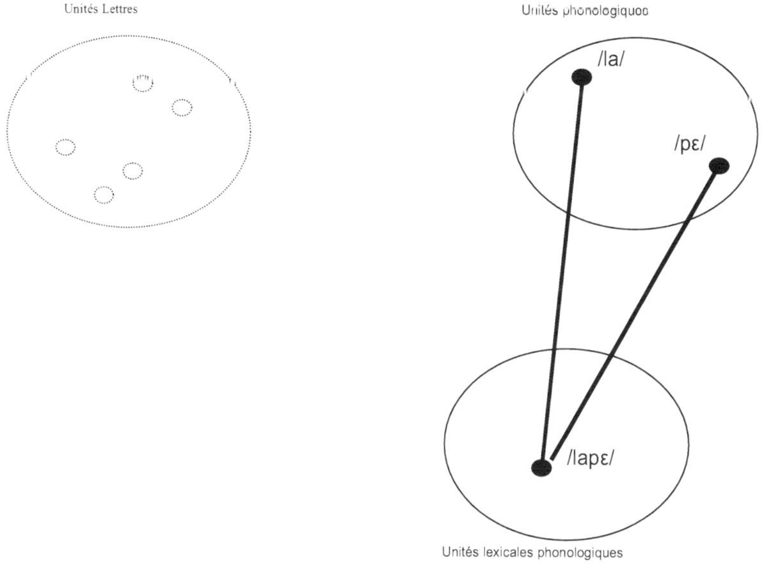

Figure 2a : Système linguistique, avant l'apprentissage de la lecture, selon le modèle DIAMS

L'apprentissage de la lecture consiste en l'adjonction d'un système de représentations visuelles en connexion avec le système phonologique. Si l'on admet que le prérequis de cet apprentissage est la connaissance des lettres, les représentations visuelles peuvent donc être schématisées par un niveau de représentations des lettres (Adams, 1979). Le contact régulier avec des suites de lettres entraîne l'installation des unités visuelles élémentaires orthographiques et progressivement leur activation automatique en présence de stimuli appropriés (figure 2b). Mathey, Rativeau, Jourdain et Zagar (2000) ont montré que cette automatisation se poursuit après le début de l'apprentissage.

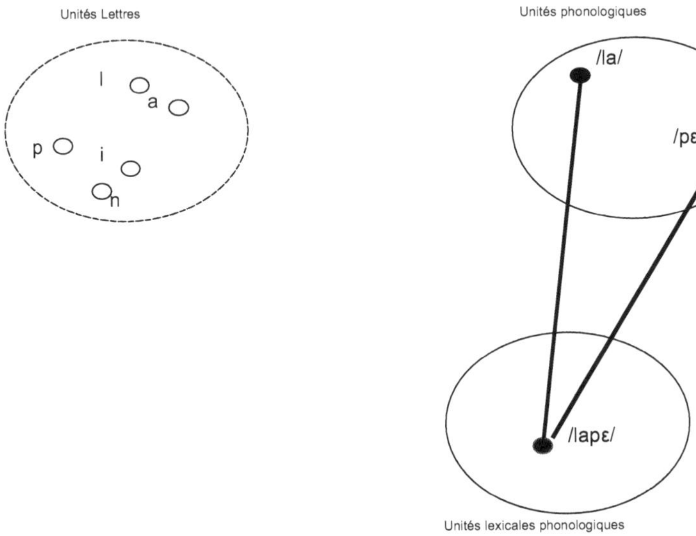

Figure 2b : Construction des représentations orthographiques, selon DIAMS

Lorsque les lettres sont connues, l'ensemble des représentations des lettres et celui des unités phonologiques s'interconnectent progressivement. Cette connexion peut, en principe, se faire de trois façons :

– soit de lettre à phonème : ce type de relation semble difficile car, nous l'avons vu, le pré-lecteur ne dispose probablement pas encore de représentations phonémiques stables (excepté pour les sons vocaliques);
– soit de lettres à mot : cette relation nécessiterait de rattacher un nombre élevé de lettres à la représentation lexicale; chez l'enfant apprenti lecteur, elle ne semble possible que pour les mots très courts de deux ou trois lettres;
– soit de lettres à syllabe (figure 2c) : cette relation est la plus vraisemblable car les unités plus larges que le phonème sont les unités les plus disponibles chez l'enfant apprenti lecteur (Ziegler & Goswami, 2005). Les syllabes sont des unités phonologiques facilement repérables à l'oral. De plus, à l'écrit elles sont constituées dans leur grande majorité d'une, deux ou trois lettres seulement. Enfin, les résultats du paradigme des CI ont montré que les enfants perçoivent automatiquement ces unités à l'intérieur des mots.

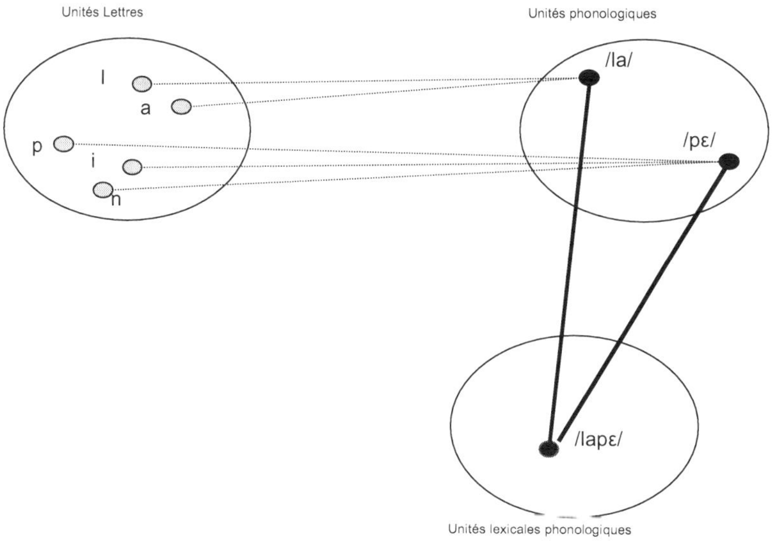

Figure 2c : Mise en place de la connexion lettres – syllabes, selon DIAMS

La mise en relation des lettres et des sons est un moment clef dans le développement du mécanisme de lecture. D'une part, elle permet d'accéder aux mots, initiant ainsi les premiers pas de la lecture (figure 2d).

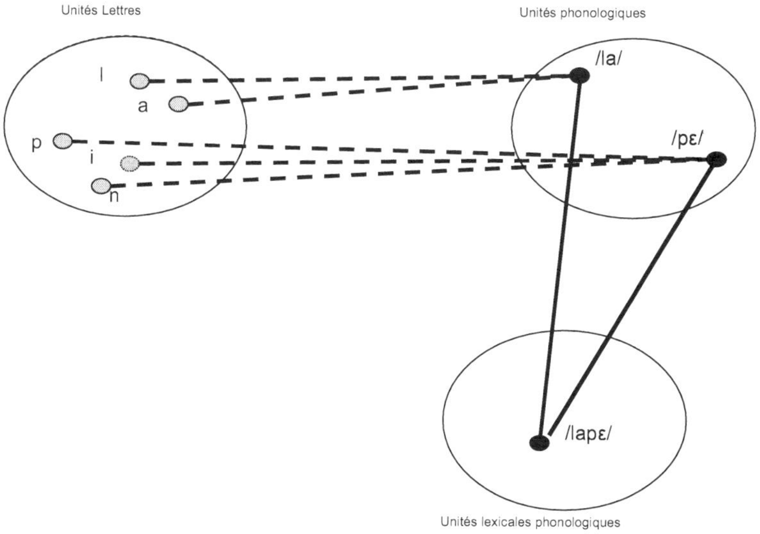

Figure 2d : Automatisation de la connexion lettres – syllabes, selon DIAMS

D'autre part, l'association de plusieurs lettres à une syllabe permet au jeune lecteur de distinguer les différents sons des syllabes grâce à ses connaissances des lettres constituant les syllabes, et d'installer les représentations mentales des phonèmes (*i. e.*, en miroir des représentations mentales des lettres ; figure 2e).

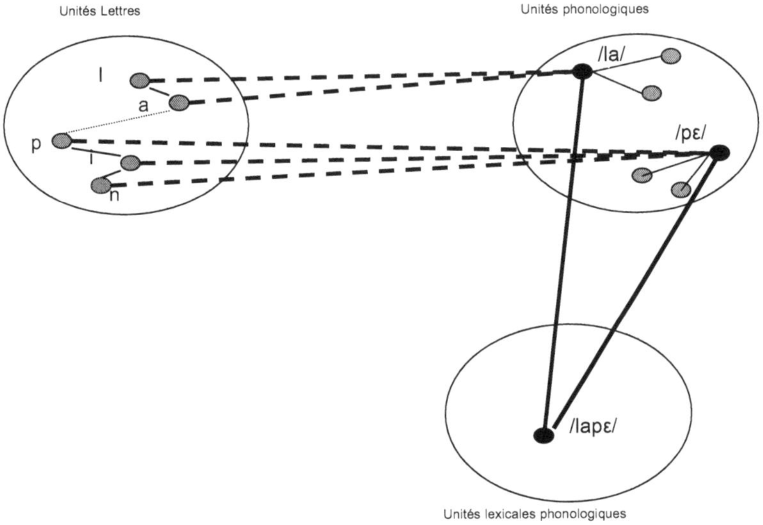

Figure 2e : Construction des représentations phonémiques et mise en place des connexions inter-lettres, selon DIAMS

Enfin, la combinaison de plusieurs lettres connectées ensemble à une même syllabe favorise la création de clusters (groupement de ces lettres ; figure 2e) ; d'après Adams (1981), la sensibilité aux fréquences des séquences de lettres est la conséquence de l'apprentissage des correspondances entre l'écrit et l'oral. Les relations associatives inter-lettres sont probablement à l'origine de l'effet de fréquence de bigramme sur la reconnaissance visuelle des mots observé chez l'adulte (Mathey *et al.*, 2006) et également de l'influence de la redondance orthographique sur la nature des CI observée chez l'adulte (Doignon et Zagar, 2005) et chez l'enfant (expérience 2).

L'étape ultime de l'apprentissage de la lecture est la mise en place d'unités lexicales orthographiques (souvent appelée « voie directe » ; figure 2f). Celle-ci est favorisée par la constitution des clusters de lettres qui, en s'associant dans des groupements plus larges, forment l'orthographe des mots.

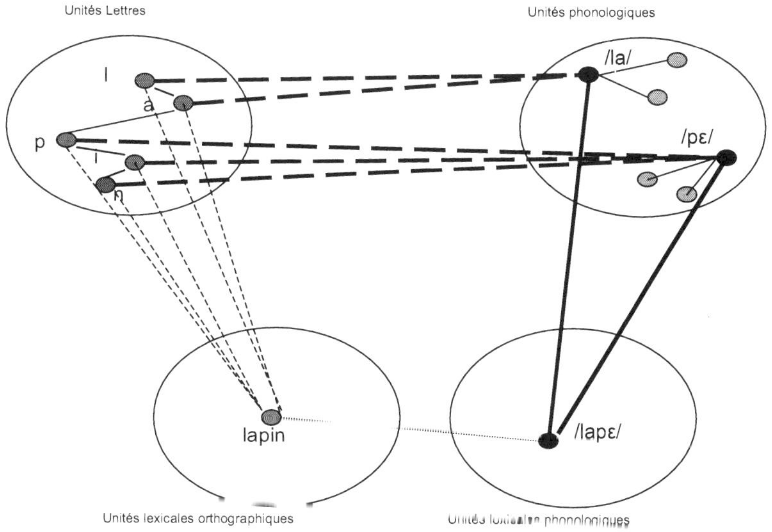

Figure 2f : Construction des représentations orthographiques lexicales, selon DIAMS

L'intérêt de ce modèle d'apprentissage de la lecture est d'intégrer les unités syllabiques comme unités intermédiaires et fondamentales, grâce auxquelles le processus d'acquisition des correspondances ortho-phonologiques pourrait fonctionner.

Anne-Catherine Nicolay, Alessandra Fantauzzi, Annick Comblain,
et Martine Poncelet

IMPACT DE L'APPRENTISSAGE DE LA LECTURE ET DE L'ÉCRITURE, EN ANGLAIS, SUR L'ACQUISITION ULTÉRIEURE DE LA LECTURE ET DE L'ORTHOGRAPHE, EN FRANÇAIS, CHEZ DES ENFANTS FRANCOPHONES IMMERGÉS EN ANGLAIS

Introduction

L'immersion linguistique en milieu scolaire

L'immersion linguistique scolaire est conçue comme une approche alternative à l'apprentissage traditionnel des langues étrangères (Comblain & Rondal, 2001). Elle permet une exposition précoce et de longue durée à une langue seconde, appelée langue-cible (LC), et se caractérise par le fait que cette LC devient l'instrument d'enseignement des matières scolaires et est utilisée durant au moins 50 % du temps scolaire, la langue maternelle (LM) étant utilisée le reste du temps. L'enseignement dans chacune des deux langues y est, en outre, dispensé par un locuteur natif de la langue ou qui en a une connaissance équivalente. Ce programme a pour but de mener les enfants à acquérir, d'une part, des compétences en LC les plus proches possible de celles d'enfants du même âge natifs de cette langue et, d'autre part, des compétences dans les autres matières scolaires au moins égales à celles d'enfants non immergés.

L'immersion linguistique scolaire a vu le jour au Canada, dans les années soixante; des enfants anglophones y ont été plongés en immersion française. Il est rapidement apparu que ces enfants développaient, en LC, des compétences supérieures à celles des enfants soumis aux méthodes plus traditionnelles d'apprentissage des langues et qu'en outre, ces résultats ne s'obtenaient pas au détriment du développement des compétences en LM (voir notamment Genesee, 1984). S'inspirant de l'expérience canadienne, une école de Liège, en Communauté Française de Belgique (CFB) décida en 1989 d'ouvrir une section d'immersion linguistique précoce, en anglais, dans une classe de 3e maternelle (avec des enfants de 5 ans) (Briquet, 2006). Cette expérience remporta un vif succès et depuis lors, le nombre d'écoles proposant un programme d'immersion, non seulement en langue anglaise, mais également en néerlandais et en allemand, s'est largement développé en CFB.

Selon les quelques études portant sur le développement du français en tant que LM, dans un contexte d'immersion linguistique, il semble que celui-ci ne soit pas différent de ce qui est observé chez des enfants francophones non immergés, du moins en modalité orale (Comblain & Rondal, 1993 ; Lecocq, Mousty, Kolinsky, Goetry, Morais & Alegria, 2006). Les rares études relatives au développement du langage écrit en français indiquent que l'immersion linguistique ne semble pas non plus porter préjudice, à terme, à l'apprentissage de la lecture et de l'orthographe françaises (par exemple, Lecocq *et al.*, 2004 – voir ci-dessous). Une étude de Demont (2001) suggère même que l'apprentissage précoce d'une seconde langue en milieu scolaire favorise l'acquisition de la lecture.

Immersion linguistique et apprentissage de l'écrit

Par ailleurs, jusqu'à présent en CFB, l'établissement scolaire a le choix d'utiliser la LM ou la LC pour commencer l'apprentissage de l'écrit. Il s'ensuit que le code orthographique de la langue choisie pour l'apprentissage de la lecture, peut avoir un degré de transparence plus ou moins élevé par rapport à l'autre langue. Or, un certain nombre d'études menées, chez des enfants monolingues, sur l'influence, du degré de transparence du code orthographique, sur l'acquisition du langage écrit, démontrent que la transparence du système, dans lequel l'enfant apprend à lire et écrire, a un impact sur la rapidité avec laquelle il maîtrise ces activités. Ainsi, en début d'apprentissage de la lecture, les enfants anglophones lisent moins rapidement et moins précisément que les enfants germanophones (Wimmer & Goswami, 1994), que les enfants francophones du même âge, voire plus jeunes (Bruck, Genesee & Caravolas, 1997), ou encore que les enfants parlant le gallois (Ellis & Hooper, 2001). Plus récemment, la vaste étude de Seymour, Aro et Erskine (2003), évaluant et comparant les capacités de lecture d'enfants de treize pays européens, confirme ces résultats, en montrant que les enfants anglophones apprennent deux fois moins rapidement à lire que les autres enfants européens. D'autres données suggèrent que chez des enfants bilingues qui apprennent à lire dans deux langues, il pourrait y avoir un transfert positif des règles de conversion de l'orthographe la plus transparente vers l'orthographe la moins transparente. Da Fontoura et Siegel (1995) montrent que des dyslexiques bilingues anglais-portugais qui ont appris à lire en anglais et en portugais, lisent mieux l'anglais que les dyslexiques monolingues anglais. D'Angiulli, Siegel et Sierra (2001) en arrivent aux mêmes conclusions avec de mauvais lecteurs bilingues anglais-italiens, comparés à de mauvais lecteurs monolingues anglais. Les travaux de Geva et Wade-Woolley (1998) et de Geva et Siegel (2000) portant sur l'apprentissage de la lecture en hébreu comme langue seconde (langue ayant un code orthographique plus transparent que celui de l'anglais), par des enfants anglophones, montrent également que ces enfants lisent mieux l'hébreu que l'anglais (même si cet avantage tend à diminuer en 5e année primaire).

Enfin, en ce qui concerne plus directement la problématique de l'apprentissage du langage écrit, dans un contexte d'immersion linguistique scolaire, Lecocq, Mousty, Kolinsky, Goetry, Morais et Alegria (2004) ont exploré, chez des enfants francophones en immersion scolaire, l'influence de la langue d'apprentissage de l'écrit, sur le développement des compétences en français écrit. Ils ont suivi, de la 1re à la 3e primaire, des enfants francophones immergés en néerlandais, commençant l'apprentissage de l'écrit soit en néerlandais, soit en français. Les résultats indiquent que l'apprentissage, par les enfants francophones, de la lecture en néerlandais d'abord (LC plus transparente) semble faciliter l'acquisition subséquente des processus de lecture de base en français (LM plus opaque). On peut se demander, dès lors, ce qu'il en est de la situation inverse, où les enfants francophones abordent l'apprentissage du langage écrit *via* une langue plus opaque que le français.

Objectifs

L'objectif de cette étude est de déterminer l'impact de l'apprentissage de la lecture et de l'écriture, dans une langue opaque – l'anglais –, sur l'acquisition ultérieure du langage écrit, dans une langue relativement plus transparente – le français –, chez des enfants francophones immergés en anglais. Cet impact est étudié d'une part, de façon générale, en comparant globalement le niveau de compréhension en lecture et le niveau d'orthographe de ces enfants avec ceux d'enfants non immergés ; et d'autre part, plus particulièrement, en comparant les capacités, de ces deux groupes d'enfants, à lire et à écrire des graphèmes pour lesquels le degré de convergence entre les règles de conversion graphèmes/phonèmes anglaises et françaises, varie. Nous nous attendons à ce que l'acquisition des relations graphèmes/phonèmes, en français, soit d'autant plus aisée que ces relations sont convergentes avec celles du code orthographique anglais. Ainsi, les graphèmes qui se lisent ou s'écrivent de la même manière en français et en anglais devraient être plus rapidement acquis que les graphèmes qui se lisent différemment ou de manière partiellement différente, dans ces deux langues. Quant aux relations entre graphèmes et phonèmes typiquement français, c'est-à-dire n'existant pas en anglais (comme c'est, par exemple, le cas des voyelles nasales), elles devraient également être acquises plus tardivement mais tout en posant peut-être moins de difficultés, dans la mesure où elles ne seront pas influencées par les relations graphèmes/phonèmes de l'anglais. Finalement, les mots dont l'orthographe comporte des graphèmes irréguliers, en français, devraient également être acquis plus tardivement. Cependant le retard d'acquisition ne devrait pas être particulièrement important dans la mesure où ce type de mot est également plus difficile à lire et à écrire pour les enfants non immergés.

MÉTHODOLOGIE

Participants

Un total de cent quatre-vingt treize enfants francophones, de la région liégeoise, âgés de 7 à 11 ans et inscrits dans les classes allant de la 2e (2P) à la 6e primaire (6P), ont participé à cette étude [1].

Le groupe expérimental est constitué de quatre-vingt dix-sept enfants, répartis en cinq sous-groupes, selon leur niveau scolaire (vingt-deux enfants en 2P, dix-neuf en 3P, vingt en 4P, dix-huit en 5P, dix-huit en 6P). Ces enfants suivent un programme d'immersion anglaise, depuis l'âge de 5 ans. Ce programme d'immersion est organisé de la manière suivante : en 3e maternelle, 1re et 2e primaires, 75 % du temps scolaire sont pris en charge par un enseignant anglophone locuteur natif (ou qui a une connaissance équivalente de l'anglais) et les 25 % restants

1. Correspondance entre les années d'étude de l'enseignement fondamental des systèmes scolaires belge et français : 1re primaire/CP ; 2e primaire/CE1 ; 3e primaire/CE2 ; 4e primaire/CM1 ; 5e primaire/CM2 ; 6e primaire/6e.

sont pris en charge par un enseignant francophone. À partir de la 3e primaire, le nombre d'heures de cours donnés en anglais diminue, au profit du français, pour arriver en 6e primaire à la proportion inverse (25 % en anglais/75 % en français). En outre, en 1re primaire, les enfants commencent à apprendre à lire en langue anglaise uniquement. L'apprentissage de la lecture, en langue française, débute un an plus tard (en 2e primaire). L'apprentissage explicite de l'orthographe est introduit en 2e primaire, pour l'anglais, et en 3e primaire, pour le français.

Le groupe contrôle est constitué de quatre-vingt seize enfants suivant un programme scolaire traditionnel unilingue, en français (vingt-et-un enfants en 2P, dix-neuf en 3P, dix-neuf en 4P, vingt en 5P, dix-sept en 6P). Aucun enfant des deux groupes ne présente de difficultés d'apprentissage, ni de retard de langage, et les deux groupes sont appariés selon l'âge, et l'intelligence verbale (EVIP [2]) et non verbale (SPM de RAVEN [3]).

Tous ces enfants ont été évalués, à l'école, durant la deuxième partie de l'année scolaire.

Tâches et procédure

Lecture

a) Évaluation du niveau global de compréhension en lecture

Afin d'évaluer le niveau de compréhension en lecture, nous avons utilisé l'épreuve L3, issue de la batterie d'épreuves pour évaluer l'ORthographe et la LECture – ORLEC (Lobrot, 1973). Il s'agit d'une épreuve collective de lecture silencieuse ; elle est composée de trente-six phrases lacunaires que l'enfant doit compléter, en cinq minutes, en choisissant, parmi cinq propositions, le mot qui donne un sens à la phrase. Le score calculé correspond au nombre de phrases correctement complétées.

b) Évaluation du niveau de lecture (décodage) de graphèmes en fonction de leur degré de convergence anglais/français

Afin d'évaluer l'influence du degré de convergence anglais/français, sur la lecture de graphèmes particuliers, des épreuves plus spécifiques ont été conçues et administrées. Chaque enfant était invité à lire, à haute voix, soixante mots français fréquents (issus de la base de données

2. EVIP : Échelle de vocabulaire en images Peabody (Dunn, Thériault-Whalen & Dunn, 1993).
3. SPM de RAVEN : Standard Progressive Matrices de Raven (adaptation en langue française par Schutzenberg & Mavré, 1981).

lexicales informatisée NOVLEX, de Lambert & Chesnet, 2000). Ces mots contiennent des graphèmes-cibles, présentant différents degrés de convergence entre les règles de correspondance graphèmes/phonèmes (G/P) anglaises et françaises, et sont regroupés par liste, en fonction de ce degré de convergence (voir tableau 1). Chaque liste comprend quinze mots. Les mots composant ces listes sont dits « convergents » (Conv) lorsqu'ils contiennent des graphèmes-cibles consistants, à la fois en français et en anglais, ces graphèmes se lisant donc de la même manière dans les deux langues (liste 1) ; ils sont dits « partiellement convergents » (PartConv) lorsqu'ils contiennent des graphèmes-cibles pouvant se lire de différentes façons, en français, et de différentes façons, en anglais, et lorsque l'une des prononciations possibles en anglais correspond à l'une des prononciations possibles en français (alors que la ou les autres prononciations sont différentes) (liste 2) ; certains mots contiennent des graphèmes « typiquement français » (Français) (liste 3) ; enfin, certains mots sont dits « irréguliers » (Irreg.) lorsqu'ils contiennent des graphèmes dont la prononciation est irrégulière en français (liste 4). Par ailleurs, ces mots ont été sélectionnés de manière que les autres graphèmes les composant (c'est-à-dire les graphèmes non-cibles) présentent autant que possible des relations graphophonologiques convergentes entre le français et l'anglais.

Le score calculé correspond au nombre de graphèmes-cibles correctement lus par liste.

Tableau 1 : Exemples de graphèmes présentant différents degrés de convergence entre les règles de correspondance G/P anglaises et françaises

Listes	Relations entre les correspondances G/P anglaises et françaises	Exemples de graphèmes	Phonèmes correspondants		
			en français		en anglais
Conv	Convergents	p	/p/	=	/p/
PartConv	Partiellement Convergents	ch	/G/ /k/	≠ =	/tG/ /k/
Français	Graphèmes typiquement français	eau	/o/	≠	*
Irreg.	Mots français irréguliers	s<u>ept</u>	/s<u>Dt</u>/	≠	*

* : il n'existe pas de phonème correspondant en anglais

Orthographe

a) Évaluation du niveau global d'orthographe

Afin d'évaluer le niveau global d'orthographe, nous avons utilisé l'épreuve Ortho3, issue de la batterie d'évaluation du langage écrit et de ses troubles – BELEC (Mousty, Leybaert, Alegria, Content & Morais, 1994). Il s'agit d'une dictée collective de mots à insérer dans trente-huit phrases lacunaires déjà écrites. L'épreuve est conçue de manière à évaluer si l'écriture de graphèmes-cibles, composant différents types de mots, est acquise. Un score correspondant au nombre de graphèmes-cibles correctement orthographiés est calculé.

b) Évaluation du niveau d'écriture de graphèmes en fonction de leurs degrés de convergence anglais/français

Afin d'évaluer l'influence du degré de convergence anglais/français, sur l'écriture de graphèmes particuliers, des épreuves plus spécifiques ont été conçues sur le même principe que celui ayant présidé à la conception des épreuves de lecture. Ainsi, soixante mots français fréquents (issus de la base de données lexicales informatisée NOVLEX, de Lambert & Chesnet, 2000) ont été dictés à chaque enfant. Ces mots contenaient des phonèmes-cibles présentant différents degrés de convergence entre les règles de correspondance phonèmes/graphèmes anglaises et françaises et étaient regroupés par liste en fonction de ce degré de convergence (voir tableau 2).

Le score calculé correspond au nombre de phonèmes-cibles correctement transcrits en graphèmes correspondants par liste.

Tableau 2 : Exemples de phonèmes présentant différents degrés de convergence entre les règles de correspondance P/G anglaises et françaises

Listes	Relations entre les correspondances P/G anglaises et françaises	Exemples de graphèmes	Graphèmes correspondants		
			en français		en anglais
Conv	Convergents	/p/	p	=	p
PartConv	Partiellement Convergents	/u/	ou	=	ou
				≠	oo, o, u
Français	Phonèmes typiquement français	/V/	eu	≠	*
Irreg.	Mots français irréguliers	/B/	m<u>on</u>sieur	≠	*

* : il n'existe pas de graphème correspondant en anglais

Résultats

Lecture

Évaluation du niveau global de compréhension en lecture (voir tableau 3)

Nous avons exploré l'importance de l'effet de l'immersion sur le niveau de compréhension en lecture au cours des différentes années scolaires au moyen d'une analyse de variance. La comparaison des performances des enfants immergés et non immergés au sein d'une même année scolaire a été réalisée au moyen de comparaisons planifiées. L'analyse de variance à duex facteurs – 2 (groupe : enfants immergés ou non immergés) * 5 (année scolaire : de 2P à 6P) –, effectuée sur le nombre de phrases correctement lues dans l'épreuve L3, met en évidence un effet significatif de la variable « groupe » [$F(1,183) = 5,55$; $p < .05$], le groupe immergé ayant globalement un niveau de compréhension en lecture inférieur à celui du groupe non immergé, et de la variable « année scolaire » [$F(4,183) = 100,49$; $p < .0001$], le niveau de compréhension en lecture s'améliorant globalement avec les années scolaires. Par contre, l'interaction entre ces deux variables n'est pas significative [$F(4,183) = 1,27$; ns]. Les comparaisons planifiées entre les groupes immergés et non immergés de même niveau scolaire montrent cependant que le niveau de compréhension en lecture des enfants immergés est significativement inférieur à celui des enfants non immergés, uniquement au niveau de la 2e année primaire ($p < .05$).

Tableau 3 : Moyennes (et écarts-types) par niveau scolaire et par groupe, des scores en lecture à l'épreuve L3 (sur 36)

	2P			3P			4P			5P			6P		
Épreuve	IM	C	p	IM	C	p	IM	C	p	IM	C	p	IM	C	p
L3	9,55 (7,60)	13,24 (5,74)	<.05	21.58 (5,84)	20,95 (5,45)	ns	23,85 (5,28)	26,89 (5,36)	ns	28,11 (4,09)	30.50 (3,87)	ns	32,17 (2,09)	32,41 (2,69)	ns

IM : groupe d'enfants immergés
C : groupe contrôle d'enfants non immergés
ns : non significatif

Évaluation du niveau de lecture de graphèmes, en fonction de leur degré de convergence anglais/français (voir tableau 4)

Les graphèmes convergents sont lus correctement (score = 15/15), par l'ensemble des enfants, quel que soit leur groupe d'appartenance (immergés ou non immergés) et leur niveau scolaire. En ce qui concerne la lecture des autres types de graphèmes, une analyse de variance mixte à trois facteurs – 2 (groupe : enfants immergés ou non immergés) * 5 (année scolaire : de 2P à 6P) * 3 (type de graphèmes : partiellement convergents, typiquement français et irréguliers) – effectuée sur le nombre de graphèmes-cibles correctement lus, avec mesure répétée sur le type de graphèmes, met en évidence un effet significatif de la variable « groupe » [$F(1,183) = 24{,}4$; $p < .0001$], de la variable « année scolaire » [$F(4,183) = 46{,}1$; $p < .0001$] et de la variable « type de graphèmes » [$F(2,366) = 81{,}1$; $p < .0001$], ainsi qu'une interaction significative entre les trois variables « groupe * année scolaire * type de graphèmes » [$F(8,366) = 5{,}75$; $p < .01$]. Des comparaisons planifiées entre les performances des enfants des deux groupes, de chacune des années scolaires, en lecture de chaque type de graphèmes ont été effectuées, de manière à déterminer l'effet de l'immersion sur la lecture des différents types de graphèmes, tout au long de la scolarité primaire. Elles montrent qu'en 2e primaire, contrairement aux graphèmes convergents qui sont parfaitement lus, tant par les enfants immergés que les enfants non immergés, les graphèmes partiellement convergents, typiquement français et irréguliers, sont significativement moins bien lus par les enfants immergés que par les enfants non immergés ($p < .05$). Par contre, dès la 3e primaire, les performances des enfants immergés et non immergés, pour la lecture de ces différents types de graphèmes, ne montrent plus de différences significatives.

Tableau 4 : Moyennes (et écarts-types) par niveau scolaire et par groupe, des scores en lecture (sur 15), pour chaque catégorie de relation graphèmes/phonèmes

	2P			3P			4P			5P			6P		
Listes	IM	C	p	IM	C	p	IM	C	p	IM	C	p	IM	C	p
Conv	15,00 (0,00)	15,00 (0,00)		15,00 (0,00)	15,00 (0,00)		15,00 (0,00)	15,00 (0,00)		15,00 (0,00)	15,00 (0,00)		15,00 (0,00)	15,00 (0,00)	
PartConv	13,36 (1,33)	14,62 (0,67)	< .0001	14,63 (0,76)	14,84 (0,50)	ns	14,90 (0,45)	14,95 (0,23)	ns	14,94 (0,23)	15,00 (0,00)	ns	15,00 (0,00)	15,00 (0,00)	
Français	13,45 (1,65)	14,86 (0,36)	< .0001	15,00 (0,00)	15,00 (0,00)	ns	15,00 (0,00)	15,00 (0,00)	ns	15,00 (0,00)	15,00 (0,00)	ns	15,00 (0,00)	15,00 (0,00)	
Irreg.	9,46 (3,54)	13,08 (1,74)	< .0001	13,86 (0,80)	14,46 (0,48)	ns	14,44 (0,77)	14,90 (0,30)	ns	14,74 (0,54)	14,95 (0,21)	ns	14,95 (0,22)	15,00 (0,00)	ns

IM : groupe d'enfants immergés
C : groupe contrôle d'enfants non immergés
ns : non significatif
conv : convergents
partConv : partiellement convergents
irreg : mots irréguliers

Orthographe

Évaluation du niveau global d'orthographe (voir tableau 5)

L'analyse de variance à deux facteurs – 2 (groupe : enfants immergés ou non immergés) * 5 (année scolaire : de 2P à 6P) -, effectuée sur le nombre de graphèmes-cibles correctement orthographiés, dans l'épreuve Ortho3, met en évidence un effet significatif de la variable « groupe » [$F(1,183) = 9,93$; $p < .005$], le groupe immergé ayant globalement un niveau d'orthographe inférieur à celui du groupe non immergé, et de la variable « année scolaire » [$F(4,183) = 108,89$; $p < .0001$], le niveau d'orthographe s'améliorant globalement avec les années scolaires. L'interaction entre les deux variables « groupe * année scolaire » est également significative [$F(4,183) = 2,77$; $p < .05$]. Les comparaisons planifiées, entre chaque année scolaire d'un groupe et l'année scolaire correspondante de l'autre groupe, montrent que le nombre de graphèmes correctement orthographiés par les enfants immergés est significativement inférieur à celui des enfants non immergés, uniquement au niveau de la 2e année primaire ($p < .0001$).

Tableau 5 : Moyennes (et écarts-types) par niveau scolaire et par groupe, des scores en orthographe à l'épreuve Ortho3 (sur 101)

	2P			3P			4P			5P			6P		
Épreuve	IM	C	P	IM	C	p	IM	C	P	IM	C	p	IM	C	p
Ortho3	44,46 (13,44)	57,09 (10,55)	<.0001	70,56 (10,96)	71,13 (11,60)	ns	79,26 (10,07)	83,01 (7,92)	ns	83,78 (3,36)	87,63 (7,49)	ns	89,11 (6,98)	89,81 (6,27)	ns

IM : groupe d'enfants immergés
C : groupe contrôle d'enfants non immergés
ns : non significatif

Évaluation du niveau d'écriture de graphèmes, en fonction de leur degré de convergence anglais/français (voir tableau 6)

Une analyse de variance mixte à trois facteurs – 2 (groupe : enfants immergés ou non immergés) * 5 (année scolaire : de 2P à 6P) * 3 (type de graphèmes : partiellement convergents, typiquement français et irréguliers) –, effectuée sur le nombre de graphèmes-cibles correctement écrits, avec mesure répétée sur le type de graphèmes, met en évidence un effet significatif de la variable « groupe » [$F(1,183) = 43,9$; $p <.0001$], de la variable « année scolaire » [$F(4,183) = 94,8$; $p <.0001$] et de la variable « type de graphèmes » [$F(3,549) = 445,2$; $p <.00001$]. L'interaction entre les trois variables « groupe * année scolaire * type de graphèmes » n'est pas significative [$F(12,549) = 1,6$; ns]. Par contre, il existe une interaction significative entre ces variables, prises deux à deux, [« groupe * année scolaire » : $F(4,183) = 4,2$; $p <.005$; « groupe * type de graphèmes » : $F(3,549) = 7,1$; $p <.0005$; « type de graphèmes * année scolaire » : $F(12,549) = 57,7$; $p <.0001$]. Des comparaisons planifiées entre les performances des enfants des deux groupes, de chacune des années scolaires, en écriture de chaque type de graphèmes, ont été effectuées de manière à déterminer l'effet de l'immersion sur l'écriture, des différents types de graphèmes, tout au long de la scolarité primaire. Elles montrent qu'en 2e primaire, les performances des enfants immergés sont significativement inférieures à celles des enfants non immergés, pour l'écriture des quatre types de graphèmes étudiés (convergents, partiellement convergents, français et irréguliers) ($p <.005$). En 3e primaire, les performances des enfants immergés sont significativement inférieures à celles des enfants non immergés, uniquement pour l'écriture des graphèmes partiellement convergents et des graphèmes typiquement français ($p <.001$). En 4e et 5e primaires, les performances des enfants immergés sont significativement inférieures à celles des enfants non immergés, uniquement pour l'écriture des graphèmes partiellement convergents ($p <.005$). Enfin, en 6e primaire, les performances des deux groupes d'enfants ne présentent plus de différence significative, quel que soit le type de graphèmes.

Tableau 6 : Moyennes (et écarts-types) par niveau scolaire et par groupe, des scores en orthographe (sur 15), pour chaque catégorie de relation phonèmes /graphèmes

	2P			3P			4P			5P			6P		
Listes	IM	C	p	IM	C	p	IM	C	p	IM	C	p	IM	C	p
Conv	13,72 (1,21)	14,46 (0,82)	<.0001	14,50 (0,48)	14,75 (0,43)	ns	14,53 (0,48)	14,90 (0,30)	ns	14,69 (0,46)	14,90 (0,29)	ns	14,84 (0,36)	14,95 (0,23)	ns
PartConv	10,40 (2,04)	12,45 (1,73)	<.0001	11,94 (1,73)	14,06 (0,94)	<.0001	12,98 (1,40)	14,31 (0,93)	<.005	13,44 (0,91)	14,86 (0,34)	<.005	13,80 (1,28)	14,67 (0,66)	ns
Français	10,23 (2,92)	13,35 (1,65)	<.0001	13,02 (2,25)	14,65 (0,56)	<.001	14,06 (1,05)	14,80 (0,39)	ns	14,48 (0,74)	14,95 (0,21)	ns	14,63 (0,66)	14,61 (0,94)	ns
Irreg.	2,03 (1,93)	4,70 (2,71)	<.001	9,24 (4,04)	10,17 (2,97)	ns	11,43 (2,33)	11,70 (2,48)	ns	11,71 (1,68)	12,88 (1,47)	ns	13,04 (1,90)	13,34 (1,13)	ns

IM : groupe d'enfants immergés
C : groupe contrôle d'enfants non immergés
ns : non significatif
conv : convergents
partConv : partiellement convergents
irreg : mots irréguliers

Discussion et conclusion

Dans cette étude, nous avons cherché à évaluer l'impact de l'apprentissage du langage écrit, chez des enfants francophones, dans une langue d'immersion – l'anglais – ayant un code orthographique opaque, sur l'acquisition ultérieure du français écrit, plus transparent, introduit un an plus tard. Nous avons, en outre, contrôlé l'effet du degré de convergence des correspondances graphèmes-phonèmes et phonèmes-graphèmes utilisées en anglais et en français.

En ce qui concerne l'apprentissage de la lecture en français, nos résultats montrent que les enfants immergés comme non immergés, sont, dès le milieu de la 2e primaire, capables de lire correctement 100 % des graphèmes français, convergents avec les graphèmes anglais. Les enfants immergés présentent, en revanche et comme attendu, des scores inférieurs aux enfants non immergés pour la lecture des autres types de graphèmes, non convergents avec l'anglais, ainsi qu'à la tâche de compréhension écrite. Ainsi, dans la mesure où ces enfants n'ont démarré l'apprentissage de la lecture en français que depuis quelques mois, ils ne sont pas encore capables de lire aussi bien que leurs pairs non immergés ; ils ne le peuvent que s'ils ont la possibilité de transférer ce qu'ils ont appris en anglais, à la lecture du français, comme c'est le cas avec les graphèmes convergents dans ces deux langues. Cependant, dès la 3e primaire, après un an d'apprentissage de la lecture en français, ces enfants ont un niveau de décodage et de compréhension du français écrit qui ne diffère plus significativement de celui des enfants non immergés. Autrement dit, le retard de lecture, dû au fait que l'enfant apprend à lire le français avec un délai d'un an, est rapidement résorbé l'année suivante.

En ce qui concerne l'orthographe française, rappelons que son apprentissage explicite ne démarre qu'en début de 3e année primaire. Il n'est donc pas surprenant de constater qu'en 2e année primaire, les enfants francophones immergés en anglais présentent un niveau de compétences moindre par rapport aux enfants non immergés. Mais dès le milieu de la 3e primaire, les enfants immergés semblent avoir un niveau général d'orthographe (selon les scores à l'épreuve Ortho3) comparable à celui des enfants non immergés. Il en est de même de leurs capacités à écrire les graphèmes convergents et les graphèmes irréguliers. Seules quelques difficultés subsistent pour l'écriture de graphèmes *typiquement français* (difficultés résorbées dès la 4e primaire) et pour l'écriture de graphèmes *partiellement convergents* (jusqu'en 5e primaire incluse). En 6e primaire, les enfants immergés atteignent, en tout point, le même niveau de compétences en orthographe française que les enfants non immergés. Il semble ainsi que l'apprentissage des relations graphèmes/phonèmes et phonèmes/graphèmes, en français, soit d'autant plus rapide que ces relations sont convergentes avec celles du code orthographique anglais. Ces résultats témoignent du fait que, dans ce cas, les relations apprises dans une langue peuvent être appliquées, telles quelles, dans l'autre langue. En revanche, l'apprentissage des relations graphèmes/phonèmes et phonèmes/graphèmes *typiquement françaises* ou *partiellement convergentes* avec l'anglais demande plus de temps : le transfert à partir de l'anglais n'étant plus applicable, les enfants doivent apprendre les nouvelles conversions possibles et, plus difficile encore doivent distinguer celles admises dans une langue et/ou dans l'autre (d'où une maîtrise d'autant plus tardive). Ceci rejoint les résultats d'autres recherches sur le transfert des compétences en lecture, à travers différentes langues. Ainsi, Comeau, Cormier, Grandmaison et Lacroix (1999) observent que des enfants anglophones, en immersion française, et apprenant d'abord à lire en langue-cible, transfèrent spontanément leurs stratégies de lecture à leur langue maternelle, en l'absence de tout apprentissage scolaire systématique. Bialystok, Luk et Kwan (2005) observent également que certaines capacités intervenant dans l'acquisition du langage écrit – telles que la conscience phonologique – sont facilement transférées d'une langue à l'autre, alors que d'autres – telles que le décodage – sont plus dépendantes de chaque langue ; les spécificités de chaque nouveau code nécessitent alors d'être réapprises. En ce qui concerne l'absence de différence significative entre les deux groupes dans l'écriture des graphèmes irréguliers, dès le milieu de 3e primaire, elle n'est pas due à une bonne maîtrise de ces graphèmes par le groupe immergé mais plutôt au fait que les mots contenant ces graphèmes sont étudiés tardivement et sont, dès lors, encore peu maîtrisés par les enfants non immergés, tout autant que par les enfants immergés.

En conclusion, il apparaît donc que, dans un contexte d'immersion linguistique scolaire, l'apprentissage du langage écrit, dans une langue opaque telle que l'anglais, n'a pas d'impact négatif, à long terme, sur l'apprentissage ultérieur du code orthographique français. En effet, le décalage en lecture et en orthographe françaises, observé chez des enfants francophones apprenant à lire et écrire d'abord en anglais puis en français, par rapport à des enfants francophones non immergés, n'est que provisoire. En 6e primaire, les enfants immergés en anglais sont capables de lire et écrire en français aussi bien que des enfants non immergés, du moins pour ce qui concerne le type de stimuli que nous leur avons présentés. Notons toutefois que ces stimuli ont été conçus de manière à couvrir la gamme de difficultés la plus complète possible, auxquelles l'enfant francophone immergé en anglais pourrait être confronté.

Si l'apprentissage du langage écrit, dans une langue opaque, ne semble pas avoir d'impact négatif, à long terme, sur l'apprentissage ultérieur d'un code orthographique plus transparent, il se pourrait, par ailleurs, que le fait d'apprendre le langage écrit dans une langue d'immersion plus transparente que la langue maternelle ait même un impact positif sur l'acquisition ultérieure du langage écrit, dans cette dernière : le principe alphabétique serait plus facilement acquis, dans le cadre de l'apprentissage d'un code orthographique transparent, et pourrait alors s'appliquer plus rapidement au code orthographique plus opaque ; c'est ce que suggèrent les études ayant comparé les capacités de lecture de dyslexiques bilingues à celles de dyslexiques monolingues (Da Fontoura & Siegel, 1995 ; D'Angiulli *et al.*, 2001). Cette hypothèse pourrait être explorée en comparant directement, par exemple, le niveau de maîtrise du français écrit, chez des enfants francophones, en immersion, ayant respectivement appris à lire et écrire en néerlandais (langue ayant un code orthographique plus transparent que celui du français), en allemand (langue ayant également un code orthographique plus transparent que celui du français) et en anglais (langue ayant un code orthographique plus opaque que celui du français). Ce type d'études pourrait facilement être réalisé dans les écoles de la CFB qui organisent un enseignement immersif dans ces trois langues-cibles. Par ailleurs, au-delà du degré de transparence propre à chaque langue, il serait également intéressant de tenir compte du degré de convergence entre les relations graphèmes/phonèmes du premier et du deuxième code orthographique, appris en immersion. On peut supposer qu'un degré de convergence important facilite davantage le transfert des compétences, en langage écrit, d'une langue à l'autre.

Comme le rappelle Koda (2007), les études sur l'acquisition de la lecture, en langue seconde, doivent considérer cette acquisition comme une construction complexe et à multiples facettes. Ainsi, l'acquisition de la lecture en situation immersive doit être considérée dans sa globalité ; il reste, en effet, bien d'autres questions en suspens. Au-delà de la distinction langue transparente/langue opaque, la distinction langue maternelle/langue-cible devrait également être prise en compte, tout comme le niveau de compétence atteint, dans cette langue-cible

Séverine Casalis et Marion Janiot

RECONNAISSANCE DE MOTS ÉCRITS CHEZ LES ENFANTS DYSLEXIQUES ET NORMOLECTEURS : EFFETS DU VOISINAGE ORTHOGRAPHIQUE

Introduction

La dyslexie développementale est définie comme un trouble spécifique de l'apprentissage de la lecture affectant plus particulièrement la reconnaissance de mots (Observatoire National de la Lecture, 1998). La plupart des modèles de reconnaissance de mots considèrent deux procédures distinctes : la procédure phonologique – engageant un système de conversion graphème-phonème et l'assemblage de la chaîne phonologique – et la procédure orthographique, conçue comme un appariement entre la représentation issue du stimulus visuel et une représentation orthographique stockée en mémoire (Coltheart, Rastle, Perry, Langdon & Ziegler, 2001). Les recherches conduites auprès d'enfants dyslexiques indiquent que, au-delà d'une importante variation (Sprenger-Charolles & Serniclaes, 2004, pour une synthèse), les dyslexiques sont encore plus pénalisés sur la procédure phonologique, comme en témoignent leurs scores en lecture de pseudo-mots (Rack, Snowling & Olson, 1992). Ces scores, reflétant la capacité à appliquer des correspondances graphème-phonème, sont, en moyenne, plus faibles chez les dyslexiques que chez les enfants normolecteurs plus jeunes, appariés en niveau de lecture.

Procédure orthographique en lecture et dyslexie

Une question importante qui se pose alors est de comprendre comment se développe, chez eux, la procédure orthographique. En effet, les modèles théoriques insistent, pour la plupart d'entre eux, sur la dépendance développementale qui existe entre les procédures phonologique et orthographique (Ehri, 1992 ; Seymour, Aro & Erskine, 2003).

De leur coté, les études empiriques illustrent, au moyen de données longitudinales prédictives, que les performances en lecture de pseudo-mots – évaluant la procédure phonologique – prédisent les performances ultérieures en lecture de mots irréguliers – évaluant la procédure orthographique – (Juel, 1988). D'autres recherches ont montré, au moyen d'études d'apprentissage, que le développement des représentations orthographiques dépend directement de la qualité du codage phonologique engagé en lecture (Share, 1995, 1999).

Dans ces conditions, on conçoit bien que l'établissement d'un lexique orthographique soit particulièrement difficile lorsque le codage phonologique est déficitaire. Il s'agit donc de comprendre comment les représentations orthographiques lexicales peuvent se construire chez les dyslexiques.

Le paradigme d'amorçage

Le paradigme d'amorçage peut constituer un outil privilégié pour étudier la procédure orthographique. Dans ce paradigme, une amorce – suite de lettres constituant ou non un mot – est présentée brièvement, suivie par une cible – suite de lettres –, sur laquelle le participant doit effectuer une tâche (identification, dénomination, décision lexicale). La relation entre l'amorce et la cible peut être de différentes natures : par exemple, orthographique (poute-porte), sémantique (clé-porte) ou non reliée (faule-porte). On compare l'influence de l'amorce ayant une propriété donnée par rapport à l'influence d'une amorce contrôle non reliée, en considérant que la présentation de l'amorce active des représentations ; les représentations partagées par l'amorce et la cible auront un impact (effet facilitateur ou inhibiteur) sur le traitement de la cible. On distingue l'amorçage avec masquage (apparition d'un masque visuel avant et après l'amorce présentée très brièvement) et sans masquage. L'avantage de l'amorçage avec masquage est, d'une part, qu'il réduit l'utilisation d'effets stratégiques par le participant, d'autre part, qu'il permet de mesurer des étapes de traitement et des processus automatiques, inconscients, rapides et irrépressibles.

Le voisinage orthographique

Partant du point de vue que reconnaître un mot consiste à le discriminer parmi 50 000 autres (Ferrand, 2007), on peut considérer que la similarité entre les mots devrait contraindre la finesse du grain d'analyse de la discrimination : plus les mots sont proches, plus fine doit être la discrimination. Cette idée de similarité a été opérationnalisée au moyen de l'effet de voisinage (Coltheart, Davelaar, Jonasson & Besner, 1977), le voisinage orthographique étant l'ensemble des mots partageant, avec un mot cible, toutes les lettres sauf une, à la même position. Selon Forster (1987), le critère d'appariement est réglé par la densité du voisinage. Plus un mot compte de voisins, plus précisément il doit être apparié à l'amorce. De fait, les études menées chez l'expert indiquent que, pour les mots possédant peu de voisins, l'amorçage orthographique peut produire un effet facilitateur, tandis que pour les mots possédant de nombreux voisins, aucune facilitation n'est relevée ; des effets inhibiteurs ont même été rapportés (Grainger & Jacobs, 1996). Au plan théorique, ces effets inhibiteurs sont interprétés comme relevant d'un processus de sélection avec compétition lexicale.

En général, l'effet de fréquence pourrait interagir avec celui de la taille du voisinage : Andrews (1989) montre que l'effet du voisinage (facilitateur) n'est relevé chez l'expert que pour les mots de basse fréquence. Toutefois, lorsque le mot cible possède des voisins plus fréquents, on relève alors un effet inhibiteur (il y aurait selon Grainger & Segui, 1990, indépendance entre les effets de fréquence et de taille de voisinage).

Les procédures de génération des réponses en décision lexicale ont été détaillées dans le modèle MROM (« Multiple Read-Out Model ») développé par Grainger et Jacobs (1996). Plusieurs critères sont compris dans ce modèle : un critère de réponse variable (appelé critère M), un critère Σ correspondant à la somme des niveaux d'activation de tous les mots activés, (ces deux critères ayant une importance dans les décisions lexicales positives) et un critère T, utilisé pour les réponses négatives comme délai temporel. Le critère M met en évidence la correspondance correcte entre le mot et sa représentation orthographique lexicale, activation lexicale unique. Le critère Σ repose sur l'activité globale du mot. Ainsi, la réponse positive repose sur deux sources d'activation.

Ce modèle permet d'expliquer, à la fois, les effets de la taille du voisinage orthographique, puisque les voisins sont activés en même temps que l'unité lexicale du mot, et ceux liés à la fréquence, compte tenu du fait qu'elle détermine le seuil de reconnaissance d'un mot (cf. Ferrand, 2007 pour une présentation détaillée).

Études chez l'apprenti lecteur

Selon Castles, Davis et Letcher (1999), le développement de la reconnaissance de mots peut être conçu comme un mécanisme qui s'adapte progressivement à la densité lexicale croissante. Les mécanismes de codage pourraient changer au fur et à mesure de l'acquisition de mots. Au début, seuls peu de mots sont connus, les représentations lexicales devraient donc être distribuées de façon éparse. Sans voisin, les mots pourraient être reconnus selon un appariement plus ou moins approximatif. Au fur et à mesure que l'enfant apprend les mots écrits, la densité du voisinage augmente et l'appariement doit être plus fin. Ainsi, si une amorce n'est pas parfaitement appariée à un mot issu d'un voisinage dense, elle ne facilitera pas sa reconnaissance et risque même de la ralentir.

La technique d'amorçage a été appliquée avec succès auprès d'apprentis lecteurs, dès la seconde année primaire (Booth, Perfetti & MacWhinney, 1999, Castles *et al.*, 1999). Castles *et al.* (1999) ont ainsi mis en évidence des effets d'amorçage de répétition (*i. e.* des effets facilitateurs lorsque la cible était orthographiquement identique à l'amorce ; *e. g.*, CAT-cat) et des effets d'amorçage formel (*i. e.* facilitateurs lorsque la cible était orthographiquement proche de l'amorce ; *e. g.*, CAL-cat) par comparaison à une situation non reliée (*e. g.*, TEA-cat). La nature du codage orthographique peut donc être explorée sous l'angle des différents paramètres précités, auprès de lecteurs dont l'expertise est encore très peu développée.

Objectif de l'étude

L'objectif de l'étude présente est d'étudier, en détail, la reconnaissance de mots chez les dyslexiques, en utilisant le paradigme d'amorçage masqué. Il a été suggéré que, compte tenu de la nécessité de traiter l'information écrite, malgré un déficit phonologique, les dyslexiques ont développé une sensibilité spécifique aux traits orthographiques (voir Siegel, Share & Geva, 1995). Ce point de vue sera donc confronté à celui qui fait dépendre le développement de la procédure orthographique au développement de la procédure phonologique.

La nature du codage orthographique est étudiée en examinant deux aspects : l'influence du voisinage orthographique (expérience 1) et les effets de la fréquence relative d'un mot par rapport à la fréquence de ses voisins (expérience 2).

MÉTHODE

Population

Soixante-neuf enfants ont pris part aux deux expériences de l'étude :

– dix-neuf enfants dyslexiques (DYS) (âge chronologique moyen de 12 ans 4 mois, s = 6 mois ; âge lexique moyen de 8 ans 8 mois, s = 9 mois),

– vingt-trois enfants contrôles appariés en âge lexique (CAL) (âge chronologique moyen de 9 ans, s = 5 mois ; âge lexique moyen de 9 ans 4 mois, s = 16 mois)

– et vingt-sept enfants contrôles appariés en âge chronologique (CAC) (âge chronologique moyen de 11 ans 9 mois, s = 1 mois ; âge lexique moyen de 11 ans 11 mois, s = 15 mois).

Les enfants ont été pré-testés en lecture (test de l'Alouette, Lefavrais, 1967) et en raisonnement non verbal (Raven, 1976).

Expérience 1

L'expérience 1 a été élaborée de manière à vérifier la présence d'effet d'amorçage chez les dyslexiques et examiner l'incidence de la taille du voisinage orthographique. Compte tenu de la nécessité, au cours de l'acquisition, d'une discrimination de plus en plus fine, nous nous attendons à ce que seuls les enfants normolecteurs plus âgés présentent un effet lié à la taille du voisinage : les effets d'amorçage devant émerger dans des proportions plus importantes pour les mots issus d'un voisinage à faible densité que pour les mots issus d'un voisinage à forte densité.

Matériel

Le matériel se compose de cent vingt paires d'items amorce-cible de quatre lettres (soixante mots et soixante pseudo-mots) entraînant cent vingt décisions lexicales.

Mots cibles : seuls des mots de haute fréquence (supérieur à dix par million) ont été sélectionnés. Les mots sont issus pour moitié d'un voisinage orthographique élevé (au minimum sept voisins orthographiques) et pour moitié d'un voisinage orthographique faible (au maximum quatre voisins orthographiques). Ces deux séries de mots ont été appariées en fréquence : 106,6 par million pour les mots issus d'un voisinage orthographique dense et 107,8 pour les mots issus d'un voisinage faible, d'après la base de données pour enfants, Manulex (Lété, Sprenger-Charolles & Colé, 2004).

Pseudo-mots cibles : une série de soixante pseudo-mots orthographiquement plausibles – construits en substituant une lettre à des mots non utilisés dans l'étude – a été élaborée.

Trois types d'amorces ont été utilisés.

Amorçage identité : l'amorce est orthographiquement identique à la cible (*e. g.*, PAIN/pain).

Amorçage orthographique : l'amorce diffère de la cible d'une lettre (*e. g.*, JUFE/jupe), le changement apparaissant pour toutes les positions de façon équilibrée.

Amorçage contrôle : l'amorce diffère par toutes ses lettres avec la cible (*e. g.*, BOLT/jupe).

Au final, la moitié des amorces sont des mots et l'autre moitié des pseudo-mots. Les *amorces identités* sont toujours des mots, les *amorces orthographiques* des pseudo-mots et les *amorces contrôles* sont pour moitié des mots et pour moitié des pseudo-mots.

Les cibles sont en minuscule, d'une part, pour maintenir la présence des accents, d'autre part, car cette forme est plus familière aux enfants. Les amorces sont en majuscule afin de limiter les effets de recouvrement visuel.

Procédure (identique aux deux expériences)

Un essai se présente sous la forme « masque (800 ms)/amorce (65 ms)/cible (1 000 ms) ». Les enfants doivent réaliser, sur cette cible, une tâche de décision lexicale.

Résultats

D'une façon générale, la tâche est bien réussie par les participants : on relève des taux de réponses correctes moyens de 79 % chez les dyslexiques (s = 17 %), 85 % pour les contrôles d'âge lexique (s = 16) et 87 % pour les contrôles d'âge chronologique (s = 15). Les taux de réponses correctes ne diffèrent pas d'une condition à l'autre. Les analyses suivantes portent sur les temps relevés pour les réponses correctes uniquement. Deux ANOVAs ont été conduites sur les temps de décision lexicale (en ms) en fonction du groupe (dyslexiques, contrôles d'âge chronologique et contrôles d'âge lexique) : la première examine l'amorçage d'identité (identité *vs* contrôle), la seconde l'amorçage formel (orthographique *vs* contrôle).

Les effets d'amorçage d'identité et orthographique ont été analysés séparément. En ce qui concerne l'identité (cf. figure 1), les cibles reliées (identité) sont traitées plus rapidement que les cibles non reliées (contrôle) [$F(1,60) = 33,38$, $p < .001$]. Les temps de réponse diffèrent selon les groupes : les dyslexiques (moy. = 915 ms ; s = 229) sont plus lents que les contrôles d'âge chronologique (moy. = 740 ms ; s = 119) ($p < .01$) mais plus rapides que les contrôles d'âge lexique (moy. = 1210 ms ; s = 369) ($p < .01$). Toutefois, au-delà de ces différences de groupe, l'amorçage d'identité a une amplitude comparable pour tous les groupes.

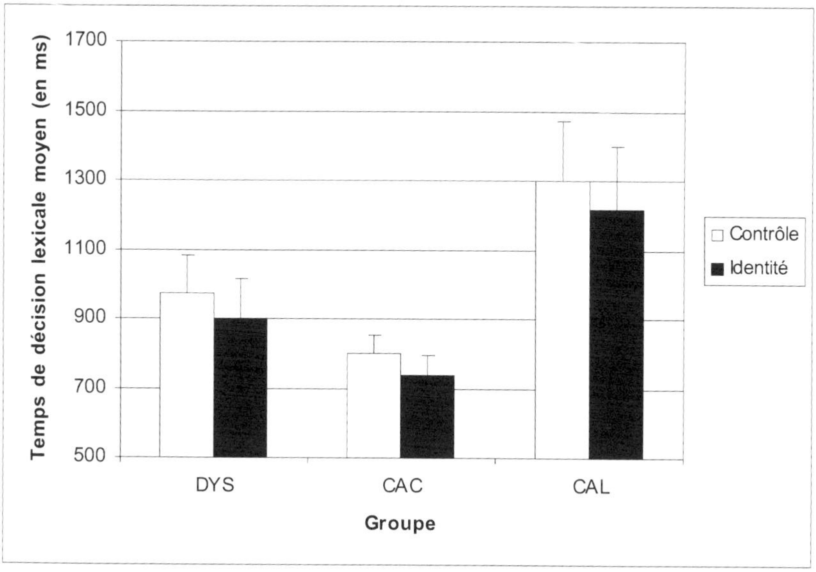

Figure 1 : Temps de décision lexicale moyen (en ms) pour les trois groupes en fonction du type d'amorce (identique/contrôle)

En ce qui concerne l'amorçage orthographique (cf. figure 2), les cibles reliées sont traitées plus rapidement que les cibles non reliées [$F(1,60) = 4,21$, $p < .05$]. Les temps de réponse diffèrent selon les groupes : les contrôles plus âgés (moy. = 780 ms ; s = 100) produisent, une nouvelle fois, des réponses plus rapides que les dyslexiques (moy. = 1 009 ms ; s = 297) (p <.01), eux-mêmes plus rapides que les contrôles plus jeunes (moy. = 1 238 ms ; s = 336) (p <.05). De plus, l'effet d'amorçage orthographique apparaît tendanciellement, plus ou moins marqué selon les groupes. Compte tenu des grandes différences entre les groupes, les effets d'amorçage ont été examinés séparément dans chaque groupe.

Chez les enfants dyslexiques, l'amorçage orthographique ne produit aucun effet, et ce, quelle que soit la taille du voisinage (F < 1).

Chez les contrôles de même âge lexique, les cibles orthographiquement reliées à l'amorce entraînent des réponses plus rapides que les cibles contrôles [F(1,18) = 4,58, p <.05]. Cet effet reste constant quelle que soit la taille du voisinage (F < 1).

Chez les contrôles d'âge chronologique également, les amorces orthographiques produisent des réponses plus rapides que les amorces contrôles [F(1,25) = 6,98, p <.05], sans effet de la taille du voisinage [F(1,25) = 2,6, ns].

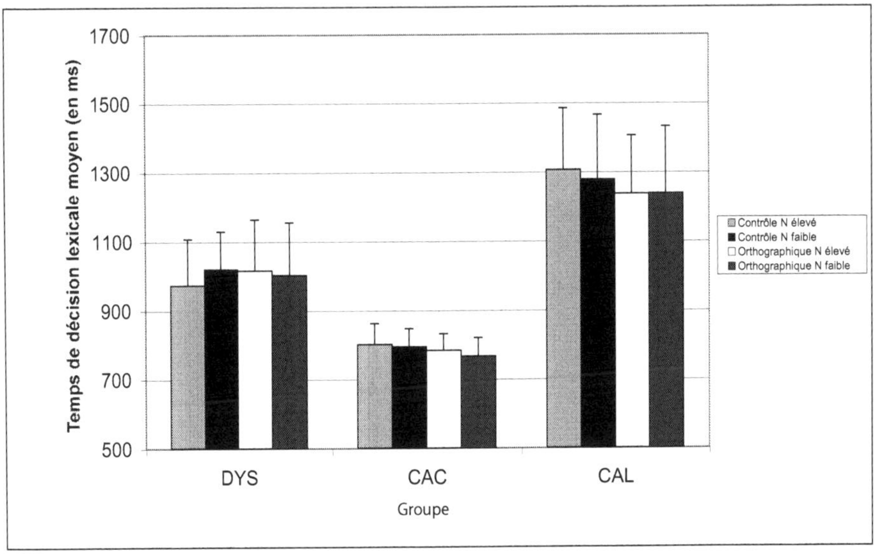

Figure 2 : Temps de décision lexicale moyen (en ms) pour les trois groupes, en fonction du type d'amorce (orthographique – relié à la cible –/contrôle – non relié à la cible –) et de la taille du voisinage orthographique (élevé/faible)

Au total, des effets d'amorçage d'identité d'amplitude comparable à ceux relevés chez les normolecteurs ont été mis en évidence chez les dyslexiques. En revanche, aucun effet d'amorçage orthographique n'est relevé chez les dyslexiques, contrairement aux normolecteurs. Il est possible que la nature de l'amorce (pseudo-mot *vs* mot) ait eu un impact sur les résultats. La seconde expérience vise à étudier l'effet d'amorçage orthographique en utilisant, en amorce, des mots dont on fera varier la fréquence.

Expérience 2

L'objectif de la seconde expérience est d'évaluer l'amorçage orthographique dans une situation potentiellement inhibitrice (amorce fréquente), comparée à une situation potentiellement facilitatrice ou nulle (amorce peu fréquente et n'ayant pas de voisin plus fréquent). Si les sujets disposent de représentations lexicales bien spécifiées, des effets inhibiteurs devraient alors émerger lorsque la cible est de basse fréquence (amorce de haute fréquence). En revanche, lorsque la cible n'a pas de voisin plus fréquent (amorce de basse fréquence), on ne devrait pas observer d'inhibition. En outre, l'absence d'effet d'amorçage chez les dyslexiques, dans la première expérience, pourrait être liée à la nature de l'amorce (pseudo-mot). L'utilisation de mots comme amorces permettra alors d'éclairer les résultats de la première expérience.

Matériel

Le matériel est composé de quatre-vingt-seize paires d'items amorce-cible de cinq ou six lettres (quarante-huit mots et quarante-huit pseudo-mots), entraînant quatre-vingt-seize décisions lexicales.

Mots cibles : la moitié des mots cibles est de haute fréquence (moy. = 214,5 par million) et l'autre moitié de basse fréquence (moy. = 5,13 par million). Ces deux séries ont été appariées sur la taille du voisinage (pour les mots de haute fréquence, N = 6,7 et pour les mots de basse fréquence, N = 5,7) à partir de la base Manulex (Lété *et al*, 2004).

Pseudo-mots cibles : une série de quarante pseudo-mots orthographiquement plausibles a été élaborée, en changeant une des cinq ou six lettres d'un mot de même fréquence qu'un autre mot cible (*e. g.*, hivet).

Amorces : les amorces orthographiques diffèrent de la cible par une seule lettre (BOUCHE/mouche). Aucun lien orthographique ne relie l'amorce à la cible pour les amorces contrôles (CANON/pilote). Les amorces sont toujours des mots (contrairement à l'expérience 1 où les amorces sont des pseudo-mots ou des mots).

Deux versions de l'expérience ont été construites : chaque paire est présente dans chaque version, avec le mot plus fréquent soit comme amorce, soit comme cible. Chaque participant ne voit qu'une seule version.

Résultats

D'une façon générale, la tâche est bien réussie par les participants : on relève des taux de réponses correctes moyens de 81 % chez les dyslexiques (s = 19,85 % pour les contrôles plus jeunes (s = 17) et 87 % pour les contrôles de même âge (s = 15). Les analyses portent sur les temps relevés pour les réponses correctes uniquement (cf. figure 3).

Dans cette étude où les amorces sont des mots, les effets relevés témoignent, en général, d'une inhibition : les cibles reliées orthographiquement à l'amorce (moy. = 1 107 ms, s = 429) produisent des réponses plus lentes que les cibles contrôlent (moy. = 1 044 ms, s = 429) [F(1,65) = 7,33, p <.01]. Les temps de réponse diffèrent d'un groupe à l'autre : les CAC (moy. = 853 ms, s = 195) sont plus rapides que les dyslexiques (moy. = 1 084 ms, s = 318) (p <.01), eux-mêmes plus rapides que les CAL (moy. = 1 329 ms, s = 410) (p <.01). Cependant, les effets liés à l'amorçage sont comparables dans tous les groupes : les mots très fréquents sont reconnus beaucoup plus rapidement que les mots peu fréquents (970 ms versus 1 181 ms respectivement) [F(1,65) = 81,32, p <.001] avec un impact de la fréquence plus important pour les amorces orthographiques que pour les amorces contrôles [(F(1,65) = 17,47, p <.001]. Compte tenu des grandes différences entre les groupes, les effets d'amorçage ont été examinés séparément dans chaque groupe.

Chez les dyslexiques, les effets d'amorçage orthographique sont opposés selon la fréquence : pour les mots fréquents, l'amorçage orthographique est facilitateur [t(17) = 2,12, p <.05] tandis qu'il est inhibiteur pour les mots rares (*i. e.* possédant un voisin plus fréquent) [t(17) = 1,83, p <.05]. Chez les CAL, aucun effet facilitateur lié à l'amorçage orthographique n'est relevé pour les mots fréquents alors qu'un effet inhibiteur émerge pour les mots rares [t(22) = 3,04, p <.05]. Ce même patron de résultats est observé pour les CAC [t(26) = 2,26, p <.05].

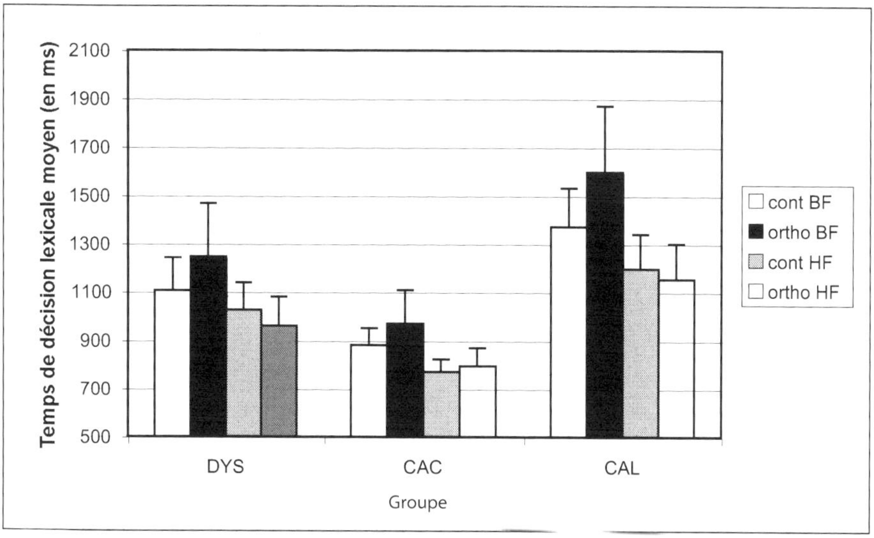

Figure 3 : Temps de décision lexicale moyen (en ms) pour les trois groupes en fonction du type d'amorce (orthographique – relié à la cible –/contrôle – non relié à la cible –) et de la fréquence de l'item (basse/haute fréquence)

Ainsi, des effets d'amorçage orthographique émergent dans tous les groupes, y compris chez les dyslexiques, ce qui n'était pas le cas dans l'expérience 1. Pour chacun des trois groupes, les temps de traitement des mots rares sont plus longs lorsque les mots sont reliés orthographiquement que non reliés. Ces mots cibles rares sont amorcés par un voisin plus fréquent. Dans ce cas, l'activation de l'amorce est suivie d'effet inhibiteur sur les voisins plus rares, parmi lesquels la cible.

CONCLUSION GÉNÉRALE

L'objectif de cette étude est d'examiner le codage orthographique chez les enfants dyslexiques, avec un paradigme d'amorçage orthographique. Selon un point de vue strictement développemental, les habiletés phonologiques déficitaires des dyslexiques entraînent des difficultés d'acquisition des représentations orthographiques ; selon un point de vue opposé, ils pourraient mettre en place des stratégies compensatoires. Le paradigme d'amorçage orthographique, adapté à la population, permet d'étudier la question en examinant de façon précise l'organisation de ces représentations. Dans la première expérience, nous avons examiné l'impact de l'amorçage d'identité et celui de la taille du voisinage.

Un amorçage d'identité (avec une durée de présentation de l'amorce de 65 ms) a été relevé chez les dyslexiques, mettant en évidence que la forme orthographique peut être activée rapidement. Il est important de souligner qu'il ne s'agit pas ici d'un amorçage visuel, puisque les amorces étaient présentées en majuscule et les cibles en minuscule. Les effets d'amorçage d'identité relèvent donc bien de l'activation d'une information orthographique.

Contrairement à ce qui pouvait être attendu, aucun effet de la taille du voisinage n'est trouvé dans les groupes. Ces données rejoignent celles de Castles *et al.* (1999), qui avaient mis en évidence un effet d'amorçage chez les enfants normolecteurs sans impact de la taille du voisinage. Les enfants les plus âgés de notre étude, tout comme ceux de l'étude de Castles *et al.*, sont pourtant dans leur sixième année scolaire, après le début de l'apprentissage de la lecture. On pouvait donc s'attendre à ce que de tels effets émergent. Parmi les explications possibles, on peut avancer que les outils utilisés pour déterminer la taille du voisinage concernent les bases de l'expert. Ainsi, les évaluations de la taille du voisinage pourraient être peu adaptées pour les enfants. D'après nos estimations, une dizaine de voisins sur la base « Voisins » (base de données pour lecteurs experts, répertoriant l'ensemble des voisins orthographiques de chaque mot, cf. lexique de New, Pallier, Ferrand & Matos, 2001) représentent quatre voisins environ sur la base Manulex, tandis que quatre voisins sur la base « Voisins » ne représentent qu'un seul voisin sur « Manulex ». Le nombre médian de voisins sur la base Manulex, pour les mots de quatre lettres, est de trois environ. Ainsi, l'augmentation de la taille du voisinage chez l'expert pourrait être due à la présence de mots rares, inconnus de la plupart des enfants et même de collégiens. Dans ces conditions, il est très difficile de faire émerger des effets liés à la taille du voisinage chez l'enfant (cf. Castles *et al.*, 1999, pour une conclusion similaire).

En revanche, les effets d'amorçage obtenus sur les mots moins fréquents révèlent que ceux-ci sont inhibés par la présentation d'un voisin plus fréquent. En cela, nos données rejoignent celles obtenues par Grainger *et al.* (1996). Il semble donc que la fréquence relative soit précocement, un facteur déterminant, ce qui témoigne de l'organisation orthographique lexicale : l'activation globale du mot est affectée par l'activation de ses voisins.

Enfin, il est notable que la reconnaissance de mots fréquents (sans voisin plus fréquent) ait été facilitée par la présentation, en amorce, d'un voisin plus rare, chez les dyslexiques uniquement. Le résultat de l'expérience 2 (effet d'amorçage orthographique chez les dyslexiques mais pas chez les contrôles) s'oppose à celui de l'expérience 1 (effet d'amorçage orthographique chez les contrôles mais pas chez les dyslexiques). Même si ces effets méritent de nouvelles études, nous pouvons relever deux différences : la lexicalité de l'amorce (pseudo-mots dans l'expérience 1 et mots dans l'expérience 2) et la fréquence plus élevée du mot cible dans l'expérience 2. C'est lorsque la fréquence de la cible est la plus élevée que les effets d'amorçage sont relevés chez les dyslexiques. Ceci peut suggérer que le seuil d'identification des dyslexiques est plus élevé.

La seconde différence est liée à la lexicalité de l'amorce : les mots cibles ont été amorcés formellement, chez les dyslexiques, par des mots, mais pas par des pseudo-mots. Cet effet, lié à la nature de l'amorce, pourrait refléter, chez les dyslexiques, des représentations orthographiques peu spécifiées en termes infra-lexicaux. Chez eux, contrairement à ce qui est observé chez les normolecteurs, les représentations orthographiques sont essentiellement lexicales. Dans ce sens, le développement des représentations orthographiques ne suit pas le schéma développemental tout venant, décrit, par exemple, par Ehri (1992), selon lequel les représentations orthographiques, d'abord partielles (quelques lettres), se complètent et se spécifient progressivement pour devenir lexicales.

L'utilisation du paradigme d'amorçage se révèle, en tout cas, un bon moyen d'exploration de la nature du codage orthographique chez les enfants.

Nathalie Marec-Breton

QUELLES INFORMATIONS MORPHOLOGIQUES LES APPRENTIS LECTEURS UTILISENT-ILS AU COURS DE LEUR LECTURE ?

Introduction

La morphologie renvoie à la structure interne des mots. Lorsque les mots sont composés d'un seul morphème (unité minimale de sens), on dit qu'ils sont morphologiquement simples. C'est le cas, par exemple, des mots dire ou chat. En revanche, lorsqu'ils sont composés d'au moins deux morphèmes, comme les mots redire (construit avec la base dire et le préfixe re-) ou chaton (construit avec la base chat et le suffixe -on), on dit qu'ils sont morphologiquement complexes.

L'analyse morphologique : un signe d'expertise en lecture ?

Depuis les années soixante-dix, de nombreuses recherches ont montré que les lecteurs experts traitent ces mots complexes en effectuant une analyse automatique de leur structure morphologique (pour une synthèse voir par exemple, Frost, Grainger & Rastle, 2005). En revanche, il existe peu d'études sur l'utilisation de la morphologie par les lecteurs débutants. Pour de nombreux auteurs, la prise en compte de cette dimension de la langue ne serait pas effective avant un certain niveau d'apprentissage. C'est pourquoi la majorité des recherches réalisées dans ce domaine ne s'intéresse à cette question qu'à partir du niveau CE2 de l'école élémentaire (*e. g.*, Carlisle, 2000 ; Carlisle & Stone, 2003, Carlisle & Stone, 2005 ou Mann & Singson, 2003).

Les modèles classiques d'apprentissage de la lecture ne décrivent, d'ailleurs, qu'une intervention tardive des connaissances morphologiques et du traitement de la structure interne des mots, au cours de l'apprentissage. Dans le modèle développemental de Frith (1985), le traitement morphologique des mots écrits n'a lieu qu'au stade orthographique, c'est-à-dire au moment où les mots sont analysés en unités orthographiques. De même, si Seymour (voir Duncan, Seymour & Hill, 2000 ; Seymour, 1997 ; et Seymour, Aro & Erskine, 2003) envisage, dans le système cognitif traitant l'écrit, une structure morphographique décrivant les propriétés morphologiques des mots, le développement de cette structure est, là aussi, tributaire de l'achèvement d'une structure orthographique. Dans ce modèle, la structure morphologique ne serait donc utilisée, au cours de la lecture, qu'à partir du moment où l'élève maîtrise le décodage graphophonologique. Ce recours à la morphologie serait essentiellement destiné à pallier l'irrégularité de certains mots (ou la présence de lettres muettes, comme « t » dans *chat* ou *lait*, « p » dans *galop*…) qui ne peuvent pas être correctement lus par simple conversion graphophonologique. L'utilisation des unités morphologiques serait, ainsi, un signe d'expertise en lecture. Cette conception, partagée par de nombreux auteurs, repose notamment sur l'idée que les connaissances morphologiques des apprentis lecteurs, puisqu'elles sont le résultat d'un apprentissage supervisé, ne sont pas assez développées pour qu'ils puissent les utiliser précocement lors de la lecture. Cependant, de récentes recherches (voir, par exemple, Marec-Breton & Gombert, 2007 ou Royer, 2004) ont démontré l'existence de connaissances morphologiques, avant que l'enfant ne soit lecteur expert, et indiquent un lien entre les capacités d'analyse morphologique et la lecture. Dans ces conditions, le traitement morphologique des mots dérivés pourrait se révéler un facteur important dans la reconnaissance des mots écrits, y compris dès les premières étapes de l'apprentissage de la lecture.

Des traitements morphologiques chez les lecteurs débutants ?

Une façon efficace de savoir si la morphologie est prise en compte par les lecteurs débutants (apprentis lecteurs de niveau CP ou CE1 ou lecteurs plus avancés à partir du niveau CE2) consiste, comme cela a été fait pour les lecteurs experts, à observer directement les effets de la structure morphologique sur la lecture (Verhoeven & Carlisle, 2006). Pour cela, les auteurs manipulent la structure morphologique de mots et/ou de non-mots qu'ils font lire à des lecteurs non experts. Les résultats des études qui ont été menées jusqu'à présent (*e. g.*, Burani, Marcolini & Stella, 2002 ; Carlisle, 2000 ; Carlisle & Katz, 2006 ; Carlisle & Stone, 2005 ; Colé, 2004 ; Laxon, Rickard & Coltheart, 1992 ; Marec-Breton,

Gombert & Colé, 2005 ; Marec-Breton & Gombert, 2007 ; Royer, 2004 ; Verhoeven, Schreuder & Baayen, 2003, etc.) suggèrent tous l'utilisation d'informations morphologiques, au cours de la lecture, par les lecteurs non experts. En effet, quelle que soit la langue étudiée, les études révèlent, chez les lecteurs débutants, une lecture plus aisée des items complexes. Elles montrent que les enfants lisent mieux (plus vite et/ou avec moins d'erreurs) les items affixés (comme *remanger* construit avec le préfixe *re-*) que les items pseudo-affixés (comme *renifler* où la séquence orthographique *re* n'est pas un préfixe). L'activation d'unités morphologiques, au cours de la lecture, rendrait les traitements plus rapides et plus efficaces. De fait, les recherches s'appliquent de plus en plus à déterminer le rôle de chacune des unités morphologiques dans cette facilitation. Certaines mettent en évidence le rôle des affixes. Par exemple, Verhoeven *et al.* (2003) montrent que les enfants néerlandais, de niveau 6ᵉ, utilisent les informations contenues dans les préfixes afin de prononcer correctement les pseudo-mots bi-syllabiques qui leur sont présentés. Verhoeven, Schreuder et Haarman (2006) ont des résultats semblables avec une population d'enfants de niveau CE2 et 6ᵉ. Dans cette étude, une liste de mots bi-syllabiques commençant par la séquence BE (le graphème E en néerlandais peut se prononcer de façon différente) est proposée aux enfants. Dans ces mots, la séquence BE est soit un préfixe, soit un pseudo-préfixe (*i. e.* elle ne réfère pas à une notion sémantique particulière) et, selon sa nature, elle se prononce différemment. Les analyses indiquent que les mots commençant par un préfixe sont mieux identifiés que ceux commençant par un pseudo-préfixe.

D'autres recherches, comme celles de Carlisle et Stone (2005) ou de Carlisle et Katz (2006), montrent que les lecteurs non experts utilisent les informations contenues dans les bases. Ces recherches portant sur des enfants de niveau CM1 et 6ᵉ indiquent, par exemple, que la fréquence de la base influe sur la lecture des dérivés. Elles montrent, en effet, que la lecture de mots dérivés peu fréquents ou inexistants dans la langue (comme *puzzlement*) est facilitée par la présence d'une base fréquente (*puzzle*).

Enfin, il existe également quelques rares études évoquant l'intervention des informations apportées, à la fois, par les bases et par les affixes. L'étude de Burani *et al.* (2002) est l'une d'entre elles. Dans cette étude, des enfants de niveaux CE2, CM1 et CM2 sont soumis à une tâche de décision lexicale dans laquelle ils doivent lire deux catégories de pseudo-mots : des *pseudo-mots morphologiques*, construits par l'association d'une base et d'un suffixe disponible en italien (*donnista*) et des *pseudo-mots non morphologiques*, construits par l'association d'une pseudo-base et d'un pseudo-affixe (*dennosto*). Pour ces deux catégories d'items, les auteurs ont pris soin de contrôler la fréquence des éléments : les bases et les affixes utilisés dans la construction des *pseudo-mots morphologiques* sont très fréquents en Italien, les pseudo-affixes (comme la séquence orthographique *-osto*) utilisés dans la construction des *pseudo-mots non morphologiques* ont la même fréquence d'apparition, en Italien, que les affixes utilisés pour la construction des *pseudo-mots morphologiques*. Les pseudo-mots des deux catégories sont également appariés en termes de structure syllabique, de fréquence de bigrammes et de difficultés orthographiques. Or, quel que soit leur niveau de lecture, les enfants considèrent comme existants les *pseudo-mots morphologiques* comme *donnista* et comme non existants les *pseudo-mots non morphologiques* comme *dennosto*. Pour Burani *et al.* (2002), ces résultats indiqueraient le traitement des bases et des affixes dans l'identification de mots rencontrés pour la première fois.

Marec-Breton *et al.* (2005) confirment, sur un échantillon français d'enfants de niveau CP et CE1, la prise en compte de la totalité de la structure morphologique (base et affixe). Dans cette étude, la tâche proposée aux enfants est une tâche de lecture à voix haute de pseudo-mots affixés (*dégarer*) et de pseudo-mots non affixés, conçus avec les mêmes séquences orthographiques (*cagarer, démaner*). Les analyses indiquent globalement que les items construits avec deux morphèmes identifiables, tels que *dégarer*, sont mieux lus (plus rapidement et avec moins d'erreurs) que ceux construits avec seulement un élément identifiable (que ce soit une base, comme dans *cagarer* ou un affixe, comme dans *démaner*). De plus, les analyses ne montrent pas de différence entre la lecture des items construits avec seulement une base identifiable (*cagarer*) et celle des items construits avec seulement un affixe identifiable (*démaner*), suggérant ainsi que les bases et les affixes ont le même poids dans l'analyse morphologique opérée par les apprentis lecteurs.

Objectifs

Ainsi, les études qui ont été menées dans ce domaine de recherche indiquent que les lecteurs non experts traitent les mots complexes écrits, de façon analytique, en effectuant une analyse de leur structure morphologique. Certaines suggèrent même que ces traitements pourraient avoir lieu avant l'installation complète des mécanismes de base de conversion graphophonologique. Les résultats des études de Colé (2004), de Burani (2003), de Laxon, Rickard et Coltheart (1992), de Marec-Breton *et al.*

(2005) et de Marec-Breton et Gombert (2007) montrent que, dans les premières étapes de l'apprentissage de la lecture, alors que le décodage n'est ni complètement maîtrisé, ni *a fortiori* automatisé, l'extraction d'informations morphologiques facilite la lecture des items complexes.

Il reste, néanmoins, à préciser quelles sont les informations prises en compte par les lecteurs non experts, lors de leur analyse des différents morphèmes constituant les mots complexes qu'ils rencontrent. Les morphèmes ont des propriétés phonologiques, orthographiques, syntaxiques et sémantiques (Aposthelos, 2002). De fait, il est possible de s'interroger sur la nature précise des traitements mis en œuvre par les lecteurs non experts. Se réduisent-ils, comme le proposent les modèles classiques de l'apprentissage de la lecture (voir notamment Seymour, 1997), à des traitements de type orthographique ? Les résultats de Marec-Breton *et al.* (2005), évoqués plus haut, semblent écarter cette hypothèse. La facilitation de la lecture constatée n'étant pas due à la présence d'une configuration orthographique fréquente ou familière (par exemple, *garer* dans *dégarer*), on peut faire l'hypothèse que cet effet soit de nature essentiellement sémantique.

EXPÉRIENCE

Pour tester cette hypothèse, nous avons comparé, dans notre étude, la lecture de pseudo-mots morphologiques auxquels il est possible d'associer une signification (*dégarer* pourrait signifier « arrêter d'être garé ») à celles de pseudo-mots construits avec des morphèmes disponibles en français mais dont l'association ne produit pas une forme signifiante (par exemple, *dépapier* dans lequel il est possible de retrouver des éléments familiers *dé-* et *papier* mais qui n'a pas de signification[1]). Nous nous attendons à ce que les pseudo-mots signifiants soient mieux lus que les pseudo-mots non signifiants.

Population

Trente quatre enfants de niveau CP (quinze enfants : huit filles et sept garçons ; âge moyen : 87,73 mois – $\sigma = 9{,}6$ mois) et de niveau CE1

1. Les items ont été construits en tenant compte des contraintes régissant les processus de constructions morphologiques énoncées par Corbin (1989). Les items tels que *dégarer* respectent les contraintes de conformité sémantique alors que les items tels que *dépapier* les enfreignent.

(dix-neuf enfants : neuf filles et dix garçons ; âge moyen : 98,68 mois – σ = 8,53 mois) ont participé à cette expérience.

Matériel

Quarante pseudo-mots de type préfixé ont été retenus pour cette expérience :

– dix pseudo-mots affixés, comme *dégarer*, résultant de l'association légale de deux morphèmes disponibles en français,

– dix pseudo-mots non affixés, comme *dépapier*, résultant de l'association illégale de deux morphèmes disponibles en français. *Dépapier* est construit illégalement car l'instruction sémantique de l'affixe *dé-* ne s'applique pas à une base comme *papier*. Les morphèmes utilisés pour la construction de ces items ont la même fréquence que ceux utilisés pour la construction des pseudo-mots affixés tels que *dégarer* (F < 1 – fréquences relevées dans la base de données *Manulex* de Lété, Sprenger-Charolles & Colé, 2004),

- dix pseudo-mots non affixés, comme *cagarer*, résultant de l'association d'une base et d'un pseudo-affixe (*i. e.* groupe de lettres de même fréquence qu'un affixe français[2]),

- dix pseudo-mots non affixés, comme *démaner*, résultant de l'association d'un affixe disponible en français et d'une pseudo-base[3].

Les items appartenant aux catégories de pseudo-mots non affixés ont pour spécificité de ne pas être signifiants. La significativité des items construits morphologiquement dépend de l'adéquation entre l'affixe et la base à laquelle il s'applique. Le rôle des affixes dérivationnels consiste, en effet, à sélectionner, dans la signification des bases auxquels ils s'appliquent, les propriétés conformes à leur instruction sémantique (Corbin & Temple, 1994; Temple, 1996). Associer à un élément non signifiant ou à une base incompatible avec leur instruction sémantique, les affixes dérivationnels ne peuvent conduire à la construction d'une unité signifiante. Il en est de même pour les items constitués d'une base et d'un pseudo-affixe.

La significativité des items constitués à partir de deux morphèmes identifiables a, par ailleurs, été testée, pour des enfants de CP et CE1,

2. Cette fréquence a été calculée par le logiciel « Bigtri » réalisé par Breton et Marec-Breton (Marec-Breton, 2003), à partir de la base de données *Brulex* (Content, Mousty & Radeau, 1990).
3. Les items des quatre catégories sont appariés par leur nombre de lettres, nombre de syllabes, nombre de phonèmes, fréquence des bigrammes et trigrammes.

avec une tâche de définition de pseudo-mots. Les résultats de cette évaluation montrent que les enfants de CP et CE1 accordent davantage de signification aux items respectant les contraintes de conformité sémantique (*dégarer*) qu'aux items ne respectant pas ces règles (*dépapier*) (CP : [$F(1,25) = 34,10$; $p < .001$] ; CE1 : [$F(1,41) = 179,56$; $p < .001$] [4]).

Hypothèses

Comme nous l'avons indiqué précédemment, nous pensons que les traitements morphologiques peuvent être de nature essentiellement sémantique. De fait, nous nous attendons à ce que les pseudo-mots signifiants (*dégarer*) soient mieux lus que les pseudo-mots non signifiants quelle que soit leur catégorie (*dépapier*, *démaner* et *cagarer*). Et, comme cela avait été observé par Marec-Breton *et al.* (2005), nous postulons qu'il n'y aura pas de différence de performances, entre la lecture des différentes catégories d'items non signifiants, dépendante de la longueur des unités orthographiques familières constituant ces items (*e. g.* : *cagarer* ne devrait pas être mieux lu que *démaner*).

Procédure

La tâche proposée aux enfants est une tâche de lecture à voix haute. Les items testés apparaissent, les uns après les autres, sur l'écran d'un ordinateur. Le passage d'un mot à l'autre est contrôlé par l'expérimentateur qui appuie sur la barre espace, dès qu'un mot est prononcé par l'enfant. Cette procédure, classiquement utilisée dans la littérature portant sur les lecteurs débutants et les lecteurs en difficultés (Sprenger-Charolles, Colé, Lacert & Serniclaes, 2000), a été préférée à l'utilisation d'une clé-vocale, peu adaptée à la lecture souvent hésitante des apprentis lecteurs.

Au début de l'épreuve, les enfants sont prévenus que la liste comporte des mots « martiens » qui n'existent pas dans notre langue. Ils ont pour consigne de les lire à voix haute comme de vrais mots. La tâche commence par la lecture de trois ou quatre pseudo-mots monomorphémiques afin de familiariser les enfants au matériel et à l'exercice de lecture à voix haute, face à un autre intervenant que leur institutrice.

4. Les items des deux autres catégories n'ont pas été testés car ils ne sont pas constitués de deux unités pouvant avoir une signification en français.

Résultats

L'utilisation de l'ordinateur permet d'avoir une mesure du temps de lecture, pour chacun des items. De fait, des analyses de variance (MANOVA) ont pu être menées à la fois sur les scores de lecture et sur les temps de lecture correcte. Les facteurs retenus pour ces analyses sont : le « niveau de lecture » des sujets (deux modalités : CP *vs* CE1) et le « caractère plurimorphémique » des items (quatre modalités : association légale de deux morphèmes, association illégale de deux morphèmes, association d'un pseudo-affixe et d'une base et association d'un affixe et d'une pseudo-base).

Scores de lecture

L'analyse de variance menée sur les scores de lecture des enfants de niveau CP et de niveau CE1 (voir figure 1) indique uniquement un effet significatif du facteur « caractère plurimorphémique » ([$F(3,96) = 3,84$; $p <.01$]). Le test post hoc de Newman-Keuls précise que, de façon générale, les enfants lisent moins bien les items construits avec une pseudo-base, comme *démaner*, (6,98 items sur 10 sont lus correctement – $\sigma = 1,95$ items) que les items construits avec deux morphèmes identifiables, comme *dégarer*, (8,10 items – $\sigma = 1,71$ items ; $p <.01$) ou *dépapier* (7,94 items – $\sigma = 1,65$ items ; $p <.02$). En revanche, les analyses ne révèlent aucune autre différence significative concernant la lecture des autres catégories d'items. Les interactions sont également non significatives.

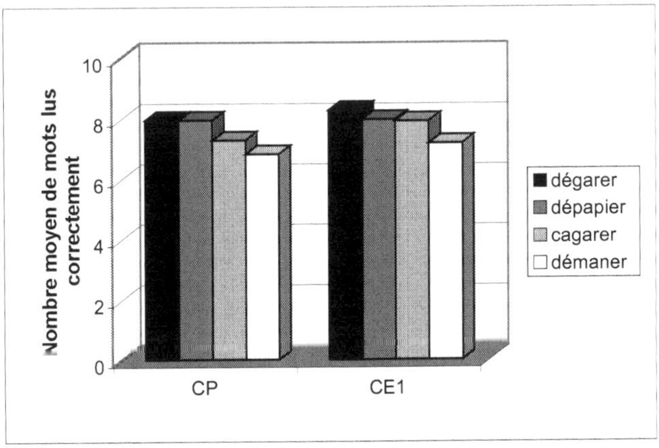

Figure 1 : Nombre moyen de mots lus correctement (sur dix items) par les enfants de CP et CE1

Temps de lecture correcte

L'analyse de variance, réalisée sur les temps de lecture correcte des enfants, indique un effet du facteur « niveau de lecture » ([F(1,32) = 7,88 ; p <.008]). Les lecteurs de niveau CE1, comme on peut le voir sur la figure 2, lisent plus rapidement que les lecteurs de niveau CP (2800,69 ms *vs* 4525,45 ms).

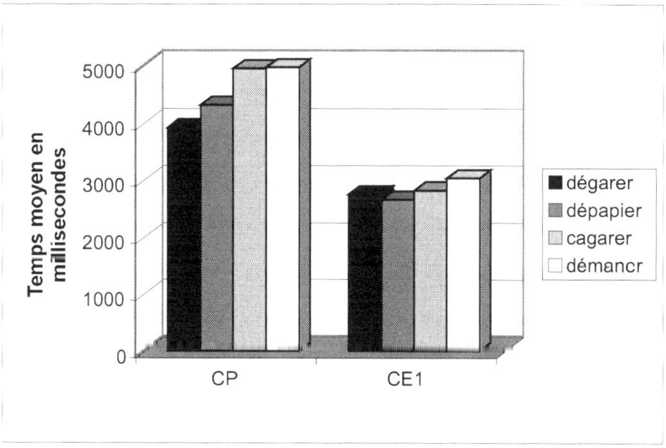

Figure 2 : Temps moyen de lecture correcte (en millisecondes)

L'analyse montre également un effet significatif du facteur « caractère plurimorphémique » ([F(3,96) = 7,24 ; p <.0001]). De façon générale, les enfants lisent plus rapidement les items construits par l'association de deux morphèmes, comme *dégarer* (3320,15 ms – σ = 1337,28 ms) ou *dépapier* (3473,44 ms – σ = 1786,05 ms) que les items construits avec un seul morphème identifiable, comme *cagarer* (3872,55 ms – σ = 2368,73 ms) ou *démaner* (3986,16 ms – σ = 2487,74 ms). Les items tels que dégarer sont lus plus vite que ceux construits comme cagarer (p <.003) ou démaner (p <.001). Les items tels que dépapier sont lus plus rapidement que ceux conçus comme cagarer (p <.018) ou démaner (p <.007). En revanche, les analyses ne montrent pas de différence significative entre les temps de lecture des items construits par l'association légale de deux morphèmes (*dégarer*) et ceux des items construits par l'association illégale de deux morphèmes (*dépapier*) ; elles ne montrent pas non plus de différence entre les temps de lecture des items construits par l'association d'une base et d'un pseudo-affixe (cagarer) et ceux des items construits par l'association d'une pseudo-base et d'un affixe (démaner).

Néanmoins, il semblerait que l'effet du caractère plurimorphémique varie en fonction du niveau de lecture des enfants. L'analyse de variance révèle, en effet, une interaction significative entre les facteurs « caractère plurimorphémique » et « niveau de lecture » [$F(3,96) = 3,15$; $p < .03$]. Les enfants de niveau CP lisent plus rapidement les items construits par l'association légale de deux morphèmes (*dégarer*) que les items construits par l'association illégale de deux morphèmes (*dépapier* ; $p < .008$), les items construits par l'association d'une base et d'un pseudo-affixe (cagarer ; $p < .001$) et les items construits par l'association d'une pseudo-base et d'un affixe (*démaner* ; $p < .001$). Ils lisent aussi plus rapidement les items construits par l'association illégale de deux morphèmes (*dépapier*) que les items dans lesquels un seul morphème est identifiable (*cagarer* : $p < .001$; *démaner* : $p < .02$). Enfin, les analyses ne montrent pas de différence significative entre la lecture des items construits avec une pseudo-base (*démaner*) et celle des items construits avec un pseudo-affixe (*cagarer*).

Pour les enfants de niveau CE1, les temps de lecture des quatre catégories d'items ne se distinguent pas significativement.

Discussion

De façon générale, les résultats de cette expérience concordent avec les résultats des études portant sur les lecteurs débutants, notamment avec ceux de Colé (2004), de Marec-Breton *et al.* (2005) et de Marec-Breton et Gombert (2007). Ils apportent également des précisions quant au niveau scolaire concerné par les traitements morphologiques. En effet, ils montrent qu'au niveau CP, alors que les enfants ne maîtrisent pas encore totalement le code alphabétique, la morphologie intervient dans la reconnaissance des mots écrits. Les analyses portant sur les temps de lecture correcte indiquent, par exemple, que les pseudo-mots affixés (*dégarer*) sont lus plus rapidement que les autres catégories de pseudo-mots (*dépapier*, *cagarer* et *démaner*) par les enfants de niveau CP. Ce resultat et le fait que l'on ne retrouve pas d'effet de la structure morphologique, pour les lecteurs de niveau CE1, suggèrent que l'influence de la morphologie, contrairement à ce qui a pu être avancé dans la littérature, serait particulièrement importante au début de l'apprentissage de la lecture.

Les résultats confirment également que, lorsque l'on observe un effet de la structure morphologique, les traitements opérés par les jeunes lecteurs portent sur l'ensemble des morphèmes constituant les items à lire (*e. g.*, Burani *et al.*, 2002 ; Burani, 2003 ; Marec-Breton *et al.*, 2005). Les analyses montrent, en effet, comme dans l'étude de Marec-Breton *et al.* (2005), que les items construits avec deux morphèmes (*dégarer* ou *dépapier*) sont lus plus rapidement que ceux construits avec un seul élément identifiable, comme *cagarer* ou *démaner*.

Par ailleurs, il semblerait, conformément à notre hypothèse, qu'au moins au niveau CP, ces traitements ne se réduisent pas à des effets de type orthographique. À ce niveau, comme dans l'étude de Marec-Breton *et al.* (2005), nous n'observons pas de différence entre la lecture des items construits avec seulement une base identifiable (*cagarer*) et celle des items construits avec seulement un affixe identifiable (*démaner*). De plus, le fait que les enfants lisent mieux les pseudo-mots morphologiques auxquels il est possible d'attribuer une signification, comme dégarer, que les pseudo-mots sans signification (qu'ils soient construits avec un ou plusieurs morphèmes français identifiables) suggère, en effet, que les traitements à l'œuvre, à ce niveau, seraient de nature essentiellement sémantique. L'analyse des mots écrits en leurs composants morphémiques assiste l'accès aux sens des mots lus et participe, de cette façon, à leur reconnaissance (Colé, Marec-Breton, Royer & Gombert, 2003).

Conclusion

Ces différents résultats invitent à se « ré-interroger » sur la place de la morphologie dans l'apprentissage de la lecture.

Les principaux modèles d'apprentissage de la lecture postulent que des traitements morphologiques ne peuvent avoir lieu, au cours de la lecture, avant l'installation complète d'un cadre orthographique. Or, les résultats de notre expérience montrent que, dès le début de l'apprentissage de la lecture, la morphologie des mots joue un rôle important. Ainsi, la dimension morphologique interviendrait dans l'installation de la lecture. Jusqu'à présent, les travaux portant sur l'apprentissage de la lecture s'étaient surtout intéressés à la dimension phonologique. Or, l'écriture combine deux principes : le principe phonographique qui s'appuie sur la dimension sonore de la langue (les unités de l'écrit notent les unités de l'oral) et le principe sémiographique qui s'appuie sur la dimension morphographique de la langue (les unités de l'écrit notent des unités de sens) (cf. Jaffré, 2003). De fait, comme le préconise Colé (2004, p. 323),

« un modèle de l'acquisition de la lecture satisfaisant devrait inclure plus précocement la dimension sémiographique de l'écrit ; ce qui devrait conduire à prendre en considération la dimension implicite/explicite du développement morphologique mais également la dimension sémantique de la morphologie ».

Cependant, avant de pouvoir modéliser l'intervention de la morphologie dans l'apprentissage de la lecture, les recherches méritent d'être poursuivies. Il serait intéressant, par exemple, de chercher à mieux comprendre pourquoi la nature des traitements morphologiques opérés par les lecteurs varie en fonction de leur niveau d'expertise en lecture.

Nos analyses montrent que les traitements opérés par les apprentis lecteurs sont de nature essentiellement sémantique. Or, il se pourrait que cette procédure de lecture, s'appuyant sur la récupération du sens des différents constituants morphémiques (par exemple : la récupération du sens de dé- et du sens de garer, lors de la lecture de l'item *dégarer*), ne soit que transitoire.

La nature des traitements morphologiques pourrait, par exemple, changer avec l'installation de représentations orthographiques des mots. Les résultats de l'étude de Plaut et Booth (2000) qui observent une diminution de l'effet d'amorçage sémantique sur la lecture de mots, chez des enfants de niveaux équivalents aux niveaux CE2 et CM2 français, semblent appuyer cette hypothèse. Ceci pourrait aussi expliquer pourquoi nous ne trouvons pas d'effet chez les lecteurs de niveau CE1 de notre échantillon.

Les recherches à venir ont donc encore beaucoup à nous apprendre sur les traitements morphologiques opérés par les lecteurs débutants. Elles devront ainsi, nous apporter des précisions sur l'évolution des traitements morphologiques et leurs relations (ou « interrelations ») avec l'installation des habiletés en lecture. Dans cette perspective, nous souhaitons reproduire cette étude avec un échantillon d'enfants scolarisés du niveau CP au niveau CM2. Par ailleurs, il est important que de futures recherches nous permettent de mieux apprécier ce qui relève de processus généraux et ce qui dépend des spécificités des langues ou des systèmes d'écriture et, par conséquent, que des études interlangues soient menées.

Daniel Daigle, Elisabeth Demont et Rachel Berthiaume

SENSIBILITÉ À LA LÉGALITÉ MORPHOLOGIQUE ET VISUO-ORTHOGRAPHIQUE EN LECTURE CHEZ DES ÉLÈVES DU CP AU CM1

Introduction

De l'apprentissage explicite à l'apprentissage implicite

Les modèles développementaux (*e. g.*, Frith, 1985 pour ne citer que le plus connu) constituent toujours, à l'heure actuelle, les modèles de référence lorsqu'il s'agit de décrire l'apprentissage de la lecture. Un intérêt majeur de ces modèles est d'avoir mis en exergue le rôle fondamental des connaissances phonologiques dans la compréhension du principe alphabétique. L'importance des connaissances phonologiques n'est plus à démontrer et est largement attestée par de nombreuses recherches réalisées dans différentes langues (Castles & Coltheart, 2004 ; Ehri, Nunes, Stahl & Willows, 2001 ; pour une synthèse en français, Demont & Gombert, 2007). Le développement des connaissances phonologiques apparaît étroitement lié à l'enseignement formel de la lecture dont l'objectif est la maîtrise et l'automatisation des règles graphophonologiques qui permettront à l'enfant de lire tout item écrit appartenant ou non à son lexique. Il convient de souligner ici que les modèles développementaux se centrent essentiellement sur les changements intervenant sous l'effet de l'enseignement formel de la lecture mais délaissent en revanche complètement la dimension implicite de l'apprentissage de la lecture (Demont & Gombert, 2004).

Gombert et ses collaborateurs (Gombert, 2003 ; Gombert, Bonjour & Marec-Breton, 2004) proposent d'enrichir la description des effets explicites de l'apprentissage de la lecture en s'intéressant parallèlement aux effets des apprentissages implicites. À l'instar de Morais et Robillard (1998), Gombert postule que certaines règles pourraient être acquises sans qu'elles soient nécessairement explicitées et joueraient un rôle important dans l'apprentissage de la lecture.

De fait, l'enfant évolue dans un environnement riche en écrit. Selon Gombert (2003), cette rencontre répétée avec l'écrit permet le développement de connaissances qui s'acquièrent, à l'insu de l'enfant, par un processus d'apprentissage implicite (par définition non conscient Nicolas, 2003 ; Reber, 1993). Ainsi, bien avant qu'il ne commence l'apprentissage formel de la lecture, l'enfant élabore des connaissances sur l'écrit, notamment des connaissances sur certaines régularités relatives : 1/ aux configurations visuo-orthographiques ; 2/ aux mots oraux associés à ces configurations (donc aux dimensions phonologiques) ; 3/ aux significations associées à ces configurations (dimensions morphologiques). L'enfant pourrait alors utiliser ces connaissances visuo-orthographiques, phonologiques ou morphologiques, acquises implicitement, pour reconnaître des mots écrits et être capable de faire des inférences, lors du traitement de mots non familiers. Une des conséquences de l'enseignement de la lecture (au début de l'école primaire) est une considérable augmentation de la manipulation d'écrits. De ce fait, l'enseignement de la lecture, loin de prendre la place des apprentissages implicites, a pour effet indirect de les décupler en conduisant l'enfant à multiplier, varier et répéter la manipulation de l'écrit. En effet, le moteur de l'apprentissage implicite est de nature fréquentielle (Gombert, 2003). Plus souvent l'attention est portée à l'écrit et plus souvent l'enfant est impliqué dans l'activité, plus il fera d'apprentissages implicites.

Deux domaines en particulier sont susceptibles de faire l'objet d'apprentissages implicites. D'une part, l'expérience de l'écrit permet à l'apprenti lecteur de développer une sensibilité aux régularités relatives aux règles morphologiques de formation des mots (Marec-Breton, 2003). D'autre part, les rencontres répétées avec l'écrit favorisent une sensibilisation aux règles se rapportant à la légalité orthographique, *i. e.*, aux principes permettant de déterminer ce qui est possible ou non en français écrit (cf. Pacton, Perruchet, Fayol & Cleeremans, 2001).

L'exemple des régularités morphologiques

L'enfant témoigne, très tôt, de connaissances sur la structure morphologique des mots (Carlisle, 1995 ; Casalis & Louis-Alexandre, 2000). Par exemple, un enfant qui a repéré que *chaton* signifie le petit du chat peut alors parler d'un *ourson* pour le petit de l'ours et peut commettre ce qui pourrait être considéré comme une bonne erreur en désignant le petit de l'éléphant par *éléphanton*. Cependant, ce n'est que beaucoup plus tardivement que l'enfant recevra un enseignement explicite sur certaines règles morpho-dérivationnelles de formation des mots (au mieux vers le CE2). En effet, les premières années de scolarisation ne sont pas marquées par un enseignement des règles de formation des mots. Il ne sera pas, par exemple, systématiquement expliqué aux élèves que les affixes du français s'utilisent uniquement avec certaines bases lexicales (*-able* est possible avec une base verbale comme dans *discutable*, mais ne l'est pas avec une base adjectivale). Ces dernières années, les recherches ont mis, cependant, en évidence que les enfants manifestent, très tôt, une sensibilité à la structure morphologique des mots du français (Colé, 2004 ; Marec-Breton, 2003). Dans une série d'études s'intéressant au rôle de la sensibilité morphologique en lecture chez des élèves du CP, Marec-Breton (2003) montre que les élèves traitent mieux et plus rapidement les pseudo-mots qui respectent les règles morphologiques de formation des mots (*bougeur*) que les pseudo-mots qui ne les respectent pas (*jambeur*). Les résultats de ces études suggèrent une sensibilité précoce aux parties du mot (préfixes, suffixes et bases) et une sensibilité à la légalité morphologique. À l'aide de différentes épreuves d'analyse morphologique de mots et de pseudo-mots affixés, Colé (2004) a étudié le développement des connaissances morphologiques d'enfants scolarisés en CP et CE1. Les résultats indiquent que dès le CP, les enfants manifestent déjà des connaissances morphologiques. De plus, ils obtiennent de meilleurs résultats lorsque les items à traiter impliquent la suffixation plutôt que la préfixation. Ces résultats ont été interprétés en faveur d'un effet facilitateur du traitement séquentiel gauche-droite, lors de l'analyse morphologique des items suffixés.

L'exemple des régularités visuo-orthographiques

De la même façon, certaines règles orthographiques, liées à l'agencement possible des lettres au sein d'un mot, ne font pas l'objet d'un enseignement explicite. Par exemple, la position légale des doublets de consonnes n'est pas enseignée explicitement (les doublets sont uniquement possibles en position médiane comme dans *vallée* mais n'apparaissent jamais en début ou en fin de mot). Des études récentes (*e. g.*, Pacton *et al.*, 2001) ont, cependant, mis en évidence que les enfants témoignent, très tôt, de connaissances en lien avec ces règles non explicitement enseignées. À l'aide d'une tâche de plausibilité lexicale (*i. e.* tâche où il est demandé aux sujets de déterminer si un ou plusieurs items seraient acceptables à l'écrit en fonction des règles de la langue), ces auteurs se sont notamment intéressés aux connaissances concernant la position légale des doublets de consonnes à l'écrit que des enfants scolarisés du CP au CM2 auraient acquises implicitement. Les résultats indiquent que dès le CP, les enfants préfèrent les items formés d'un doublet en position médiane (*e. g.*, *nullor*) que ceux marqués par un doublet en position initiale ou finale (*e. g.*, *nnulor*). Ce type de résultats semble autoriser à conclure que les enfants témoignent d'une sensibilité à certaines règles liées à la légalité orthographique en français écrit[1]. En d'autres termes, ils s'avèrent capables d'extraire des régularités orthographiques liées aux caractéristiques visuelles des mots, grâce à leur exposition répétée à l'écrit, sans avoir pourtant reçu un enseignement explicite à ce sujet. En ce sens, ces acquisitions relèvent également d'un apprentissage implicite.

OBJECTIF DE L'ÉTUDE

Notre étude s'intéresse au développement de connaissances linguistiques d'enfants scolarisés du CP au CM1 et à leur relation avec l'efficience en lecture. Certaines connaissances sur la légalité morphologique, d'une part, et sur la légalité orthographique, d'autre part, seront évaluées à l'aide d'un paradigme de plausibilité lexicale. Un des intérêts de cette étude concerne le fait qu'elle permet l'évaluation de deux types de connaissances, à partir d'une même tâche implicite de traitement de l'écrit, ce qui, à notre connaissance, n'a jamais été réalisé.

MÉTHODE

Population

Quatre-vingt-trois enfants normo-lecteurs scolarisés, dans deux écoles strasbourgeoises, en CP, CE1, CE2 et CM1 ont participé à notre étude. Le tableau 1 présente les caractéristiques de la population étudiée.

---

1. Évidemment, la légalité orthographique ne concerne pas seulement l'emploi des doublets de lettres. Elle se rapporte à l'ensemble des règles qui définissent ce qui est ou non possible orthographiquement pour une langue donnée (en français, par exemple, certaines lettres peuvent se combiner, d'autres non ; trois consonnes juxtaposées ne sont pas légales dans une même syllabe ; le doublet de /e/ n'est possible que si le premier porte un accent, etc.).

Tableau 1 : Caractéristiques des enfants ayant participé à l'étude

	CP	CE1	CE2	CM1
Nombre d'enfants	19	21	19	24
Âge chronologique moyen [1]	6,7 (4,7)	7,7 (3,7)	8,7 (4,1)	9,7 (4,9)
Âge lexique moyen [1-2]	6,7	7,11	8,6	8,8
Score brut au test de l'Alouette	50,95 (24,60)	137,66 (44,57)	191,57 (54.09)	212.62 (37.25)
Efficience générale moyenne [3]	90e	90e	90e	85e

Notes : [1] L'âge chronologique et l'âge lexique sont exprimés en années-mois et l'écart-type en mois. [2] L'âge lexique a été déterminé à l'aide du test de l'Alouette (Lefavrais, 1967). [3] L'efficience générale a été évaluée à l'aide des Progressive Matrices Couleur de Raven (1998).

Matériel

Différentes épreuves ont été présentées aux enfants lors de passations individuelles (d'une durée approximative de vingt minutes) : 1/ deux épreuves informatisées à l'aide du logiciel LEA (Bastien, 2002) et élaborées par Daigle (2003) évaluant les connaissances implicites et 2/ une épreuve de lecture de mots.

Épreuves de jugement de plausibilité lexicale

À l'aide d'un paradigme de jugement de plausibilité lexicale, deux épreuves évaluent les connaissances des règles de formation morphologique et orthographique des mots écrits. Dans les tâches de jugement de plausibilité, l'enfant doit décider lequel de deux pseudo-mots est le plus plausible en français écrit. Deux items écrits en lettres minuscules apparaissent côte à côte au milieu de l'écran. La position de la réponse attendue est définie aléatoirement. Deux touches du clavier de l'ordinateur permettent d'enregistrer les réponses. Après enregistrement de la réponse (maximum 10 000 ms), les deux items disparaissent de l'écran. Une série de XXXX apparaît après 1 000 ms et demeure à l'écran pendant 1 000 ms. Une autre paire apparaît à l'écran après un intervalle de 1 000 ms. Chaque épreuve est précédée d'une phase d'entraînement formée de dix paires d'items.

a) Épreuve portant sur la légalité morphologique

Cette épreuve évalue les connaissances des enfants sur les règles sous-jacentes à la construction interne de mots complexes, composés d'une base et d'un affixe (préfixes ou suffixes). Le matériel expérimental est composé de cinquante-six paires de pseudo-mots dont l'un respecte les règles de formation des mots en français (*e. g.*, *parlable*) et l'autre n'est pas plausible (*e. g.*, *pontable*). Les pseudo-mots sont tous formés à partir d'une base lexicale[2] et d'un affixe réels. Quatre affixes, parmi les plus fréquents en français, ont été choisis pour former les paires de pseudo-mots : l'un était plausible et l'autre, non plausible : les préfixes *pré-* (*e. g.*, *prélire – prélait*) et *re-* (*e. g.*, *reboire-rebonne*) et les suffixes *-able* (*e. g.*, *battable – brunable*) et *-age* (*e. g.*, *donnage-dentage*[3]). Pour chaque affixe, quatorze paires de pseudo-mots ont été ainsi constituées. À l'intérieur de chaque paire de pseudo-mots, la première lettre ainsi que le nombre de lettres formant les pseudo-mots ont été contrôlés. La place de l'item plausible a été aléatorisée d'une paire à l'autre. Un taux de réussite supérieur au hasard révélerait une préférence pour les items plausibles en français et traduirait la sensibilité des enfants aux règles de formation des mots. Les connaissances ainsi manifestées auraient sans doute été acquises implicitement puisqu'elles ne font pas l'objet d'un enseignement.

b) Épreuve portant sur la légalité visuo-orthographique

Cette épreuve, inspirée de Pacton *et al.* (2001), évalue les connaissances des enfants en lien avec la position légale des doublets de consonnes en français écrit. Le matériel expérimental est composé de trente paires de pseudo-mots[4]. Les pseudo-mots de chaque paire partagent des dou-

2. Les bases lexicales ont été choisies dans un corpus de vocabulaire écrit connu d'élèves de première année du primaire. Il s'agit de mots très fréquents enseignés aux élèves dès la première année.
3. Pour l'affixe -age, les pseudo-mots plausibles sont formés à partir d'une base verbale et les pseudo-mots non plausibles sont formés à partir de bases nominale ou adjectivale (il existe en français quelques rares mots formés d'une base nominale, par exemple *laitage*. Cependant, ces mots sont peu fréquents et la structure base nominale + age a été considérée non plausible). Pour les affixes -able et re-, les pseudo-mots plausibles ont une base verbale et les pseudo-mots non plausibles, une base nominale ou adjectivale. Enfin, pour l'affixe pré-, deux bases sont légales, les bases verbales et nominales, alors que les bases adjectivables ne le sont pas.
4. La fréquence des consonnes simples et doubles a été déterminée à partir du Petit Robert électronique (Robert, 1995). Parmi les consonnes qui ne se doublent pas (J, Q, V, W et X), nous avons retenu J, V, W et X pour former les pseudo-mots et avons éliminé la lettre Q qui est suivie, en français, de la lettre U, ce qui aurait limité les possibilités de formation de pseudo-mots. Dans un 2e temps, nous avons sélectionné des consonnes fréquentes qui forment des doublets fréquents (L, S, N et T) et des consonnes fréquentes qui forment des doublets moins fréquents (C, F, M et P).

blets de même fréquence mais dont l'un est en position initiale ou finale et l'autre en position médiane. La fréquence des doublets de consonnes a été contrôlée : ils sont soit fréquents (dix paires, *e. g.*, *lannoc-llanoc* ; *ballis-baliss*), soit rares (dix paires, *e. g.*, *fammir-ffamir* ; *daffim-dafimm*) soit impossibles en français (dix paires, *e. g.*, *vajjer-vvajer* ; *sawwix-sawixx*). Les pseudo-mots de chaque paire sont formés du même nombre de lettres et de syllabes. Un effet de légalité orthographique sera noté si les enfants choisissent les items formés d'un doublet de consonnes en position médiane -que le doublet soit possible ou non- plutôt que les items formés d'un doublet de consonnes en position initiale ou en position finale.

Épreuve de lecture

L'enfant doit lire, à haute voix, douze non-mots (*e. g.*, *zoipe*), douze mots réguliers (*e. g.*, *tarte*) appariés en fréquence à douze mots irréguliers (*e. g.*, *doigt*). Les non-mots n'existant pas par définition, l'efficience en lecture de ce type d'items renseigne sur l'efficience de la procédure phonologique. Les performances en lecture de mots irréguliers renseignent, pour leur part, sur l'efficience de la procédure orthographique : les mots irréguliers ne peuvent être, en effet, lus correctement que par accès direct aux représentations orthographiques stockées dans le lexique interne, l'application des correspondances grapho-phonologiques engendrant des erreurs de régularisation.

RÉSULTATS

Analyse comparative des performances aux épreuves de jugement de plausibilité

Des analyses pour échantillon unique (test de Student) ont permis, en premier lieu, de déterminer si les réponses aux deux épreuves implicites différaient – ou non – du niveau du hasard. Le choix s'effectuant entre deux items, les scores approchant des 50 % de bonnes réponses peuvent en effet correspondre à des réponses aléatoires. Des analyses de variance ont été ensuite réalisées en excluant les scores moyens des groupes ne se différenciant pas significativement du niveau du hasard. Elles ont été complétées, si nécessaire, par des comparaisons de moyennes *a posteriori* (test de Newman-Keuls).

Le tableau 2 présente les performances obtenues, par les enfants de chaque classe, aux deux épreuves de jugement de plausibilité (épreuve portant sur la légalité morphologique, d'une part, et épreuve portant sur la légalité visuo-orthographique, d'autre part).

Tableau 2 : Performances moyennes (en %) aux deux épreuves de jugement de plausibilité (écart-types)

		CP	CE1	CE2	CM1
Épreuve sur la légalité morphologique	Préfixes	50,63 (17,57)	66,66 (20,86)	77,06 (9,98)	77,97 (17,74)
	Suffixes	49,65 (21,03)	66,33 (13,39)	74,06 (12,86)	77,68 (15,23)
Épreuve sur la légalité visuo-orthographique	Position initiale	51,44 (16,88)	63,97 (17,17)	77,19 (14,79)	78,93 (15,85)
	Position finale	50,21 (14,34)	60,48 (16,67)	78,25 (14,48)	55,28 (11,71)

Analyse de connaissances sur la légalité morphologique

Seules les performances des enfants de CP ne se différencient pas significativement du niveau du hasard [t(19) = -1,14, ns]. L'analyse de variance, pour plan à deux facteurs, avec le facteur intersujet *classe* (à trois modalités) et le facteur intrasujet *type d'affixe* (à deux modalités), met en évidence l'existence d'un effet significatif de la classe [F(2,61) = 4,20; p <.01] avec une infériorité des performances des enfants de CE1 (66,49 %) comparativement à celles des enfants de CE2 et CM1 qui apparaissent, pour leur part, non significativement différentes entre elles (CE2 : 75,56 %; CM1 : 77,83 %). Il n'existe pas, en revanche, d'effet significatif du type d'affixe [F < 1], ni d'interaction significative type d'affixe * classe [F < 1].

Analyse des connaissances sur la légalité orthographique

Seules les performances des enfants de CP ne se distinguent pas significativement des réponses liées au hasard [t(20) = -.93, ns]. L'analyse de variance pour plan à deux facteurs, avec le facteur intersujet *classe* (à trois modalités) et le facteur intrasujet *position du doublet* (à deux modalités), ne met pas en évidence d'effet significatif de la classe [F < 1] : les scores des enfants des trois niveaux scolaires n'apparaissent pas significativement différents entre eux (CE1 : 62,23 % ; CE2 : 65,09 % ; CM1 : 6,94 %). En revanche, il existe un effet significatif de la position du doublet [$F(1,61) = 40{,}92$, $p < .001$] et une interaction significative classe * position du doublet [$F(2,61) = 6{,}45$; $p < .01$]. Ainsi, si les performances des enfants de CE1 ne varient pas significativement, en fonction de la position du doublet, ce n'est pas le cas pour les enfants plus âgés. En effet, les enfants de CE2 et CM1 réussissent significativement mieux ($p < .001$) lorsqu'ils doivent comparer des paires de pseudo-mots opposant un doublet en position initiale avec un doublet en position médiane (*e. g.*, *ssotup-sottup*) comparativement aux paires de pseudo-mots opposant un doublet en position finale avec un doublet en position médiane (*e. g.*, *rutann-ruttan*). Il est intéressant de souligner que leurs performances, dans ce dernier cas, ne sont pas significativement différentes du hasard et s'avèrent comparables à celles des enfants plus jeunes.

Analyses comparatives des performances en lecture de mots

Les performances observées à l'épreuve de lecture de mots (cf. tableau 3) ont fait l'objet d'une analyse de variance pour plan à deux facteurs, avec le facteur intersujet *classe* (à quatre modalités) et le facteur intrasujet *type d'items* (à trois modalités).

Tableau 3 : Performances moyennes (sur douze) à l'épreuve de lecture de mots (écart-types)

		CP	CE1	CE2	CM1
Épreuve de lecture	Mots réguliers	6,52 (2,39)	10,23 (1,26)	11,15 (1,01)	11,33 (0,76)
	Mots irréguliers	2,43 (1,69)	6,67 (2,11)	8 (1,85)	8,67 (1,52)
	Non-mots	7,71 (2,57)	10,86 (1,11)	11,21 (0,85)	11,9 (1,19)

Comme nous pouvions nous y attendre, les performances des enfants varient significativement en fonction de la classe [$F(3,80) = 52{,}74$; $p < .001$] : indépendamment du type d'item à lire, les enfants scolarisés au CP obtiennent des résultats significativement inférieurs (46,25 %) à ceux des CE1 (77,08 %), ces derniers ne se différenciant pas significativement des CE2 (84,33 %), ni des CM1 (87,92 %). Par ailleurs, l'efficience en lecture varie significativement en fonction du type d'item à lire [$F(2,160) = 18{,}08$; $p < .001$] : les mots irréguliers (54 %) sont significativement moins bien lus (p <.001) que les mots réguliers (81,92 %) et les non mots (85,68 %). Cependant, l'interaction significative classe * type de mots [F(6,160) = 3,53; p <.01] amène à préciser ces deux effets principaux. Au CP, les non-mots sont mieux lus (p <.001) que les mots réguliers, eux-mêmes mieux lus que les mots irréguliers (p <.001). En revanche, à partir du CE1, l'efficience en lecture des non-mots n'est plus significativement différente de celle des mots réguliers mais demeure toujours significativement supérieure à l'efficience en lecture de mots irréguliers. Ceci semble autoriser à conclure qu'à partir du CE1, la procédure d'identification des mots par recours à la conversion phonologique est maîtrisée; en revanche, la procédure par adressage direct au lexique est encore en cours de mise en place (notamment pour les mots irréguliers).

Analyses de corrélations et de régression

Des analyses de corrélations et de régressions pas à pas ont été réalisées afin de déterminer, d'une part, le lien et, d'autre part, la contribution des connaissances sur la légalité morphologique et orthographique à l'efficience en lecture (cf. tableau 4). Les performances des enfants de CP n'étant pas significativement différentes du hasard, elles n'ont pas été intégrées dans ces analyses. Ainsi, seuls les scores des enfants des trois derniers niveaux (CE1, CM1 et CM2) ont été pris en considération.

Tableau 4 : Corrélations et contributions des connaissances implicites à l'efficience en lecture de mots isolés

	Lecture de mots réguliers		Lecture de mots irréguliers		Lecture de non-mots	
	R	R^2	R	R^2	R	R^2
Sensibilité morphologique	.38***	.14***	.31**	.09**	.38**	.14***
Sensibilité visuo-orthographique	.28*	-	<u>.22</u>	-	.11	-

Note 1 : observations n = 64
Note 2 : * : p significatif à p <.05 ; ** : p significatif à p < .01; *** : p significatif à p < .001; r souligné : p tendanciel.

Il peut être souligné, en premier lieu, l'existence d'une corrélation significative entre les performances à l'épreuve évaluant la sensibilité morphologique et celle évaluant la sensibilité visuo-orthographique (r = .48).

Par ailleurs, les connaissances des règles morpho-dérivationnelles apparaissent les plus fortement reliées à l'efficience en lecture d'items (quelle que soit la nature de l'item), la sensibilité aux règles visuo-orthographiques apparaissant, quant à elle, corrélée uniquement avec la lecture de mots réguliers. De façon congruente, seules les connaissances des règles morpho-dérivationnelles apparaissent apporter une contribution spécifique à l'efficience en lecture (entre 9 et 14 %).

DISCUSSION

L'objectif de notre recherche consistait à étudier les connaissances linguistiques acquises implicitement (*i. e.*, non liées à un enseignement explicite) d'enfants du CP au CM1. Deux types de connaissances concernant, d'une part, les règles morpho-dérivationnelles des mots et, d'autre part, les règles de légalité orthographique ont été évalués à l'aide d'une tâche de plausibilité lexicale. Demander à un élève de déterminer lequel des pseudo-mots *donnage* ou *dentage* est le plus probable permet d'évaluer les connaissances implicites sur les règles de formation des mots. De la même manière, demander lequel des pseudo-mots *tunnir* ou *ttunir* est le plus plausible en français écrit permet d'appréhender les connaissances implicites sur la légalité orthographique. En effet, ces connaissances ne font pas l'objet d'un enseignement formel, comme c'est le cas pour les règles de correspondances grapho-phonologiques. Elles reflètent, cependant, la connaissance que possède l'enfant de l'existence de certaines régularités morphologiques ou orthographiques acquises implicitement.

Les résultats à l'épreuve de connaissances morpho-dérivationnelles mettent en évidence une connaissance, de la part des enfants, des règles de formation des mots et permettent de conclure à l'existence d'un apprentissage implicite dès le CE1. Comparativement aux résultats de Marec-Breton (2003) qui mettaient en évidence une sensibilité à la construction morphologique dès le CP, il serait possible de penser que les élèves manifestent une sensibilité à la légalité morphologique plus tard à l'écrit qu'à l'oral. Deux interprétations nous semblent pouvoir rendre compte de nos résultats : soit le développement de la sensibilité à la structure morphologique est plus tardif à l'écrit qu'à l'oral ; soit l'absence de sensibilité observée en CP doit être reliée à une compétence en reconnaissance des mots encore trop peu développée. Par ailleurs, contrairement aux résultats de Colé (2004), recueillis auprès d'enfants de CP et de CE1, les enfants de notre étude ne semblent pas mieux traiter les items suffixés que les items préfixés. Les différences importantes relatives à la nature des épreuves sont susceptibles d'expliquer cette divergence. Une meilleure compréhension du développement et du rôle des connaissances morphologiques dans l'apprentissage de la lecture implique, nous semble-t-il, une évaluation de ces connaissances, à l'oral, dès l'école maternelle puis une évaluation des mêmes connaissances à l'écrit cette fois dès l'entrée à l'école élémentaire, en veillant à utiliser des épreuves comparables.

Les performances à l'épreuve évaluant les connaissances visuo-orthographiques attestent la capacité des enfants à extraire des régularités orthographiques du français écrit. Dès le CE1, les enfants montrent une sensibilité à la position légale des doublets de consonnes. Cependant, la mise en évidence d'une interaction significative amène à réaliser une analyse plus fine de ce résultat global. En effet, dès le CE1, les enfants choisissent préférentiellement le pseudo-mot comportant un doublet de consonnes en position médiane (*tunnir*) plutôt que le pseudo-mot avec un doublet de consonnes en position initiale (*ttunir*). Ce résultat peut être mis en relation avec le fait bien connu que, lors des fixations oculaires, ce sont les premières lettres qui sont fixées (1er tiers du mot). Il semble donc légitime de penser que les apprentis lecteurs deviennent plus rapidement sensibles à l'absence de doublets de consonnes en position initiale. Cependant, lorsqu'ils doivent choisir entre un pseudo-mot comportant un doublet consonantique en position médiane et un pseudo-mot avec un doublet consonantique en position finale, le taux de réussite diminue fortement, pour apparaître non significativement différent du hasard en CE2 et CM1. Ce résultat semble indiquer que les représentations orthographiques de la fin des mots sont moins spécifiées que celles se rapportant au début des mots.

Contrairement aux résultats de Pacton *et al.* (2001), les enfants de CP de notre étude n'apparaissent pas encore sensibles aux règles de légalité orthographique (leurs réponses sont non significativement différentes du hasard alors que Pacton *et al.* observaient, au minimum, 70 % de choix correct). La limite de temps imposé pour la lecture des paires de pseudo-mots, dans notre étude, nous semble susceptible d'expliquer cette différence de résultat. En effet, la disparition de l'écran (après 10 000 ms) des items à lire risquait d'occasionner une réponse erronée de la part de l'enfant qui n'aurait pas eu suffisamment de temps pour lire les deux items à comparer. Dans ce cas, ce serait le manque d'automatisation du traitement séquentiel en lecture qui serait en cause. La réalisation de notre étude ayant eu lieu en mars, il est vraisemblable que les élèves de CP n'aient pas encore automatisé, à cette période de l'année, la procédure de conversion phonologique et donc l'identification des mots. Ainsi, il est probable que la méthodologie adoptée (notamment concernant le temps de présentation des items à traiter) se soit avérée non adaptée à des apprentis lecteurs, en début d'apprentissage. La vérification de notre hypothèse interprétative nous amènera à modifier, dans une étude ultérieure, les conditions de présentation de ces épreuves de jugement de plausibilité (en allongeant notamment le temps de présentation des items).

Les analyses de corrélations ont mis en évidence l'existence d'un lien entre l'efficience en lecture et les connaissances implicites évaluées à l'aide des tâches de plausibilité lexicale. Il semblerait donc que les enfants témoignant de connaissances plus développées lisent mieux, ceci aura pour incidence de les amener à lire plus et, en retour, multipliera leurs apprentissages implicites (cf. effet Mathieu). Plus particulièrement, il convient de souligner que la sensibilité aux règles de formation morpho-dérivationnelles des mots semble jouer un rôle important en lecture. En effet, contrairement aux connaissances sur les règles visuo-orthographiques, seules les connaissances des règles morpho-dérivationnelles apparaissent apporter une contribution spécifique à la lecture de mots.

Cette étude contribue à une meilleure compréhension du rôle des traitements sublexicaux dans l'apprentissage de la lecture. Elle met en lumière la pertinence d'étudier le rôle des connaissances acquises implicitement au cours de la mise en place de ces traitements, en particulier parce que ces connaissances se développent très tôt chez l'enfant, qui est alors susceptible d'en tirer profit dès son entrée dans l'écrit.

Nahed Boukadida, Jean-Émile Gombert et Abdallah Maaouia

CONTRIBUTION DES CONNAISSANCES MORPHOLOGIQUES À L'APPRENTISSAGE DE LA LECTURE EN ARABE

Introduction

Développer une habilité à reconnaître les mots écrits suppose la compréhension du principe alphabétique. Cette compréhension passe par le développement d'une conscience phonémique, c'est-à-dire d'une capacité à se représenter et à manipuler les phonèmes de façon intentionnelle. L'enfant doit prendre conscience que les mots oraux sont constitués de phonèmes et que ces phonèmes sont codés dans le système alphabétique par des symboles visuels, que sont les lettres. Une fois cette association lettres-sons établie, l'apprenti lecteur est alors en mesure de les utiliser pour décoder, identifier et reconnaître les mots écrits.

Actuellement une autre dimension linguistique, la dimension morphologique, est envisagée lors de cet apprentissage. En effet, l'analyse explicite des morphèmes pourrait jouer un rôle décisif dans la maîtrise de la lecture (Carlisle, 2000 ; Singson, Mahony & Mann, 2000 ; Mann & Singson, 2003 ; Marec-Breton, 2003) même si ce rôle ne peut être comparable à celui de la conscience phonologique (Casalis & Louis-Alexandre, 2000 ; Mahony, Singson & Mann, 2000).

De plus en plus de recherches, et ceci dans plusieurs langues, (en arabe, Abu-Rabia, Haifa, Share & Mansour, 2003 ; Belajouza, 2003 ; en hébreu, Ben Dror, Bentin & Frost, 1995 et en anglais, Fischer, Schankweiler & Liberman, 1995 ; Mahony, 1994) révèlent un lien entre habiletés morphologiques orales et lecture.

Habiletés morphologiques et lecture en langue arabe

Ainsi, par exemple en arabe, langue qui est l'objet de notre étude, Abu-Rabia (2007) a trouvé que les performances en reconnaissance de mots isolés, chez des normo-lecteurs de 3e, 6e, 9e et 12e années, sont expliquées par leurs scores aux tâches d'identification morphologique (*i. e.*, repérer parmi trois mots présentés, les deux items partageant la même racine) et de production (*i. e.*, donner, par écrit, au moins deux mots dérivés de la racine présentée). Les résultats font apparaître également que, parmi les tâches utilisées (*e. g.*, de morphologie, de syntaxe et de phonologie), les connaissances morphologiques (identification et production) sont les meilleurs prédicteurs des habiletés en lecture.

Par ailleurs, les faibles lecteurs auraient des capacités d'analyse morphologique déficitaires par rapport à celles des normo-lecteurs. Une étude menée par Belajouza (2003), sur de bons lecteurs arabophones de 2e et 3e années et de faibles lecteurs de 5e et 6e années, appariés sur l'âge lexique, a montré que les faibles lecteurs obtiennent les mêmes scores dans une tâche de reconnaissance de liens morphologiques (*i. e.*, se prononcer sur l'existence ou non d'un lien morphologique entre trois mots et identifier éventuellement l'intrus) que les bons lecteurs de niveau scolaire inférieur.

En arabe, la construction morphologique est non linéaire, elle se fait par superposition d'un schème vocalique (pattern) à une racine, ce qui entraîne une rupture de la forme orthographique et phonologique des segments du mot. La racine consonantique constitue l'élément de base à partir duquel sont formés tous les mots. Cette prééminence est renforcée par le système d'écriture qui se présente sous deux formes : l'écriture non vocalisée, où seul le morphème consonantique est représenté, et l'écriture vocalisée, où les voyelles sont représentées par des signes diacritiques non intégrées à la racine.

La racine, constituée exclusivement de consonnes (en général trois), code une signification générale. Les voyelles complètent la racine d'informations sémantiques spécifiques et syntaxiques (*i. e.*, KaTaBa[1]).

Dans une étude menée sur des élèves de 2e, 4e et 6e années, Ammar (2003) a observé, dans une tâche de lecture de mots isolés vocalisés, que ces élèves négligent les signes vocaliques. Cette négligence, selon

1. Les lettres transcrites en alphabet latin en majuscules correspondent aux consonnes. Celles en minuscules se rapportent à des signes diacritiques qui codent les voyelles brèves. [KTB] introduit l'idée de l'écrit.

cet auteur, est due au fait que la reconnaissance des mots écrits s'appuie fondamentalement sur le squelette consonantique du mot.

Cette particularité a poussé les chercheurs à s'interroger sur la façon dont le lexique est organisé chez les lecteurs arabophones et, surtout, sur le rôle respectif des racines et des schèmes dans la construction des représentations lexicales. Les études en arabe, peu nombreuses et qui ont ciblé principalement jusque-là les lecteurs experts, ont essayé de vérifier le rôle des différents morphèmes (racine et schème) du mot (verbe et nom) dans la construction des représentations lexicales.

Morphèmes et représentations lexicales chez l'adulte arabophone

Grainger, Dichy, El-Halfaoui & Bamhamed (2003), dans une série de deux expériences sur des lecteurs experts, ont conclu à une absence d'effet de l'amorçage orthographique avec des mots arabes triconsonantiques. Ils ont trouvé un effet de la fréquence de la racine sur le temps de traitement perceptif des mots. Les mots bénéficient d'un traitement plus rapide lorsqu'ils contiennent une racine relativement fréquente.

Cette sensibilité, en arabe, à des informations de niveau morphologique (ici, à la racine du mot) est confirmée par les recherches de Boudelaa & Marslen-Wilson (2004, 2005). Ces auteurs ont montré, en utilisant quatre asynchronies de départ pour les stimuli amorces (SOAs[2] = 32, 48, 64, et 80 ms), que la présentation d'une amorce qui partage la racine du mot cible accélère les temps de décision lexicale, quel que soit le degré de transparence sémantique entre l'amorce et la cible. Par ailleurs, leurs études ont révélé que le pattern d'activation de cette entité morphémique diffère de celui du schème puisque l'effet facilitateur de ce dernier n'est notable qu'avec un SOA de 48 et 64 ms, pour les noms, et avec un SOA de 48 ms, pour les verbes. Ces données suggèrent que le temps nécessaire pour l'extraction de l'information de la racine et du schème est différent et, par conséquent, que ces deux morphèmes jouent des rôles distincts dans la construction des représentations lexicales. Selon ces auteurs, le sens de la racine peut être extrait directement par le traitement orthographique des consonnes, alors que l'accès aux informations morphosyntaxiques du schème nécessite une médiatisation phonologique retardant leur traitement.

L'ensemble de ces résultats, obtenus, dans leur majorité, sur des lecteurs experts, montre que la morphologie est privilégiée et joue un rôle immédiat dans la lecture.

2. *Stimulus Onset Asynchrony* est le temps séparant l'apparition de l'amorce et de la cible.

Objectifs

Notre travail a pour objectif l'étude, chez des apprentis lecteurs, du développement des connaissances phonologiques et morphologiques et de son impact sur le niveau de lecture. Nous essaierons de montrer que la reconnaissance des mots est le résultat de facteurs multiples qui ne se limitent pas à ceux portant sur le décodage graphophonologique.

Nous supposons un apport conjoint des connaissances phonologiques et morphologiques dans l'apprentissage de la lecture. Les connaissances morphologiques, tout autant que les connaissances phonologiques, permettent de distinguer les bons des moins bons apprentis-lecteurs.

MÉTHODE

Participants

Une quarantaine de sujets, de langue maternelle arabe et élèves dans une école primaire d'Ezzahra (au sud de Tunis), ont pris part à cette étude. Ils ont été distingués en bons (BL) et faibles lecteurs (FL) grâce au test de « lecture en une minute » (LUM[3]), qui évalue la lecture de mots à haute voix. Le groupe des « BL » est formé de douze garçons et de dix filles (âge moyen : 6 ans 7 mois). Le groupe des « FL » est formé de six garçons et de douze filles (âge moyen : 6 ans 8 mois).

Ces élèves ont été contactés, une première fois, à la fin de la première année. Ils ont été évalués sur leur niveau de connaissances en phonologie et en morphologie, grâce à des tâches administrées oralement, qui seront présentées ci-dessous.

Ces deux groupes ont été contactés, une deuxième fois, en fin de deuxième année, dans le but de voir l'évolution de leurs connaissances et de leurs compétences en lecture. Ils ont été soumis à la même tâche de lecture ainsi qu'à toutes les autres tâches d'évaluation des connaissances en phonologie et en morphologie.

Matériel

Pour l'évaluation des connaissances phonologiques et morphologiques, nous avons utilisé quatre tâches :

3. Cette épreuve est une adaptation en langue arabe de l'épreuve française de Khomsi (1999) appartenant au test LMC-lecture de mots et compréhension, adaptation réalisée par une équipe du département de psychologie de la faculté des Sciences Humaines et Sociales de Tunis et du laboratoire ECD de l'université de Nantes (travaux non publiés).

Tâches évaluant les connaissances phonologiques

a) Tâche de détection d'intrus de rime

Elle consiste à demander à l'élève de repérer, parmi trois mots, celui qui ne rime pas avec les autres (intrus). Le matériel est constitué de huit items associant trois mots monosyllabiques. Cette tâche vise à évaluer la sensibilité des élèves à la structure sonore des mots, notamment à la nature composite de la syllabe.

Ex : [durj]درج- [burj] برج– [qam[4]ʕ] قمع[5]

b) Tâche de suppression phonémique

Les élèves doivent supprimer un phonème d'un mot. Le phonème à supprimer peut être en position initiale ou finale. La suppression porte uniquement sur des consonnes car il faut que les séquences restent prononçables. Cette tâche évalue la capacité à manipuler consciemment la structure phonémique des mots.

Ex : [ʕu :d] عود - [fira :ʃ] [6] فراش

Tâches évaluant les connaissances morphologiques

a) Tâche de reconnaissance de l'appartenance à la même famille morphologique

L'élève doit repérer, parmi trois mots, celui qui n'entretient pas de relations morphologiques avec les deux autres. Le mot intrus peut avoir des relations soit phonologique, soit sémantique avec les deux autres. Cette tâche suppose la prise en compte d'un critère de composition morphologique, puis la recherche d'une similarité de racine parmi les mots.

Ex : [baħrun] بحر- [ħ - [hibrun] حبر - [baħħa:run] [7] بحار

b) Tâche de segmentation morphémique

L'enfant doit trouver la racine d'une forme dérivée. Il lui est demandé de trouver un autre mot plus petit, à l'intérieur d'un mot dérivé (qui lui a été présenté préalablement). Cette tâche évalue l'habileté à analyser un mot parlé en ses constituants morphémiques. Le matériel se compose de mots affixés, par préfixation, par infixation et par suffixation.

Ex : [na :zilun] [8] نازل

4. Toutes les transcriptions phonologiques sont présentées selon l'API.
5. Un entonnoir, une tour, un tiroir (l'ordre de présentation est gauche - droite).
6. Un lit (ou un matelas), du bois (l'ordre de présentation est gauche - droite).
7. Un marin, de l'encre, une mer (l'ordre de présentation est gauche - droite).
8. Celui qui descend.

RÉSULTATS

Les figures 1 et 2 présentent l'évolution des connaissances phonologiques et morphologiques des deux groupes d'élèves entre la 1re et la 2e années.

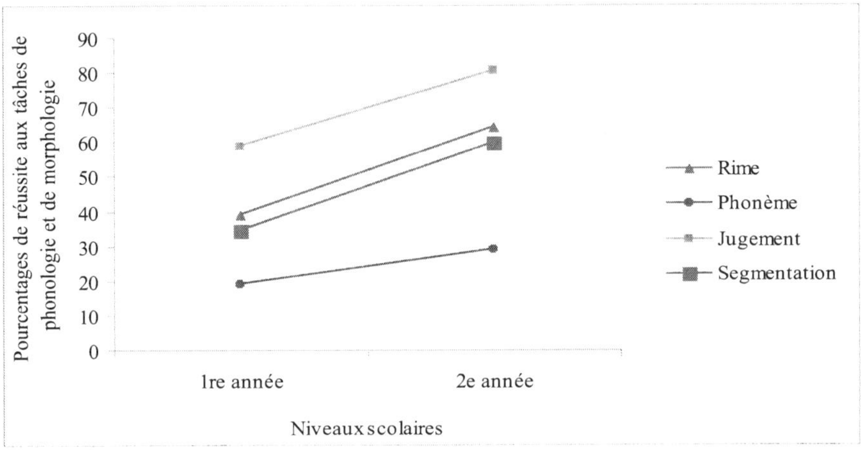

Figure 1 : Performances des « BL » aux tâches de phonologie et de morphologie en 1re et 2e années

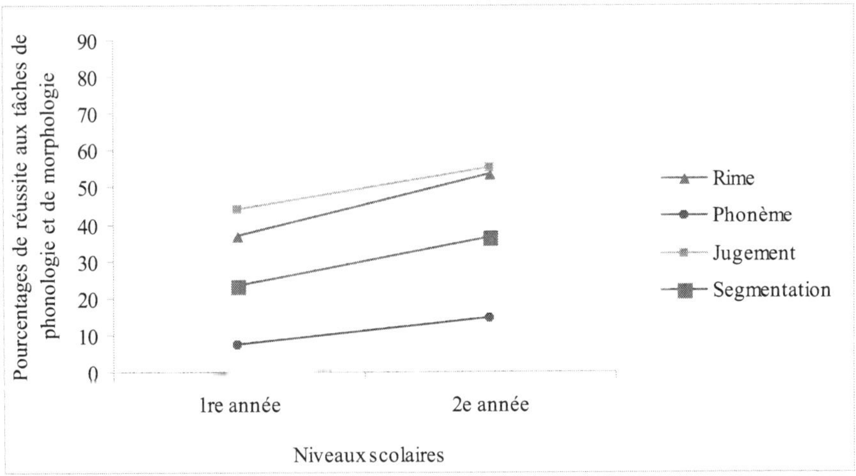

Figure 2 : Performances des « FL » aux tâches de phonologie et de morphologie en 1re et 2e années

L'analyse de variance par la MANOVA sur les tâches de jugement (détection d'intrus de rime/reconnaissance de l'appartenance à la même famille morphologique) révèle trois effets principaux :

- un effet du « niveau de lecture » [BL/FL], ($F(1,38) = 31,16$; $p < .0001$) : les « BL » réussissent ces différentes tâches mieux que les « FL » ;

- un effet du « niveau scolaire » [1re/2e année],($F(1,38) = 61,69$; $p < .0001$) : les performances des élèves en 2e année sont meilleures que celles observées en 1re année ;

- un effet du domaine [phonologie/morphologie], ($F(1,38) = 350,11$; $p < .0001$) : la tâche de morphologie est mieux réussie que la tâche de phonologie.

L'analyse montre également un effet d'interaction entre le « niveau de lecture » et le « domaine », ($F(1,38) = 28,09$; $p < .0001$) : les « BL » réussissent mieux la tâche de reconnaissance de l'appartenance à la même famille morphologique que la tâche de détection d'intrus de rime.

L'analyse de variance sur les tâches de production (suppression phonémique/segmentation morphémique) montre aussi trois effets principaux :

- un effet du « niveau de lecture », ($F(1,38) = 30,03$; $p < .0001$) : les résultats révèlent que les « BL » réussissent les tâches de production mieux que les « FL » ;

- un effet du « niveau scolaire », ($F(1,38) = 54,10$; $p < .0001$) : les performances des élèves en 2e année sont supérieures à celles observées en 1re année ;

- un effet du domaine, ($F(1,38) = 93,94$; $p < .0001$) : les élèves réussissent mieux la tâche de morphologie que celle de phonologie.

Un effet d'interaction entre le « niveau scolaire » et le « domaine » a été également relevé, ($F(1,38) = 8.39$; $p < .02$) : les élèves de 2e année réussissent mieux la tâche de segmentation morphémique que la tâche de suppression phonémique.

Des analyses corrélationnelles et de régression ont été menées, pour chaque niveau scolaire, de façon à établir le lien entre le niveau des connaissances phonologiques et morphologiques et le niveau de lecture de mots en arabe standard. Ces analyses nous permettent également de déterminer l'évolution de la contribution de ces connaissances à la lecture de mots, au cours de ces deux premières années d'apprentissage.

En 1re année (cf. tableau 1), les résultats montrent que toutes les tâches sont corrélées aux tâches de lecture, exceptée la tâche de détection d'intrus de rime. Le coefficient de corrélation le plus important est observé entre la tâche de manipulation phonémique et les performances en lecture (r = .61 ; p <.01). Les tâches de reconnaissance d'appartenance à une famille morphologique et les tâches de segmentation présentent, avec les performances en lecture, des coefficients de corrélation assez proches (respectivement r = .47 ; p <.01 et r = .44 ; p <.01).

Tableau 1 : Corrélations entre les connaissances phonologiques et morphologiques et la lecture en 1re année

	Intr. de rime	Sup. de phonème	Recon. morph.	Seg. Morph
LUM	ns	.614**	.465**	.439**

** La corrélation est significative au seuil p < .01

En 2e année (cf. tableau 2), la tâche de reconnaissance de l'appartenance à la même famille morphologique présente le coefficient de corrélation le plus élevé avec le niveau de lecture (r = .62 ; p <.01). Ce coefficient est assez proche de celui observé entre la suppression phonémique et le niveau de lecture (r = .59 ; p <.01). La tâche de segmentation morphémique est également corrélée avec la tâche de lecture de mots (r = .44 ; p <.01).

Tableau 2 : Corrélations entre les connaissances phonologiques et morphologiques et la lecture en 2e année

	Intr. de rime	Sup de phonème	Recon. morph.	Seg. morph
LUM	ns	.588**	.621**	.444**

** La corrélation est significative au seuil p < .01

Une analyse des tâches de manipulation phonologique et morphologique, en 1re année, et les performances en lecture, une année plus tard, montre que la tâche de suppression phonémique est significativement corrélée à la tâche de lecture de mots (LUM) (r = .62 ; p <.01), la deuxième tâche la plus corrélée est la tâche de reconnaissance de l'appartenance à la même famille morphologique (r = .46 ; p <.01). La tâche de segmentation morphémique y est également corrélée (r = .32 ; p <.05).

Tableau 3 : Corrélations entre les connaissances phonologiques et morphologiques, en 1re année, et la lecture, en 2e année

	Intr. de rime	Sup de phonème	Recon. morph.	Seg. morph
LUM	ns	.622**	.461**	.319*

** La corrélation est significative au seuil p <.01
* La corrélation est significative au seuil p <.05

L'analyse de régression pas à pas révèle que la manipulation des phonèmes reste la tâche qui contribue le plus à expliquer les variances des performances en lecture (cf. tableaux 4 et 5). Elle explique entre 36 % et 45 % de la variance en lecture, entre la première et la deuxième année, alors que la morphologie n'y contribue qu'à hauteur de 9 % à 11 % de la variance en lecture.

Tableau 4 : Analyse de régression sur le niveau de lecture de mots et les connaissances phonologiques et morphologiques en 1re année

	R	R^2	R^2 modifié	F	P
Pas 1 : Suppression phonémique	.616	.380	.363	23,252	<.001
Pas 2 : Reconnaissance f. morphologique [1]	.696	.484	.456	17,376	<.001

1 Reconnaissance f. morphologique : tâche de reconnaissance de l'appartenance à la même famille morphologique

Tableau 5 : Analyse de régression sur le niveau de lecture de mots et les connaissances phonologiques et morphologiques en 2e année

	R	R^2	R^2 modifié	F	P
Pas 1 : Suppression phonémique	.685	.469	.455	33,531	<.001
Pas 2 : Reconnaissance f. morphologique	.768	.590	.568	26,663	<.001

Reconnaissance f. morphologique : tâche de reconnaissance de l'appartenance à la même famille morphologique

Tableau 6 : Analyse de régression sur le niveau de lecture de mots en 2e année et les connaissances phonologiques et morphologiques en 1re année

	R	R^2	R^2 modifié	F	P
Pas 1 : Suppression phonémique	.642	.413	.397	26,683	<.001
Pas 2 : Reconnaissance f. morphologique1	.723	.523	.497	20,284	<.001

1 Reconnaissance f. morphologique : tâche de reconnaissance de l'appartenance à la même famille morphologique

Les performances à la tâche de suppression phonémique, en 1re année, expliqueraient 40 % de la variance en lecture, une année plus tard (cf. tableau 6). Les résultats font apparaître également que les connaissances morphologiques interviendraient dans l'explication des scores de lecture. Cette intervention est clairement moins importante que celle des connaissances phonémiques mais reste significative. Elle expliquerait 10 % de la variance en lecture, en 2e année.

DISCUSSION

Dans ce travail nous avons cherché à explorer le développement des connaissances phonologiques et morphologiques, chez des apprentis lecteurs arabophones. Nous avons également cherché à montrer, d'une part, le lien entre le niveau de ces connaissances et le niveau d'acquisition de l'écrit et à déterminer, d'autre part, l'évolution de la contribution de ces connaissances à la lecture de mots.

Les données recueillies montrent que :

– Les connaissances phonologiques constituent un déterminant de l'apprentissage de la lecture et qu'elles permettent de distinguer les bons des faibles lecteurs. Les « BL » développent une meilleure conscience phonologique que les « FL ». Ils font preuve d'une meilleure manipulation des unités phonémiques que les « FL », en 1re comme en 2e année (Ammar, 1997 ; Abu-Rabia, 1995).

Par ailleurs, l'absence de lien entre les connaissances rimiques et l'habileté de lecture montre la non-pertinence de la rime lors de la lecture. Ce résultat concorde avec ceux trouvés par d'autres auteurs comme Besse, Demont & Gombert (2007) ou Ammar (2003). Ce dernier suggère que l'instabilité phonologique des mots, à cause de la diglossie[9],

9. Ferguson (1959) définie la diglossie comme une situation où sont en usage deux

rend difficile le développement d'une capacité précoce d'analyse en attaque et rime, telle que celle observée par les jeunes lecteurs anglophones. La structure morphologique de la langue arabe basée sur la racine consonantique, invariable lors du passage de l'arabe standard à l'arabe dialectal, laisse penser que les mots sont plus facilement décomposables en racine consonantique et morphème vocalique.

– Les élèves, et ceci dés la 1re année primaire, possèdent des connaissances morphologiques. À ce niveau, ils commencent à intégrer la notion de famille morphologique (la réussite se situe autour de 60 % pour les « BL » et de 45 % pour les « FL »).

Cette dimension joue un rôle important dans la maîtrise de la lecture. En effet, les résultats montrent que les « BL » se distinguent des « FL » surtout au niveau des connaissances morphologiques. Dans les tâches de jugement, les « BL » réussissent mieux la tâche de morphologie que celle de phonologie. En début d'apprentissage de la lecture, la morphologie contribue à l'explication de la variance en lecture, même si c'est, comparé à la contribution des connaissances phonologiques explicites, dans une plus faible proportion.

– La part de contribution de la dimension morphologique augmente entre la 1re et la 2e année.

Ces résultats confirment les résultats d'études, de plus en plus nombreuses, montrant le rôle décisif que peuvent jouer les connaissances morphologiques dans la maîtrise de la lecture. Dans les premières études sur l'apprentissage de la lecture, un grand intérêt a été accordé aux compétences métaphonologiques, au détriment d'autres dimensions. Cet intérêt est dû à l'importance accordée au décodage et à l'assemblage phonologique, dans l'acquisition de la lecture. La lecture d'un mot demande une capacité à reconstruire le mot oral connu, à partir de la nouvelle configuration visuelle. Toutefois, l'écriture ne fonctionne pas seulement selon le principe de la phonographie mais aussi selon celui de la sémiographie qui concerne la représentation des formes significatives et est déterminée par la structure morphologique d'une langue. Cette dernière conditionne la façon dont l'apprenti lecteur aborde l'écrit.

Si ces résultats obtenus sur l'arabe vont dans le sens de ceux obtenus par Carlisle & Nomanbhoy (1993), en anglais, avec des élèves de

langues apparentées génétiquement et structurellement et dont les distributions fonctionnelles sont complémentaires.
Il y a l'arabe standard, qui est la langue de la littérature, des journaux et des revues... Elle est essentiellement écrite et lue et secondairement parlée. L'arabe dialectal qui est la langue pratiquée par tous les Tunisiens et qui est essentiellement parlé.

CP ou des résultats obtenus, en français, par Marec-Breton (2003), ceci montre qu'indépendamment de la langue considérée, la dimension morphologique a sa place dans les premières étapes de l'acquisition de la lecture. Mais ce n'est que par des études menées dans une perspective translinguistique que nous pourrons spécifier la part explicative de cette dimension à la lecture de mots, selon le système orthographique et morphologique des langues considérées.

Fräulein Vidigal De Paula, Jean-Émile Gombert et Maria Isabel Da Silva Leme

ACQUISITION DE LA CONSCIENCE MORPHO-DÉRIVATIONNELLE, DE LA LECTURE ET DE L'ORTHOGRAPHE, CHEZ DES ENFANTS BRÉSILIENS, DE LA PREMIÈRE À LA SEPTIÈME ANNÉE DE SCOLARITÉ

Introduction

Dans le cadre des études menées, au Brésil, sur le développement métalinguistique, quelques rares recherches se sont intéressées à la conscience des aspects morphologiques des mots portugais (en particulier dérivationnels), à ses relations avec les connaissances d'autres dimensions linguistiques – comme par exemple phonologique, morpho-syntaxique, syntaxique, lexical – ainsi qu'à son rôle dans l'apprentissage de la lecture et de l'écriture. Ce chapitre présente certains résultats issus d'une étude transversale, réalisée au Brésil, sur ce sujet, durant l'enseignement élémentaire (Vidigal de Paula, 2007).

Connaissances morpho-dérivationnelles implicites *vs* explicites

Le processus de dérivation permet la formation de nouveaux mots par combinaison de morphèmes ; par exemple, le mot « *reflorecer* » qui signifie « fleurir de nouveau » ou « refleurir », est formé à partir des affixes « *re-* » et « *-ecer* », accolés à la base « *flor* ».

Les résultats de plusieurs recherches suggèrent que, dès les premières années d'apprentissage formel des langues alphabétiques écrites, les enfants sont sensibles aux aspects morpho-dérivationnels des mots (par exemple, Casalis & Louis-Alexandre, 2000 ; Marec-Breton, Gombert & Colé, 2005, en français ; Anglin, 1993, cité par Kuo & Anderson, 2006 ; Carlisle & Nomanbhoy, 1993, en anglais). Comme l'indique

Gombert (2005, p. 250) « les traitements morphologiques opérés par le lecteur débutant échappent à son contrôle conscient ».

Par ailleurs, plusieurs études montrent que l'acquisition de connaissances explicites (nécessitant un contrôle et une analyse délibérée des structures morphologiques) se réalise plus tardivement que l´acquisition de connaissances morpho-dérivationnelles implicites (*e. g.*, Anglin, 1993, cité par Kuo & Anderson, 2006; Carlisle, 2000; Tyler & Nagy, 1989). Par ailleurs, ces connaissances continuent à progresser de nombreuses années si bien qu'il n'y a pas de moment précis où ces connaissances arrêtent de se développer (Mahony, 1994; Nagy & Anderson, 1984).

Dans leur étude longitudinale menée auprès d'enfants de maternelle, 1re et de 2e année primaire, Casalis et Louis-Alexandre (2000) ont utilisé une tâche morphologique, catégorisée comme implicite/réceptive, dans laquelle il est demandé aux sujets de choisir, parmi quatre images, celle qui représente un mot composé. Ces dernières représentent des mots morphologiquement complexes, se différentiant par leur racine (*e. g.*, retrouver « chevelure » parmi des images de « pel*ure* », « chevel*ure* », « bless*ure* », « brûl*ure* ») ou par leur affixe (*e. g.*, retrouver « en*rou-ler* » parmi des images représentant « en*roul*er », « dé*roul*er », « *rou-ler* », « *roul*eau »). Dans cette tâche, les enfants des premiers niveaux ne sont capables d'utiliser, qu'avec un succès modéré, leurs connaissances morpho-dérivationnelles. Dans la même étude, une tâche catégorisée comme implicite/productive a été utilisée; celle-ci consiste à compléter des phrases avec des mots ou pseudo-mots affixés et nécessite de choisir entre une forme suffixée ou préfixée (ex : « un homme qui *répare* » est un… ? (réparateur) ou « le contraire de *coller* est… ? » (décoller); « Il sait *plosser* » il est un… ? (plosseur) ou « le contraire de *plosser* est… : » (déplosser)). À cette tâche, seuls les enfants de 2e année obtiennent de bonnes performances. Les auteurs en concluent que cette connaissance morphologique implicite est présente avant l'acquisition de la lecture mais qu'elle est toutefois limitée.

Marec-Breton (2003) et Marec-Breton, Gombert et Colé (2005) ont conduit une recherche auprès d'enfants de 1re année (CP) et 2e année (CE1) d'école élémentaire, dans l'objectif de démontrer que les apprentis lecteurs présentent très tôt des connaissances morpho-dérivationnelles. Selon ces auteurs, certaines études ont échoué à mettre en évidence l'existence de connaissances morphologiques, à ces niveaux scolaires, parce que les tâches utilisées ne sont pas adaptées aux capacités des enfants de ces âges. Pour leur part, les auteurs ont utilisé une tâche de production de néologismes (dans laquelle, les enfants doivent produire de nouveaux mots à partir de mots familiers), une tâche de jugement morphologique et une tâche de segmentation morphologique. Les résultats à ces différentes épreuves indiquent que même les enfants de CP ont des connaissances non négligeables de la morphologie dérivationnelle.

Liens avec l'acquisition de la lecture

S'intéressant au développement des compétences portant sur la morphologie dérivationnelle, chez des enfants de 3e et 5e années, Carlisle (2000) a étudié les relations entre, d'une part, la conscience de la structure morphologique et la signification de mots dérivés et, d'autre part, la lecture de mots morphologiquement complexes et la compréhension de la signification de mots et de phrases écrites. Aux deux niveaux scolaires étudiés, les enfants obtiennent de bonnes performances à une tâche évaluant leurs compétences à appliquer le processus de dérivation. Leur habileté est encore meilleure lorsqu'il s'agit de segmenter des mots complexes. L'auteur trouve également des relations significatives entre la conscience morphologique de ces enfants et leurs habiletés à lire et à définir des mots morphologiquement complexes.

D'autres résultats d'études menées dans différentes langues vont dans le sens de ceux obtenus par Carlisle (2000). Ils mettent en évidence un lien entre le développement des connaissances morpho-dérivationnelles et l'acquisition de la lecture, dès la première année d'apprentissage (par exemple, Marec-Breton, 2003 ; Fowler & Liberman, 1995 ; Leong ; 1989) mais aussi à des niveaux plus avancés (par exemple, Singson, Mahony & Mann, 2000 ; Champion, 1997).

Plusieurs explications peuvent être envisagées pour comprendre l'influence des connaissances morpho-dérivationnelles sur le développement des habiletés de lecture et d'écriture, dans les langues à orthographe alphabétique. Par exemple, du fait que de nombreux mots sont morphologiquement construits (y compris les mots connus des enfants de primaire) et que cette construction est déterminée par des règles grapho-morphologiques, la conscience des morphèmes et des règles de formation de mots peut aider à décoder et à orthographier les mots morphologiquement complexes. Par ailleurs, en participant à la structuration sémantique du code orthographique, la conscience morphologique peut aider à comprendre la signification des mots. En effet, si la majorité des unités du système orthographique représente les phonèmes du langage oral, d'autres unités (les morphèmes) réfèrent à la dimension grapho-sémantique du code écrit (Marec-Breton & Gombert, 2004 ; Rocher, 2005 ; Rosa, 2005 ; Mann, 2000 ; Morais, 1998).

Cependant, selon Kuo et Anderson (2006), cette influence peut varier en fonction de variables telles que la fréquence, la familiarité, le degré de transparence ou d'opacité de la langue. Ces auteurs réalisent une synthèse portant sur de nombreuses études conduites avec différentes méthodologies. Celles-ci montrent qu'il existe un bénéfice réciproque entre les développements de l'habilité en lecture et de la conscience morpho-dérivationnelle.

Liens avec l'acquisition de l'orthographe

La relation entre morphologie dérivationnelle et orthographe a été, jusqu'à présent, moins explorée que celle existant entre morphologie dérivationnelle et lecture (Kuo & Anderson, 2006). Quelques études ont été menées sur les relations entre le développement de la conscience morphologique et l'acquisition de l'orthographe (par exemple, en français, Pacton, 2003 ; Pacton, Fayol & Perruchet, 2002) ; d'autres se sont attachées à comprendre comment les compétences morpho-dérivationnelles contribuent à l'acquisition de l'orthographe (Pacton, 2003 ; Sénéchal, 2000 ; Sénéchal, Basque & Leclaire, 2006).

Des études (Besse, 2007 ; Vidigal de Paula, 2007) ont également porté sur le développement de la conscience morpho-dérivationnelle et ses relations avec l'acquisition de la lecture et de l'orthographe, en portugais du Brésil. Celles-ci cherchent à préciser la nature de ce développement et les facteurs l'influençant, son rôle dans le processus d'alphabétisation et son influence dans la mise en place des pratiques pédagogiques. La multiplication de ces recherches répond, entre autres, à deux objectifs : d'une part, à clarifier les spécificités de l'acquisition des connaissances morphologiques et de l'apprentissage de l'écrit dans cette langue et, d'autre part, à préciser les mécanismes universaux de ces apprentissages.

Expérience

Ce sont ces mêmes objectifs que nous poursuivons dans notre étude, en cherchant à éprouver deux hypothèses. Concernant, tout d'abord, le développement des connaissances morpho-dérivationnelles, nous formulons l'hypothèse que, dès la première année de scolarité, les enfants sont capables d'utiliser certaines connaissances morpho-dérivationnelles sans contrôle conscient, alors que la capacité d'utilisation consciente de ces connaissances ne se développerait qu'à des niveaux plus avancées de la scolarité comme en 5e et 7e année.

Concernant ensuite l'influence de la conscience morphologique sur les capacités à lire et à orthographier les mots, nous nous attendons à observer, en particulier pour les niveaux scolaires les plus avancés, un lien non négligeable entre les connaissances morphologiques explicites et les performances en lecture et en orthographe. Des analyses de corrélations puis de régressions permettront de tester cette hypothèse.

Population

Deux cent soixante élèves, dont cent trente-deux garçons et cent vingt-huit filles, ont participé à cette étude. Parmi ces élèves, vingt-deux étaient scolarisés en 1re année (âge moyen 84,9 mois, onze garçons et onze filles), vingt-huit en 3e année (âge moyen 111,33 mois, douze garçons et seize filles[1]), cent sept en 5e année (âge moyen 136,75 mois, cinquante-six garçons et cinquante et une filles) et cent trois en 7e année (âge moyen 160,42 mois, cinquante-trois garçons et cinquante filles) d'une école privée de São Paulo au Brésil[2].

Matériel et procédure

Évaluation des connaissances morpho-dérivationnelles (préfixes et suffixes)

Pour évaluer les connaissances morpho-dérivationelles, nous avons utilisé deux tâches réceptives – une tâche grapho-morpho-dérivationnelle implicite (GMDI) et une tâche grapho-morpho-dérivationnelle explicite (GMDE) – et une tâche productive portant sur la production de néologismes (PN).

Les deux premières tâches grapho-morpho-dérivationnelles sont basées sur le paradigme de détection d'intrus ; celui-ci consiste à présenter oralement (avec un support écrit) un premier mot référent et à demander ensuite au participant de déterminer, parmi deux autres mots, lequel est l'intrus (*i. e.* lequel n'a pas les caractéristiques du mot référent) ; les deux versions proposées (implicite et explicite) se distinguent

1. Le nombre de sujets est plus élevé en 5e et 7e année car nous avons obtenu, dans ces classes, plus d'autorisations parentales que pour les plus jeunes.
2. Le recueil des données ayant eu lieu lors de plusieurs sessions, l'effectif des groupes peut éventuellement varier légèrement d'une tâche à l'autre, du fait de l'absence de certains élèves le jour de la passation. Cette variation ne dépasse pas 4,5 % du total de l'échantillon de chaque niveau scolaire.

quant à la consigne utilisée (Besse, 2007 ; Vidigal de Paula, 2007). Dans la version implicite (GMDI), on demande, par exemple, au participant « quel est le mot qui va le moins avec la cible *reabrir* : *recuperar*[3] ou *reler*[4]? », sans indication supplémentaire sur la nature du choix à effectuer. Dans la version explicite (GMDE), on lui demande, par exemple, « quel est le mot qui, contrairement à *reconstruir*, n'est pas dérivé d'un autre mot : *rever* ou *reservar*[5]? » Dans ces deux épreuves, les items sont composés d'affixes fréquents en portugais du brésil : les préfixes *des-* et *re-* et les suffixes *-eiro* et *-or* (exemples d'équivalents français : les préfixes *dé-* de défaire et *re-* de refaire ; et les suffixes *-ier* de jardinier et *-eur* de danseur).

La troisième épreuve (PN), initialement développée en français par Marec-Breton (2003), a été adaptée en portugais (Vidigal de Paula, 2007). Son objectif est d'évaluer, chez les enfants, leur capacité à appliquer les règles de construction morpho-dérivationnelle du portugais. Cette épreuve consiste à créer des mots, par préfixation et par suffixation, à partir d'un mot familier jouant le rôle de base. Les items ont été choisis de façon que les inventions produites ne soient pas des mots de la langue mais correspondent à des formes lexicales légales (*e. g.*, « *Dormir : dormir mais uma vez é… redormir* » comme en français, « *Dormir : dormir encore une fois c'est… redormir* »). La tâche initiale de Marec-Breton (2003) était passée à l'oral mais, dans notre étude, l'épreuve était administrée en passation collective et les enfants devaient donner leur réponse par écrit.

Évaluation de la lecture de mots

Concernant les performances en lecture, l'habilité de décodage a été évaluée à l'aide d'une tâche de lecture de mots « LUMP », inspirée de la tâche de *lecture en une minute* « LUM » (issue de la batterie *lecture de mots et compréhension révisée* (LMC-R) ; Khomsi, 1999) et adaptée pour le portugais ; cette tâche a pour objectif de mesurer le niveau de précision et d'automaticité de la lecture. Elle consiste à lire, à haute voix, le plus rapidement possible une liste de cent huit mots. L'application est individuelle et la lecture doit être interrompue au bout d'une minute. La liste de mots est composée d'items dont la fréquence, la régularité, la complexité, la taille et la catégorie grammaticale diffèrent.

3. Les intrus sont soulignés.
4. Traduction : *reabrir* = rouvrir ; *recuperar* = récupérer et *reler* = relire.
5. Traduction : *reconstruir* = reconstruire ; *rever* = revoir et *reservar* = réserver.

Évaluation de l'orthographe des mots

Pour évaluer les capacités orthographiques des enfants, nous avons utilisé la tâche de dictée de mots – « dictée » – développée et standardisée par Capovilla et Capovilla (2000). Dans cette tâche, il est demandé aux enfants d'orthographier, sans contrainte de temps, soixante-douze mots variant par leur fréquence, leur régularité orthographique et leur longueur.

Résultats

Comment se développe la conscience morpho-dérivationnelle ?

Les performances moyennes des enfants, par niveau scolaire, dans les trois tâches morphologiques, sont présentées dans le tableau 1. Une ANOVA a été menée sur les performances à chaque tâche pour évaluer les différences entre les quatre niveaux scolaires

Tableau 1 : Pourcentages moyens (et écart-types) aux trois tâches de connaissances morpho-dérivationnelles

Niveau scolaire	GMDI	GMDE	PN
1re année	66,67 (13,18)	53,79 (14,02)	11,43 (11,31)
3e année	49,40 (12,41)	59,23 (17,02)	23,04 (18,77)
5e année	45,95 (13,56)	73,05 (17,27)	43,69 (22,49)
7e année	46,57 (12,86)	79,77 (17,05)	56,46 (20,78)

GMDI : tâche grapho-morpho-dérivationnelle implicite, GMDE : tâche grapho-morpho-dérivationnelle explicite, PN : production de néologismes

À la tâche GMDI, seules les performances des élèves de 1re année sont significativement supérieures au hasard ($t(20) = 5{,}80$, $p < .001$). L'effet du niveau scolaire est d'ailleurs significatif [$F(3{,}254) = 15{,}48$; $p < .00001$]. Si l'on compare les séries deux à deux, il n'y a pas de différence entre les performances des élèves de 3e, 5e et 7e années. Seuls les résultats de 1re année (66,67 % de réussite) sont significativement supérieurs à ceux des élèves des autres niveaux scolaires (avec en 3e année : 49,40 % de réussite p <.00001 ; en 5e : 45,95 %, p <.00001 ; en 7e : 46,57 %, p <.00001).

À l'inverse, à la tâche GMDE, alors que les performances des élèves de 1re année ne diffèrent pas du niveau du hasard (53,79 %, t(21) = 1,27, ns), celles des élèves de 3e, 5e et 7e années s'en distinguent significativement (en 3e année, t(27) = 2,87, p <.001 ; en 5e année, t(106) = 13,81, p <.001 ; en 7e année, t(102) = 17,72, p <.001). En outre, les scores augmentent progressivement avec le niveau scolaire [F(3,256) = 21,11 ; p <.00001], plus particulièrement entre la 3e et la 5e année ; en effet, en 5e et en 7e année, les résultats (respectivement 73,05 % et 79,77 % de réussite) sont significativement plus élevés que ceux obtenus en 1re année (53,79 %, p <.0001 et p <.00001) et en 3e année (59,23 %, p <.001 et p <.0001). En revanche, les différences entre les scores des 5e et 7e année et entre les scores des 1e et 3e année ne sont pas significatives.

Aussi, pour les 3e, 5e et 7e années, les résultats à l'épreuve GMDI sont toujours non différents du hasard alors que l'on note une augmentation entre la 3e et la 5e année, dans la tâche GMDE (cf. tableau 1).

En ce qui concerne la tâche de production de néologismes (PN), on constate également de meilleures performances avec le niveau scolaire [F(3,255) = 38,88 ; p <.001]. Les comparaisons deux à deux permettent de préciser la progression entre les quatre années étudiées ; en effet, les élèves de 7e année obtiennent de meilleures performances (56,46 % de réussite) que les élèves de 5e année (43,69 %, p <.01) ; ceux-ci obtiennent de meilleures performances que ceux de 3e année (23,04 %, p <.0001), qui eux-mêmes ont des résultats plus élevés que les élèves de 1re année (11,43 %, p <.05).

En résumé, dans la tâche PN, comme dans la tâche GMDE, on observe une forte augmentation entre les scores de la 3e et la 5e année (cf. tableau 1).

La conscience morphologique aide-t-elle à lire et à orthographier les mots ?

Pour répondre à cette question, nous avons étudié, dans un premier temps, les corrélations existant, pour chaque niveau scolaire, entre les performances aux trois tâches morphologiques (GMDI, GMDE, PN) et le niveau de lecture de mots (LUMP), d'une part, et le niveau en orthographe (Dictée), d'autre part. Compte tenu des faibles effectifs en 1re et 3e année, le test non-paramétrique de *Spearman* a été réalisé.

Tableau 2 : Corrélations entre les connaissances morphologiques et les performances en lecture et en orthographe

		GMDI	GMDE	PN
1re année N = 22	LUMP	0,08	-0,22	-0,47*(1)
	Dictée	0,10	-0,15	0,13
3e année N = 28	LUMP	-0,22	0,17	0,27
	Dictée	-0,33	0,34	0,31
5e année N = 107	LUMP	-0,13	0,29**	0,22*
	Dictée	-0,06	0,27**	0,33***
7e année N = 103	LUMP	-0,04	0,21*	0,18
	Dictée	0,03	0,23**	0,41***

* p <.05; ** p <.01; *** p <.001; (1) analyse issue du test non-paramétrique de *Spearman*

Comme l'indique le tableau 2, le niveau de lecture de mots (« LUMP ») est, en 1re année, corrélé négativement avec les performances observées à la tâche « PN » (r = -.47, p <.05). En 3e année, aucune corrélation significative n'apparaît entre les performances aux trois tâches de connaissances morphologiques et les scores à la tâche de lecture « LUMP ». En revanche, les performances en lecture de mots (« LUMP ») sont significativement et positivement corrélées avec celles obtenues aux tâches d'évaluation des connaissances morphologiques à partir de la 5e année avec les scores relevés à la tâche « GMDE » (r = .29, p <.01) et avec ceux relevés en « PN » (r = .22, p <.05) ; en 7e année avec les performances à la tâche « GMDE » (r = .21, p <.05).

L'observation des coefficients de corrélation concernant les performances en orthographe (« Dictée ») montre que ces dernières ne sont significativement corrélées avec les connaissances morphologiques qu'à partir de la 5e année (cf. tableau 2) : en effet, en 5e et 7e années, les scores en orthographe sont significativement corrélés avec les performances en production de néologismes (« NP ») (r = .33, p <.001, en 5e année et r = 41, p <.001, en 7e année) et les scores en « GMDE » (r = .27, p <.01, en 5e année et r = .23, p <.01, en 7e année).

De tels résultats mettent en évidence l'existence d'un lien entre connaissances morphologiques et acquisition de la langue écrite portugaise, aux niveaux plus avancés de la scolarité élémentaire, en lecture et en orthographe de mots.

Analyse de régressions

Les résultats aux analyses de régressions linéaires *backwards* (par élimination) sont présentés ci-dessous. Cette méthode de régression consiste à inclure toutes les variables indépendantes considérées dans le modèle, puis à les éliminer une à une lorsqu'elles ne sont pas significatives pour identifier l'ensemble minimal de variables qui explique la plus grande part de la variance observée. Ces analyses ont été menées pour déterminer si les connaissances morphologiques (dont les coefficients de corrélations, issus des analyses précédentes sont significatifs) expliquent une part significative de la variance des performances en lecture (LUMP), d'une part, et des performances en orthographe (Dictée), d'autre part (cf. tableau 3).

Pour la 1re année, la variable indépendante PN corrélée négativement avec les scores LUMP, ne permet pas d'expliquer la variance en lecture. Par ailleurs, cette analyse n'a pas été réalisée sur le niveau 3e année du fait de l'absence de corrélation avec ces deux variables. Ainsi, seules les analyses des régressions menées sur les niveaux 5e et 7e année seront maintenant présentées (cf. tableau 3 [6]).

6. À cause de l'absence de corrélations significatives entre la tâche GMDI et les tâches d'évaluation de lecture et d'orthographe, cette variable n'a pas été entrée dans les analyses de régression à ces deux niveaux scolaires.

Tableau 3 : Résultats aux analyses de régressions sur les variables lecture de mots (LUMP) et orthographe (dictée)

		r^2	Δr^2	ß	*P*
Pour LUMP :					
5e année	GMDE			.62	<.01
	PN			.07 (1)	ns
	Global (2)	0,44	0,35		
7e année	GMDE	0,42	0,32	.20	< .05
Pour Dictée :					
5e année	GMDE			.15 (1)	ns
	PN			.28	<.01
	Global (2)	0,14	0,12		
7e année	GMDE			.17	ns
	PN			.36	<.001
	Global (2)	0,19	0,17		

(1) Variables insuffisamment explicatives pour être préservées dans le modèle ; ns = non significatif ;
(2) Valeurs fournies par l'analyse de régression linéaire backwards pour l'ensemble des variables

En 5e année, l'analyse de régression menée sur la lecture de mots permet de constater que les variables morpho-dérivationnelles GMDE et PN expliquent ensemble 35 % de la variance des performances en lecture de mots (LUMP). Cependant, seule GMDE (ß = .62, p <.01) permettent d'expliquer, de façon significative, la performance en LUMP. En 7e année, GMDE explique 32 % de la variance des performances en lecture de mots (LUMP) (ß = .20, p <.05). Ces résultats montrent que le développement de la connaissance morpho-dérivationnelle est un prédicteur important de la performance en lecture en 5e et 7e année.

Concernant l'orthographe (Dictée), les variables GMDE et PN expliquent ensemble 12 % de la variance des performances, en 5e année, mais seule la variable PN apporte une contribution significative (ß = .28, p <.01). En 7e année, la contribution des connaissances morpho-dérivationnelles (GMDE et PN) à expliquer les performances en orthographe est également significative (ces deux variables expliquant ensemble

17 % de la variance) mais seule PN apporte une contribution significative (ß = .36, p <.001).

Ainsi, à ces deux niveaux scolaires, les aspects de la connaissance morpho-dérivationnelle évalués apportent une contribution à l'explication des performances en lecture et en orthographe.

Conclusion

De façon générale, cette étude montre d'une part, que les enfants brésiliens en début de scolarisation ont des connaissances morpho-dérivationnelles et que ces connaissances se développent tout au long de l'école élémentaire. D'autre part, elle confirme l'existence d'un lien entre les connaissances morphologiques et l'acquisition de la langue écrite portugaise en 5e et 7e année. Différentes études, comme celles de Casalis et Louis-Alexandre (2000), de Singson, Mahony et Mann (2000) ou de Sénéchal, Basque et Leclaire (2006) ont mis en évidence cette relation dans d'autres langues. Cependant, aucune d'entre elles ne portait à la fois sur la lecture et la production orthographique. Les résultats de notre étude montrent que les connaissances morphologiques influent sur l'acquisition de ces deux dimensions de la langue écrite.

Concernant le développement de la conscience morpho-dérivationnelle, il y a une amélioration des performances en fonction des niveaux scolaires des enfants aux tâches grapho-morpho-dérivationnelles explicites (GMDE) et de production de néologismes (PN). Aux tâches GMDE et PN, les scores augmentent progressivement avec le niveau scolaire, plus particulièrement entre la 3e et la 5e année.

Les scores obtenus à cette tâche (PN) sont, d'ailleurs, moins bons que ceux relevés dans l'étude initiale de Marec-Breton (2003) qui portait sur le français. L'écart observé entre les résultats obtenus en français et ceux de notre étude pourrait s'expliquer par la différence des modalités de réponses demandées aux enfants : oral en français *vs* écrite en portugais. Le fait que dans cette étude, la tâche PN demande une production écrite aux enfants conduit à une difficulté supplémentaire, parce qu'elle requiert davantage de compétences orthographiques.

Concernant toujours le développement des connaissances morphologiques, les résultats obtenus par les élèves de 1re année, indiquent une performance supérieure au niveau du hasard à la tâche de connaissances morpho-dérivationnelles implicites (GMDI), suggérant ainsi que les enfants disposent, dès ce niveau scolaire, de connaissances morphologiques. Cependant, les écarts observés entre les performances à cette tâche et aux tâches nécessitant une mobilisation consciente des connaissances, comme la tâche de production de néologismes (PN), pourraient suggérer que l'analyse morphologique consciente (Gombert, 2005) ne serait pas encore acquise à ce niveau, mais qu'elle interviendrait plus tard dans l'acquisition de la langue écrite.

Les résultats à la tâche GMDI sont aussi intéressants car ils permettent d'observer une différence importante entre les enfants de 1re année et les enfants des autres groupes. Les enfants de 1re année acceptent facilement de choisir, parmi trois mots, celui qui ne va pas avec les autres alors que la règle sous-jacente ne leur est pas indiquée. Les enfants de 3e, 5e et 7e sont déroutés par cette demande. Ce résultat ne semble pas lié aux connaissances morphologiques des enfants. Les enfants de 3e, 5e et 7e montrent, dans d'autres tâches, qu'ils disposent de connaissances morphologiques. Le résultat de la tâche GMDI peut s'expliquer par le fait que ce type d'activité n'est pas fréquent en classe. Les activités proposées, à l'école, sont accompagnées d'indications claires et précises des tâches à réaliser (comme la tâche GMDE). De fait, les enfants ayant une plus grande connaissance du système scolaire sont moins enclins à réaliser une tâche sans consigne (comme celle de GMDI) que les enfants plus jeunes.

Enfin, le résultat le plus important de notre étude concerne la liaison significative entre les connaissances morphologiques et l'acquisition de la langue écrite portugaise, en lecture et en orthographe des mots, en 5e et 7e années. Ce résultat est ainsi en cohérence avec les données de la littérature (cf. Singson, Mahony & Mann, 2000 ou Champion, 1997 pour la lecture, et Pacton, 2003 ou Pacton, Fayol & Perruchet, 2002, pour l'écriture).

Les résultats de cette étude pourraient avoir des implications pédagogiques importantes. Par exemple, les enfants étant sensibles, dès la première année de scolarisation, aux aspects morphologiques, il pourrait être intéressant de travailler sur le versant explicite de cette dimension linguistique pour aider à son développement précoce et, par conséquent, à l'acquisition ultérieure des habilités à lire et à écrire. Toutefois avant de faire de réelles propositions, il convient de réaliser des études complémentaires, notamment des études longitudinales ou des études d'entraînement – comme celle conduite par Nunes, Bryant et Olson (2003) en anglais – afin de mieux comprendre la façon dont les connaissances morphologiques contribuent à l'acquisition de la lecture et de l'écriture et dans quelle mesure ces habilités peuvent être améliorées par des entraînements spécifiquement axés sur la morphologie dérivationnelle.

Anne-Sophie Besse

CARACTÉRISTIQUES DES LANGUES PREMIÈRES ET APPRENTISSAGE DE LA LECTURE EN FRANÇAIS LANGUE SECONDE : PERSPECTIVE COMPARATIVE INTERLANGUE ENTRE L'ARABE ET LE PORTUGAIS

Introduction

Lors de l'apprentissage de la lecture en langue seconde (L2) et dans la mesure où l'apprentissage de la littéracie a été amorcé en langue première (L1), les apprenants ont préalablement acquis des connaissances sur l'écrit. De nombreuses recherches ont, en effet, mis en évidence l'influence des expériences de la lecture en L1 sur l'apprentissage d'une L2, sans nier que les apprentissages portant spécifiquement sur la langue cible interviennent pour parvenir à maîtriser le système linguistique de cette langue (*e. g.*, Segalowitz & Segalowitz, 1993).

Quelles relations entre langue première et langue seconde ?

Se fondant sur le modèle théorique de l'interdépendance développementale de Cummins (Cummins, 1987, 1989; Cummins & Swain, 1986), plusieurs études ont montré, chez de jeunes apprenants de langues alphabétiques (L1 et L2), une relation entre l'acquisition d'une L1 et d'une L2 dans le domaine de la reconnaissance des mots écrits et des compétences métalinguistiques qui lui sont associées.

Comeau, Cormier, Grandmaison et Lacroix (1999) ont réalisé une étude longitudinale auprès d'enfants anglophones en classe d'immersion précoce du français L2. Ces auteurs montrent que le poids de prédiction des compétences métaphonologiques (*i. e.* les compétences à analyser et manipuler la structure phonologique des mots, mesurées respectivement en anglais et en français par une tâche de suppression de phonèmes) sur la reconnaissance des mots est, dans ces deux langues, quasi identique. Durgunoğlu, Nagy et Hancin-Bhatt (1993) ont mené une recherche aux USA, auprès d'enfants latino-américains parlant l'espagnol dans la famille et suivant un programme scolaire d'éducation bilingue de transition [1]. Leurs résultats font apparaître, qu'en 1re année, 75 % de la variance en lecture de mots anglais est expliqué par l'efficience en lecture et la conscience phonologique en espagnol.

Les liens entre L1 et L2 semblent également exister entre des langues ne partageant pas le même système orthographique. Ainsi, Geva et Siegel (2000) ont suivi, de la 1re à la 5e année de scolarité, des enfants locuteurs anglais apprenant à lire l'hébreu vocalisé [2]. Ils rapportent que les habiletés de lecture de mots isolés et de pseudo-mots sont assez fortement corrélées entre l'anglais L1 et l'hébreu L2, malgré les différences orthographiques et structurelles qui séparent ces deux langues. De même, Abu-Rabia et Siegel (2002) sont arrivés à la conclusion d'une interdépendance des processus de lecture et des habiletés phonologiques en arabe L1 et en anglais L2. Ils ont observé, chez des élèves arabophones âgés de 9 à 14 ans et vivant au Canada depuis plus de deux ans, une corrélation significative entre les performances en lecture de mots, de pseudo-mots et en plausibilité lexicale orale (choisir entre un pseudo-mot et un pseudo-homophone celui qui « sonne » comme un vrai mot, *e. g.*, *seaf – seet*), dans les deux langues [3].

Quelques données suggèrent également l'existence d'un transfert interlangue des compétences syntaxiques et de la compréhension en lecture (Durgunoğlu, Mir & Ariño-Martí, 2002 ; Van Gelderen, Schoonen, De Glopper, Hulstijn, Simis, Snellings & Stevenson, 2004). En revanche, très peu de recherches sur l'apprentissage des L2 ont investi le domaine des compétences morphologiques, compétences permettant de manipuler et de réfléchir sur la structure morphémique des mots (Carlisle, 1995 [4]). Schiff et Calif (2007) ont toutefois étudié le rôle de la conscience morphologique et les relations entre la lecture de mots en hébreu L1 et en anglais L2, chez des élèves israéliens de 5e année, apprenant l'an-

1. Dans ce programme, destiné aux enfants issus de milieu ethnique minoritaire, les enfants reçoivent, durant les deux premières années de scolarité, la plupart des instructions, dont celle concernant l'écrit, en espagnol. L'anglais, étudié au départ comme une langue seconde, devient, à partir de la 3e année, l'unique langue de scolarité.
2. Les langues sémitiques écrites comme l'hébreu et l'arabe se caractérisent par l'existence de deux systèmes d'écriture, avec ou sans voyelles diacritiques.
3. Dans cette étude, la lecture en arabe renvoie au système vocalisé.
4. Nous nous focaliserons essentiellement, dans ce chapitre, sur la morphologie dérivationnelle (*e. g.*, chaton dérivé de chat) et n'aborderons pas ce qui concerne la morphologie flexionnelle (*e. g.*, forme plurielle fléchie : chats).

glais depuis quatre ans. Leurs résultats font tout d'abord apparaître que les connaissances de la construction morphologique linéaire de mots hébreux (mesurée par une tâche de jugement de relation morphologique entre deux mots) prédisent ces mêmes connaissances en anglais L2. Par ailleurs, les compétences en lecture de mots en anglais L2 dépendent des compétences en lecture de mots vocalisés en hébreu L1. Cependant, un bon niveau de conscience phonologique et morphologique en hébreu n'est, d'après leurs résultats, pas suffisant pour assurer la réussite en lecture en anglais L2. Il faut en effet que ces deux types de connaissances soient couplés entre L1 et L2.

Mais comme le soulignent ces auteurs, la question du rapport entre les connaissances et les habiletés en lecture en L1 et en L2 ne peut être abordée sans tenir compte des caractéristiques de la L1 et de son degré de proximité avec la L2 dans un domaine linguistique donné.

L'approche cross-linguistique

La perspective comparative interlangue première se situe dans cette optique. Les études appartenant à ce courant de recherche se sont surtout intéressées à l'impact de la distance orthographique entre des langues partageant ou non le même principe alphabétique que l'anglais L2 (langues alphabétiques *vs* logographiques). Menées, pour une grande majorité, auprès d'adultes apprenant à lire en anglais L2, elles s'accordent sur le fait que les apprenants de L1 idéographique ont tendance à se centrer sur les aspects orthographiques, contrairement aux apprenants de L1 alphabétique (Muljani, Koda & Moates, 1998; Wade-Woolley, 1999; Wang, Koda & Perfetti, 2003).

À notre connaissance, une des seules recherches interlangues réalisées auprès de jeunes apprenants est celle de Bialystok, Luk et Kwan (2005). La langue familiale des apprenants, en 1e année d'anglais L2, est soit le chinois, soit l'hébreu, soit l'espagnol. Bialystok *et al.* (2005) montrent, outre le fait que les enfants de L1 chinois obtiennent de moins bonnes performances en décodage et en segmentation phonémique de mots anglais, que la corrélation entre les performances en lecture de non-mots en L1 et en anglais L2 est non significative pour ce groupe mais élevée pour les groupes de L1 hébreu et espagnol. Ainsi, le transfert des stratégies de lecture pourrait s'effectuer seulement si les L1 et L2 sont toutes deux basées sur le même principe alphabétique. Il conviendrait toutefois d'étudier davantage les différences quant aux relations entre la lecture en L1 et L2 à l'intérieur même des langues alphabétiques, langues qui n'ont pas, pour autant, les mêmes caractéristiques orthographiques. De plus, la dimension orthographique ne peut être la seule dimension prise en compte, les variations interlangues ayant vraisemblablement des impacts sur les différents aspects linguistiques traités lors de la lecture (*e. g.*, phonologiques et morphologiques). Les recherches interlangues axées sur l'apprentissage de la lecture en langue maternelle vont d'ailleurs dans ce sens (Goswami, Gombert & Fraca de Barrera, 1998; Goswami, Porpodas & Wheelwright, 1997; Goswami, Ziegler & Richardson, 2005; Ku & Anderson, 2003).

Les apprentissages implicite et explicite de la lecture

Un autre critère, considéré dans les théories sur l'apprentissage de la lecture en langue maternelle mais pas toujours évoqué dans les recherches sur la lecture en L2, est celui du niveau de contrôle cognitif impliqué lors de l'intégration et de la récupération des connaissances associées à la lecture. Dans le modèle de Gombert (2002; 2003; Demont & Gombert, 2004) deux types d'apprentissage coexistent et permettent au système d'élaborer des connaissances dans différents domaines linguistiques, dont la phonologie et la morphologie : les apprentissages implicites, relevant de traitements analogiques et spontanés, pouvant s'élaborer dès les premiers contacts répétés avec l'écrit, et les apprentissages explicites, relevant de processus analytiques, mobilisant un niveau élevé d'attention et soumis à l'influence de contingences externes.

Il s'est ainsi avéré déterminant, dans notre étude sur l'apprentissage de la lecture en français L2 d'investir, non seulement le champ des connaissances phonologiques et morphologiques (leur rôle sur l'apprentissage de la lecture dans de multiples langues est maintenant attesté, voir par exemple les chapitres de Marec-Breton, de Vidigal de Paula *et al* et de Boukadida *et al* dans le présent ouvrage), mais également le niveau de contrôle nécessaire pour mettre en place ces deux types de connaissances.

Objectifs et hypothèses de l'étude

Les objectifs de cette étude comparative interlangue première sont d'appréhender l'influence des caractéristiques linguistiques des L1 (et leur proximité avec le système écrit du français) sur les connaissances phonologiques et morphologiques en français L2, de nature implicite et explicite, et sur les procédures de reconnaissance des mots écrits en français L2. Pour parvenir à ces objectifs, deux langues premières écrites très différentes sont étudiées :

– L'arabe standard, langue écrite qui, en version vocalisée, est graphophonologiquement très régulière et pour laquelle la dimension morphologique impose des règles d'écriture déterminantes (Ammar, 2002 ; Belajouza & Snoussi, 2006). La structure morphologique de l'ensemble du vocabulaire arabe se caractérise en effet par l'intrication d'un schème vocalique (*e. g.*, [-α-α-α] correspondant à la 3e personne du masculin singulier à l'inaccompli) à une racine consonantique (*e. g.*, [κτβ] signifiant ce qui se rapporte à l'écrit). En outre, l'écriture de l'arabe utilise l'alphabet arabe et les systèmes orthographique et morphologique de cette langue écrite sont très différents du français.

– Le portugais, langue dans laquelle il existe plusieurs irrégularités graphophonologiques mais pour laquelle la dimension morphologique n'est pas aussi saillante qu'en arabe.

Le portugais est également, sous sa forme écrite, la langue latine la plus proche du français (Seymour, Aro & Erskine, 2003).

Nous postulons que la référence à la L1 ne s'élabore pas de façon similaire, aux niveaux implicite et explicite des connaissances, car la distance linguistique entre L1 et L2 n'y a pas la même influence. Lorsque le fonctionnement linguistique entre L1 et L2 est trop différent, les automatismes élaborés par le biais de la L1 ne peuvent être réinvestis. En revanche, les connaissances explicites seraient moins tributaires de la distance entre L1 et L2 car elles relèvent d'un niveau d'abstraction plus élevé, permettant au système cognitif de se dégager des caractéristiques formelles des langues.

Eu égard à ce postulat, nous formulons les hypothèses suivantes, quant aux différences envisageables entre arabophones et lusophones :

– L'avantage des lusophones devrait en particulier concerner les connaissances phonologiques mises en place implicitement car cette dimension est importante en portugais et la proximité entre le système phonologique du portugais et du français n'empêche pas les automatismes de s'appliquer en français L2 ; en revanche, l'avantage des arabophones devrait se limiter aux connaissances morphologiques de nature explicites car la morphologie est une dimension importante de l'écrit en arabe L1 et le niveau explicite n'est pas affecté par la distance des systèmes entre L1 et L2.

– Chez les lusophones, les procédures de lecture en français L2 devraient se situer en continuité avec les procédures de lecture en portugais L1 car les systèmes écrits des deux langues sont proches. Nous

nous attendons en particulier à ce que les habiletés en lecture de mots en français soient très dépendantes des habiletés en lecture de mots en portugais. En revanche, chez les arabophones, la lecture de mots en français L2 devrait être davantage dépendante des connaissances mesurées en français. Influencés par leur apprentissage préalable de la lecture en arabe, ces apprenants pourraient notamment se baser sur leurs connaissances des aspects morphologiques pour lire en français.

METHODOLOGIE

Participants

Les participants sont des élèves tunisiens et brésiliens, apprenant le français L2 à l'école primaire, dans leur pays d'origine. L'enseignement du français est différent en Tunisie et au Brésil ; par exemple, le nombre d'heures de cours n'est pas réparti de la même façon [5]. Compte tenu de ces différences, les établissements et les niveaux scolaires ont été choisis de façon que les enseignants de français soient toujours de même langue maternelle que leurs élèves et que le volume horaire d'enseignement du français, depuis le début de la scolarité, soit le moins éloigné possible entre les groupes arabophones et lusophones. Ainsi, les quatre-vingts élèves tunisiens sont issus de deux écoles primaires publiques, situées en périphérie de Tunis ; ils peuvent être en 3e ou 4e année de scolarité et ont reçu 160 ou 436 heures de cours de français, depuis le début de leur scolarité. Les soixante-deux élèves brésiliens sont, pour leur part, scolarisés en 3e ou 5e année d'une école française privée de São Paulo et ont reçu 224 ou 512 heures de cours de français depuis le début de leur scolarité [6]. Un appariement global entre arabophones et lusophones a, en outre, été réalisé à partir des scores obtenus à l'épreuve réceptive de vocabulaire en français de Deltour et Hupkens (1980 [7]). Cette variable nous est apparue importante pour effectuer l'appariement entre les groupes, d'une part, car les compétences orales constituent un élément déterminant dans l'apprentissage d'une langue seconde (Armand,

5. Dans les écoles primaires publiques tunisiennes, l'enseignement du français débute en 3e année à raison de 8 heures par semaine puis de 9 heures par semaine. Au Brésil en revanche, dans l'école française privée sélectionnée, le français est enseigné formellement à partir de la 2e année à raison de 4 heures par semaine.
6. À l'intérieur des groupes arabophones et lusophones, les élèves proviennent de niveaux scolaires différents mais nous avons toutefois choisi de les réunir car les effectifs par niveau auraient été trop hétérogènes.
7. Cette épreuve consiste à choisir, entre six images, celle correspondant à un mot oral prononcé par l'expérimentateur lors d'une passation collective.

2000) et, d'autre part, car cette variable constitue un moyen empirique de contrôler l'avantage du groupe arabophone vivant dans un pays où la langue française est très présente. À l'issue de cet appariement et du fait que les classes choisies ne sont pas identiques, de fortes différences d'âge apparaissent entre les deux groupes. De ce fait, il s'est avéré nécessaire d'entrer ce facteur comme co-variable dans les analyses de variance présentées ci-dessous. Le tableau 1 permet de visualiser l'ensemble des caractéristiques des groupes arabophones et lusophones.

Tableau 1 : Caractéristiques de la population

	Arabophones	Lusophones	Différences
Effectif	89	62	
Répartition des sexes	51 filles 38 garçons	21 filles 41 garçons	
Âge chronologique moyen (écart-type en mois)	9; 2 ans (6,63)	10; 1 ans (12,12)	t(149) = 7,02 ; p <.00001
Temps moyen d'apprentissage FL2 en heures (écart-type)	308,85 (138,35)	326,19 (138,92)	t < 1 ; ns
Score moyen vocabulaire réceptif FL2 /30 (écart-type)	13,85 (2,89)	14,53 (2,10)	t < 1 ; ns

Matériel

Outre le test de Deltour et Hupkens (1980), utilisé pour apparier les groupes sur le niveau de connaissances lexicales en français, un ensemble de tests et d'épreuves a été utilisé pour évaluer les habiletés de reconnaissance des mots écrits, les connaissances phonologiques et morphologiques en français mais aussi en L1 (arabe ou portugais[8]).

Mesure des habiletés de reconnaissance des mots écrits en FL2 et en L1

Le test « lecture de mots en une minute » de Khomsi (1999) qui consiste à lire, le plus vite possible, une liste de mots isolés à voix haute,

8. Pour ce qui concerne les connaissances phonologiques et morphologiques, les épreuves ayant été administrées oralement, avec un support écrit, il serait plus rigoureux de parler de connaissances graphophonologiques et grapho-morphologiques. Toutefois, pour ne pas alourdir le texte, il a été choisi de limiter leur dénomination à leurs caractéristiques essentielles.

a permis de déterminer le niveau de rapidité et d'exactitude de la lecture en français. Les adaptations de ce test en arabe standard[9] et en portugais[10] ont également été utilisées de manière à obtenir une mesure du niveau de lecture en L1 reposant sur les mêmes critères. Ainsi, en L1, le nombre moyen de mots lus correctement, en une minute, est de 60,33 en arabe pour les arabophones (σ = 16,99) et de 74,48 en portugais pour les lusophones (σ = 13,05). Compte tenu des différences de matériel entre les épreuves dans les deux langues, la comparaison intergroupe n'est pas envisageable.

Mesure des connaissances phonologiques en FL2 et en L1

Dans chacune des trois langues, deux types d'épreuves de détection d'intrus phonologique ont été élaborés ; ils se distinguent seulement sur la consigne :

a) le premier type, appelé épreuve de détection implicite d'intrus phonologique, est destiné à évaluer la sensibilité des participants aux unités syllabiques et intrasyllabiques de mots écrits en français L2 et dans la L1 des participants (arabe *vs* portugais). La consigne est implicite ; il est simplement demandé aux participants de choisir entre deux mots, celui allant le moins avec un mot cible, l'un terminant par le même segment graphophonologique que le mot cible et l'autre (l'intrus) ne partageant, au contraire, aucun élément graphophonologique avec ce dernier (*e. g.*, en français : qu'est ce qui va le moins avec « cheval » : « signal » ou « <u>moteur</u> » ?) ;

b) le second type d'épreuve est une tâche de détection explicite d'intrus phonologique, destinée à évaluer les capacités à identifier consciemment les similarités et différences graphophonologiques entre les mots écrits. Le principe de construction de l'épreuve est le même, mais la consigne explique les aspects à prendre en compte pour trouver la réponse. Ainsi, les participants doivent déterminer, parmi deux mots, celui qui ne finit pas par le même son qu'un mot cible (*e. g.*, qu'est ce qui ne finit pas comme « histoire » : « colère » ou « <u>cabane</u> » ?).

Dans ces épreuves (dans les trois langues), les items portent sur la syllabe finale de mots trisyllabiques, sur la rime intrasyllabique de mots bisyllabiques et le phonème final (consonantique ou vocalique) de mots

9. Adaptation réalisée par les équipes du département de psychologie de la faculté des Sciences Humaines et Sociales de Tunis et du LabECD de l'université de Nantes (travaux non publiés).
10. Adaptation réalisée par Vidigal de Paula (2007) et Besse (2007).

bisyllabiques. Un point est attribué à chaque item lorsque le choix porte sur l'intrus.

Mesures des connaissances morphologiques en FL2 et en L1

Comme précédemment, deux types d'épreuves de détection d'intrus morphologique sont distingués :

a) les épreuves de détection implicite d'intrus morphologique, destinées à évaluer la sensibilité des participants à la construction morphologique de mots écrits (construction en affixe/base, en français et en portugais, et en racine/schème, en arabe). Les participants doivent, là encore, choisir entre deux mots celui allant le moins avec un mot cible, l'un étant construit avec le même affixe que le mot cible (ou le même schème en arabe) et l'autre (l'intrus) n'étant pas construit ou utilisant une racine non identifiable (*e. g.*, qu'est ce qui va le moins avec « revoir » ; « replonger » ou « <u>refuser</u> » ?) ;

b) les épreuves de détection explicite d'intrus morphologique, destinées à évaluer les connaissances morphologiques permettant d'identifier consciemment la construction interne de mots dérivés écrits (en base/affixe, en français et portugais ou racine/schème, en arabe). Cette fois, les participants doivent déterminer parmi deux mots, celui qui ne fait pas apparaître la même construction morphologique qu'un mot cible (*e. g.*, qu'est ce qui ne vient pas d'un autre mot comme « cendrier » : « boîtier » ou « <u>cahier</u> » ?).

Dans les trois langues, ces deux épreuves se composent chacune de douze items. En français et en portugais, les items concernent la formation de mots soit par préfixation (« re- » et « dés- » en français ; « *re-* » et « *des-* » en portugais) soit par suffixation (« -eur » et « -ier » en français ; « *-or* » et « *-eiro* » en portugais). En arabe, l'ensemble des items porte sur quatre schèmes différents permettant la formation soit de substantifs (*e. g.*, le schème d'instrument « مِفْعَالٌ » [mifʕa:lun]) soit de verbes dérivés (*e. g.*, le schème « أَفْعَلَ » [ʔafʕala] à valeur factitive). Un point est attribué à chaque item lorsque le choix porte sur l'intrus.

Procédure

Les évaluations ont nécessité plusieurs sessions. Les passations collectives ont débuté par les deux tâches de détection implicite d'intrus (phonologique et morphologique dont l'ordre de présentation a été randomisé), en français L2 puis en L1 ; y ont succédé les épreuves de détection explicite d'intrus (randomisation de l'ordre des deux épreuves phonologique et morphologique), en L1 puis en français L2. Une fois le test de vocabulaire administré collectivement, les élèves étaient vus, un par un, pour effectuer les deux tests de lecture de mots, en français et en L1 (l'ordre de présentation ayant aussi été randomisé).

Résultats

Des analyses de variance, menées sur les performances aux épreuves de détection d'intrus en français peuvent permettre de mettre à l'épreuve l'hypothèse d'une supériorité d'un groupe sur l'autre, sur certaines dimensions du système linguistique français (*i. e.* phonologique implicite chez les lusophones et morphologique explicite chez les arabophones). Les analyses de corrélation et de régression effectuées permettent, quant à elles, de déterminer, chez les arabophones, d'une part, et les lusophones, d'autre part, la contribution de certaines connaissances, mesurées en français L2 mais aussi en L1, à la lecture de mots français.

Comparaison entre arabophones et lusophones sur les résultats aux épreuves de détection d'intrus phonologique et morphologique en français L2

Les résultats obtenus, par les arabophones et lusophones, aux épreuves de détection (implicite et explicite) d'intrus phonologique et morphologique, en français L2, sont présentés dans le tableau 2.

Tableau 2 : Performances moyennes sur 12 (et écart-types) aux quatre épreuves, en FL2, selon la L1

Épreuves de détection d'intrus en FL2		Arabophones	Lusophones
Phonologique	Implicite	6,16 (2,12)	8,54 (2,36)
	Explicite	11,22 (1,95)	11,59 (0,76)
Morphologique	Implicite	6,24 (1,78)	5,62 (1,89)
	Explicite	7,44 (1,78)	7,76 (2,01)

Avant d'effectuer des analyses statistiques sur l'effet de la L1, indépendamment des variations d'âge, il faut signaler, pour les deux groupes, la présence de réponses aléatoires à l'épreuve implicite de détection d'intrus morphologique et de scores plafonds à l'épreuve explicite de détection d'intrus phonologique. Ces performances n'ont pas été prises en compte dans les analyses statistiques suivantes (comparatives, de corrélation et de régression).

Toutefois, à l'épreuve de détection implicite d'intrus phonologique, les réponses des arabophones ne se distinguent pas significativement du hasard (t < 1), contrairement aux scores des lusophones [t(60) = 8,40 ; p <.0001].

Sur les performances à l'épreuve explicite morphologique, l'analyse de covariance a pu être menée pour déterminer l'effet de la L1 (arabe *vs* portugais) avec comme covariable le facteur « âge ». L'ANCOVA met en évidence un effet de cette covariable [F(1,144) = 24,52 ; p <.0001] mais pas de la L1 [F(1,144) = 2,57 ; ns].

Comparaison entre arabophones et lusophones sur le niveau de lecture de mots en français L2

Les résultats obtenus au test de lecture de mots en une minute, en fonction du groupe, sont présentés dans le tableau 3.

Tableau 3 : Performances moyennes, en nombre de mots lus correctement en une minute (et écart-types) au test LUM, en FL2, en fonction de la L1

	Arabophones (N = 62)	Lusophones (N = 87)
Score au LUM français L2 (écart-type)	23,97 (13,74)	36,68 (12,87)

L'analyse de covariance menée sur le niveau de lecture en français L2 fait apparaître une différence significative entre les deux groupes [F(1,145) = 4,15 ; p <.05] : les arabophones lisent correctement moins de mots que les lusophones. L'effet de la covariable « âge » est également significative [F(1,145) = 54,00 ; p <.0001].

Analyses de corrélation et de régression entre les performances aux tests et épreuves sélectionnées, en L1 et en L2, et le niveau de lecture en français L2

De façon à déterminer, chez les arabophones, d'une part, et les lusophones, d'autre part, les variables apportant leur contribution aux performances en lecture de mots en français, des analyses de corrélation ont, dans un premier temps, été effectuées. Outre les scores aux épreuves de détection retenues selon les critères précédemment énoncés (absence de réponses aléatoires et de scores plafonds), le niveau de lecture de mots en L1 et le niveau de vocabulaire en français L2 ont également été entrés dans les analyses.

Chez les arabophones, la matrice de corrélation met en évidence des corrélations significatives entre le niveau de lecture de mots en français L2 et toutes les performances retenues (cf. tableau 4). Les scores les plus corrélés au niveau de lecture concernent les connaissances en vocabulaire (r = .63 ; p <.0001) et la lecture de mots en arabe L1 (r = .59 ; p <.0001). Les corrélations avec les scores aux épreuves explicites de détection d'intrus morphologique, en arabe L1 et en français L2, sont également significatives (respectivement r = .40 ; p <.0001 et r = .36 ; p <.001).

Tableau 4 : Coefficients de corrélation entre les différentes performances retenues et le niveau de lecture de mots, en français L2, chez les arabophones

Épreuves	Épreuve explicite morphologique arabe L1	Épreuve explicite morphologique français L2	Lecture de mots arabe L1	Vocabulaire français L2
Lecture de mots français L2	.40***	36***	.59***	.63***

*** significatif à p <.001

L'analyse de régression pas à pas, incluant ces quatre variables indépendantes (cf. tableau 5), montre que le niveau de vocabulaire en français, le niveau de lecture de mots en arabe et les performances à l'épreuve de détection explicite d'intrus en arabe expliquent ensemble 61,61 % de la variance en lecture de mots en français L2. Le vocabulaire en français explique à lui seul 39,73 %. Le niveau de lecture de mots en arabe, inclus dans un deuxième temps, ajoute 17,03 % de variance expliquée. Le niveau de connaissances morphologiques explicites en arabe L1 apparaît dans un troisième temps et contribue à expliquer, de façon indépendante, 4,86 % de variance. La contribution ajoutée de la variable « morphologie explicite en français L2 » est trop faible pour être significative (ß = .12, ns).

Tableau 5 : Contribution des variables entrées dans le modèle de régression sur le niveau de lecture de mots en français L2 chez les arabophones

	R	R^2	R^2 modifié	F	p
Pas 1 : Vocabulaire français L2	.6303	.3973	.3973	52,73	<.0001
Pas 2 : Lecture de mots arabe L1	.7533	.5675	.1703	31,10	<.0001
Pas 3 : Morphologie explicite arabe L1	.7849	.6161	.0486	9,87	<.01
Pas 4 : Morphologie explicite français L2	.7930	.6289	.0128	2,65	ns

Chez les lusophones (cf. tableau 6), il est à noter une corrélation importante entre le niveau de lecture de mots en portugais L1 et en français L2 (r = .85 ; p <.0001). Les corrélations entre le niveau de lecture de mots en français et les scores aux épreuves explicites de détection d'intrus morphologique, en portugais L1 et en français L2, sont également significatives (respectivement r = .49 ; p <.0001 et r = .43 ; p <.0001). Il en est de même de la corrélation avec le niveau de vocabulaire en français (r = .38 ; p <.01). Il apparaît enfin deux corrélations négatives entre le niveau de lecture de mots en français et les scores aux épreuves implicites de détection d'intrus phonologique en portugais L1 et en français L2 (respectivement r = -.40 ; p <.001 et r = -.38 ; p <.001).

Tableau 6 : Coefficients de corrélation entre les différentes performances retenues et le niveau de lecture de mots, en français L2, chez les lusophones

Épreuves	Phonologie implicite portugais L1	Phonologie implicite français L2	Morphologie explicite portugais L1	Morphologie explicite français L2	Lecture de mots portugais L1	Vocabulaire français L2
Lecture de mots français L2	-.40**	-.38**	.49***	.43***	.85***	.38**

*** significatif à p < .001 ; ** p <.01

Après avoir inclus ces six variables dans un modèle de régression pas à pas, il ressort que celles contribuant à expliquer ensemble et de façon significative 76,78 % de la variance, en lecture de mots en français, sont le niveau de lecture de mots en portugais, les connaissances implicites phonologiques en portugais, les connaissances explicites morphologiques en français et les connaissances implicites phonologiques en français (cf. tableau 7). Toutefois, seul le niveau de lecture de mots en portugais explique une part importante (71,96 %) de la variance. La contribution indépendante des autres variables est, en revanche, trop faible pour être significative (respectivement ß = -.12, ns; ß = .12, ns; ß = -.09, ns pour les variables « phonologie implicite portugais », « morphologie explicite français » et « phonologie implicite français »).

Tableau 7 : Contribution des variables entrées dans le modèle de régression sur le niveau de lecture de mots, en français L2, chez les lusophones

	R	R^2	R^2 modifié	F	p
Pas 1 : Lecture de mots portugais L1	.8483	.7196	. 7196	128,29	<.0001
Pas 2 : Phonologie implicite portugais L1	.8653	.7487	.0291	5,68	ns
Pas 3 : Morphologie explicite français L2	.8721	.7606	.0119	2,38	ns
Pas 4 : Phonologie implicite français L2	.8762	.7678	.0072	1,45	ns

Discussion

L'objectif de cette étude, était de vérifier l'influence des acquisitions préalables de l'écrit en L1, sur certaines connaissances développées en français L2, d'une part, et sur l'apprentissage de la lecture en français L2, d'autre part.

Cette recherche s'est attachée, dans un premier temps, à comparer les performances des arabophones et des lusophones, dans le domaine des connaissances phonologiques et morphologiques en français L2. Partant du postulat que, pour lire en arabe standard vocalisé et en portugais, le poids respectif des connaissances morphologiques et phonologiques n'est pas identique, et que la distance entre L1 et L2 n'affecte pas de la même façon le niveau implicite et explicite des apprentissages, nous pensions voir apparaître de meilleures performances à l'épreuve phonologique implicite, chez les lusophones, et de meilleures performances à l'épreuve morphologique explicite, chez les arabophones.

Bien que l'ensemble des analyses prévues n'ait pas pu être mené, plusieurs résultats permettent d'éprouver et d'approfondir les différences entre arabophones et lusophones.

Tout d'abord, il a été observé que le niveau de lecture de mots français des arabophones est inférieur à celui des lusophones. La maîtrise du système écrit français, chez les apprenants dont la L1 utilise un système alphabétique très différent, pourrait prendre plus de temps que chez des apprenants dont la L1 et la L2 partagent le même système orthographique. Ce phénomène a souvent été mis en évidence par les recherches comparant des L1 alphabétiques et non alphabétiques (Bialystok *et al.*, 2005 ; Wang *et al.*, 2003 ; pour une revue, voir par exemple Koda, 2005). Nous le vérifions ici auprès d'élèves en situation d'apprentissage scolaire et sur des langues différentes mais toutefois alphabétiques.

En outre, le fait qu'à l'épreuve implicite de détection d'intrus phonologique, les lusophones obtiennent des scores se différenciant du hasard, contrairement aux arabophones, suggère que ces derniers ne sont pas sensibles aux caractéristiques phonologiques des mots écrits français (tout au moins telle que cette sensibilité est évaluée ici). En revanche, cette sensibilité est, comme nous nous y attendions, présente chez les lusophones. En outre, les scores plafonds obtenus, par les deux groupes, à l'épreuve phonologique explicite signifient que, quelle que soit la L1, la discrimination consciente des éléments graphophonologiques du français est parfaitement maîtrisée, peu de temps après avoir entamé l'apprentissage du français.

Pour ce qui concerne les connaissances morphologiques, des réponses aléatoires apparaissent, pour les deux groupes, à l'épreuve implicite de détection d'intrus. Cette épreuve, telle qu'elle a pu être construite dans cette étude, ne permet pas d'établir une sensibilité aux aspects morphologiques en français L2. La tâche pourrait, en effet, être trop difficile pour être résolue spontanément et sans contrôle et exiger une analyse consciente pour décomposer les morphèmes des mots et ainsi déterminer si le même segment (par exemple « ier ») joue ou non le rôle d'affixe (par exemple dans « saladier » mais pas dans « papier »).

Les résultats à l'épreuve morphologique explicite se distinguent, quant à eux, des réponses données au hasard, mais contrairement à nos attentes, ne révèlent pas de différence significative entre arabophones et lusophones. Des analyses complémentaires devront être menées pour déterminer pourquoi les connaissances morphologiques, moins privilégiées en portugais qu'en arabe L1, sont si bien développées en français L2 chez les lusophones. Le rapport de proximité entre L1 et L2 pourrait encore être un facteur particulièrement décisif dans la construction de ces connaissances. Rappelons, à ce sujet, que l'arabe se caractérise par une morphologie non linéaire, contrairement au portugais et au français (dont la morphologie est linéaire). Frost, Kugler, Deutsch et Forster (2005) avancent d'ailleurs que la structuration en racine/schème provoque une rupture de la forme orthographique et phonologique des éléments. Des analyses portant sur les relations entre les connaissances développées en L1 et en L2 permettraient d'approfondir l'effet de cette différence de principes de construction (*i. e.* la morphologie linéaire *vs* non linéaire).

Enfin, cette recherche visait à déterminer les connaissances impliquées lors de la lecture en français L2, en fonction des caractéristiques des L1 et de leur degré de proximité avec le français. Les résultats obtenus aux analyses de régressions permettent de constater que, conformément à nos hypothèses, le niveau de lecture en français, chez les lusophones, est particulièrement dépendant du niveau de lecture atteint en portugais. Cette relation entre niveau de lecture en L1 et en L2 est aussi apparue chez les arabophones mais dans une moindre mesure. La contribution des habiletés de lecture en arabe apparaît d'ailleurs secondaire par rapport à celle des connaissances lexicales en français. Ainsi, arabophones et lusophones n'aborderaient pas la lecture de mots de la même façon. Chez les lusophones, l'apprentissage de la lecture en français se situerait davantage en continuité avec l'apprentissage de la lecture en portugais car les systèmes écrits des deux langues sont proches. Cette continuité n'est pas envisageable chez les arabophones qui doivent réapprendre un nouveau système écrit. Ainsi, ces apprenants pourraient tenter de soutenir leur décodage en français, encore coûteux, en se basant davantage sur leurs connaissances lexicales orales dans cette langue. En outre, il est à noter l'intervention, chez ces apprenants, des connaissances morphologiques explicites en arabe L1. Ces connaissances pourraient se révéler plus indispensables que chez les lusophones car cette dimension est particulièrement importante pour lire en arabe, ce qui confirme que les acquisitions préalables de la lecture en L1 ont un rôle à jouer lors de l'apprentissage de la lecture en L2, même lorsque les systèmes écrits sont différents.

Il convient toutefois de rappeler que les arabophones et lusophones de cette étude, appariés sur le niveau de vocabulaire en français, ne se situent pas au même niveau d'habiletés de lecture de mots en français et n'ont pas le même âge. Il serait alors intéressant de développer, dans une étude similaire, l'évolution des performances et de la contribution des connaissances phonologiques et morphologiques, implicites et explicites, à la reconnaissance des mots écrits en français L2. Les profils observés chez les arabophones et les lusophones peuvent, en effet, évoluer selon un rythme différent et les acquisitions en L1 pourraient ne pas avoir la même influence au fil des apprentissages. Une analyse distinguant différents niveaux de lecture pourrait apporter des précisions quant aux stratégies de lecture adoptées par les apprenants en L2, en fonction des caractéristiques des L1 et de l'avancée dans les apprentissages.

D'autres différences demeurent entre les deux populations étudiées : en particulier, le statut et les méthodes d'enseignement du français ne sont pas comparables en Tunisie et au Brésil. Malgré les précautions prises (*e. g.*, écoles choisies dans des quartiers où réside une population de niveau socio-économique moyen à élevé et considérée comme plutôt arabophone et peu francophone en Tunisie, enseignants de langue maternelle arabe ou portugaise, appariement sur le niveau de vocabulaire), il s'est avéré difficile de contrôler de façon rigoureuse le type de méthode d'enseignement du français alors que cette variable pourrait jouer un rôle non négligeable dans la façon dont les élèves peuvent faire référence à leur langue première.

Dans cette recherche, nous avons différencié les apprentissages implicites et explicites et avons été confrontés aux difficultés de les évaluer empiriquement. Il s'agirait ainsi, dans une recherche ultérieure, d'améliorer ces instruments de mesure mais également de s'intéresser à la façon dont le format des connaissances sous-jacentes à ces apprentissages évolue. Plusieurs auteurs (*e. g.*, Demont & Gombert, 2004 ; Gombert, 1990 ; Karmiloff-Smith, 1992) envisagent en effet que les connaissances représentées à un niveau implicite soutiennent le développement des connaissances dites explicites. Cette progression reste encore peu explorée en L2 et mériterait d'être approfondie, en tenant compte de la distinction fondamentale entre la nature des connaissances et les processus par lesquelles ces dernières sont stockées et récupérées en mémoire.

Pascale Lefrançois

LE RÔLE DE LA CONSCIENCE MORPHOLOGIQUE DANS L'APPRENTISSAGE DE LA MORPHOGRAPHIE DU NOMBRE EN FRANÇAIS

Introduction

Quelles difficultés à orthographier la langue française ?

Apprendre à marquer correctement le pluriel, à l'écrit, constitue un défi pour les jeunes francophones, puisqu'il est très souvent impossible, à l'oral, de dire si un mot est au singulier ou au pluriel (Jaffré & David, 1999). À travers plusieurs recherches empiriques, Fayol et son équipe ont décrit les étapes de l'apprentissage de cette compétence en français. Par exemple, Fayol, Thévenin, Jarousse et Totereau (1999) ont montré que le pluriel des noms est réussi avant celui des verbes et des adjectifs et que les élèves du primaire ont tendance à commettre des erreurs de surgénéralisation (ajout de *s* aux verbes et de *nt* aux noms) jusqu'à ce que l'utilisation des marques correctes soit automatisée.

Qu'est-ce que la conscience morphologique ?

Par ailleurs, les recherches montrant l'importance des capacités métalinguistiques dans l'apprentissage de la lecture et de l'écriture sont très nombreuses (pour une des premières synthèses majeures, voir Gombert, 1990). Plus récemment, des chercheurs se sont intéressés au rôle, dans le développement de la littératie, d'une de ces capacités, la conscience morphologique, qui peut être définie comme la conscience de la structure morphémique des mots et la capacité à réfléchir sur cette structure et à la manipuler (Carlisle, 1995). Cette conscience peut avoir pour objet soit la morphologie grammaticale, c'est-à-dire l'usage des marques de genre, de nombre et de temps verbal qui donnent lieu à des variations graphiques du même mot, soit la morphologie lexicale, c'est-à-dire l'usage des préfixes et des suffixes en vue de la création de nouveaux mots (Verhoeven & Carlisle, 2006). Dans son introduction à une série d'études sur le sujet, Mann (2000) souligne que la conscience morphologique joue un rôle distinct de celui de la conscience phonologique dans l'apprentissage de la lecture et de l'orthographe.

Conscience morphologique et orthographe

Plusieurs recherches sur la conscience morphologique et l'orthographe ont été réalisées en anglais. Par exemple, les travaux de Fowler et Liberman (1995) et de Schwiebert, Green et McCutchen (2002) ont montré que, chez des élèves anglophones du primaire, la conscience morphologique (plus précisément ses aspects lexicaux) prédit la performance en orthographe lexicale. Nunes, Bryant et Bindman (1997b) ont observé que le niveau de conscience morphologique, tant lexicale que grammaticale, d'enfants anglophones de 6 à 9 ans prédit leur capacité à progresser dans leur apprentissage de l'orthographe des verbes au passé.

En français, il apparaît que les connaissances morphologiques contribuent, dès le début du primaire, à la performance en orthographe lexicale (Sanguin-Bruckert & Bruckert, 2004). Selon une étude de Plaza et Cohen (2004), les élèves faibles en orthographe lexicale en 2e année auraient, en 1re année, un niveau de conscience morphosyntaxique (en morphologie grammaticale) moins élevé que les élèves de niveau moyen en orthographe. Plus précisément, Sénéchal (2000) et Sénéchal, Basque et Leclaire (2006) ont montré que la conscience morphologique (grammaticale et lexicale) contribue à expliquer une part indépendante de la variance en orthographe uniquement pour les mots dits morphologiques (dont la consonne muette finale peut être déduite à partir de la forme de ses dérivés).

Objectifs de l'étude

À notre connaissance, le rôle de la conscience morphologique dans l'apprentissage de l'orthographe grammaticale en français n'a pas encore été étudié. C'est précisément ce à quoi notre recherche s'est intéressée, en se limitant, dans le champ très large de l'orthographe grammaticale, à la morphographie du nombre pour le nom, l'adjectif et le verbe, et en distinguant les aspects grammaticaux et lexicaux de la conscience morphologique. Plus spécifiquement, elle tentera, à travers une étude longitudinale d'un an chez des élèves du primaire, d'atteindre les trois objectifs suivants :

1/ Comparer la performance sur les aspects grammaticaux de la conscience morphologique à celle sur les aspects lexicaux, ainsi que la performance en morphographie du nombre sur les noms, les adjectifs et les verbes.

2/ Décrire l'évolution des performances en conscience morphologique (grammaticale et lexicale) et en morphographie du nombre (noms, adjectifs et verbes).

3/ Décrire les liens entre la conscience morphologique et la performance en morphographie du nombre.

MÉTHODOLOGIE

Population

Cent sept élèves provenant de deux écoles primaires de Montréal (Québec) de niveau socio-économique moyen-élevé ont participé à cette recherche. Trente-cinq élèves de 2e année (7-8 ans), cinquante-six de 3e année (8-9 ans) et seize de 4e année (9-10 ans) ont eu une première passation en mai 2004 (T1), puis une deuxième en novembre 2004 (T2) et une troisième en mai 2005 (T3).

Matériel

Trois épreuves ont été utilisées. La première visait à mesurer la conscience morphologique à travers deux tâches orales d'analogie comportant chacune vingt-quatre items ; parmi ces vingt-quatre items, douze demandaient un travail sur un mot et douze autres, sur un pseudo-mot. La première tâche ciblait la morphologie grammaticale (féminin et pluriel de noms et d'adjectifs, pluriel et temps de verbes, tous décelables à l'oral), la seconde, la morphologie lexicale (préfixes et suffixes, tels que *re-*, *sur-*, *-et*, *-ique*, dans des noms, des adjectifs et des verbes). Pour la morphologie grammaticale, les sujets devaient reproduire sur une phrase cible la même transformation que celle opérée sur la paire de phrases modèles ; par exemple, reproduire dans *Geneviève a parlé à un enseignant* la même transformation que dans *Isabelle a appelé un avocat, Isabelle a appelé une avocate*. Pour la morphologie lexicale, les sujets devaient compléter la phrase cible par analogie avec la phrase modèle ;

par exemple, compléter *Celui qui tripane mal...* comme *Celui qui pédore mal pédorasse.* Les phrases utilisées dans les deux tâches avaient toutes la même structure syntaxique (sujet, verbe, complément du verbe ou attribut) et étaient constituées de mots fréquents ; quant aux pseudo-mots, ils comportaient tous deux syllabes de structure CV, CVC, CCV, VC ou CCVC. Pour chaque item, deux points ont été attribués au sujet quand il effectuait la transformation attendue (c'est-à-dire conforme à la norme pour les mots, identique à la transformation du modèle pour les pseudo-mots) sans modifier le reste de la phrase ; un point a été attribué en cas de transformation réussie accompagnée d'une modification du reste de la phrase. Pour éviter une éventuelle habituation à la tâche, cette épreuve n'a été présentée que deux fois (T1 et T3), à une année d'intervalle.

La deuxième épreuve évaluait la capacité à appliquer les règles de morphographie du nombre, à l'aide d'une tâche de complètement d'accords, dans un texte où il fallait compléter si nécessaire onze noms, onze adjectifs et onze verbes sélectionnés : trois des noms, des adjectifs et des verbes devaient rester au singulier et huit devaient prendre la marque du pluriel. Cinq noms étaient précédés d'un déterminant sans adjectif (*e. g.*, *deux solutions*), six étaient accompagnés d'un adjectif en plus du déterminant (*e. g.*, *mes meilleurs amis*). Cinq adjectifs étaient en position attribut (*e. g.*, *les chats sont sages*), six se trouvaient dans un groupe nominal (*e. g.*, *mes meilleurs amis*). Le groupe nominal sujet des verbes était :

– dans deux cas, un nom précédé d'un déterminant (*e. g.*, *ses parents adoptent* [...]),

– dans trois cas, un nom accompagné d'un déterminant et d'un adjectif (*e. g.*, *de délicieux plats dégagent* [...]),

– dans trois cas, un nom accompagné d'un déterminant et d'un groupe prépositionnel incluant un nom au singulier (*e. g.*, *les filles de la voisine restent* [...]),

– dans trois cas, un nom accompagné d'un déterminant et d'un groupe prépositionnel incluant un nom au pluriel (*e. g.*, *les garçons des voisins semblent* [...]).

Pour tous les noms et les adjectifs au pluriel, la forme correcte nécessitait l'addition d'un s; pour tous les verbes, l'ajout de *nt*.

Nous avons calculé le nombre de bonnes réponses sur les vingt-quatre mots au pluriel. Deux versions équivalentes de cette épreuve ont été construites pour éviter l'effet d'habituation, la version A ayant servi aux T1 et T3, la version B au T2. Cette tâche sollicitait les connaissances procédurales et conditionnelles des sujets, que Nadeau (1995) définit respectivement comme la capacité à réaliser l'accord correctement et la capacité à reconnaître la règle à appliquer (en fonction de la classe du mot).

La troisième épreuve mesurait la performance dans l'application des règles de morphographie du nombre dans une tâche de production écrite libre : les sujets devaient décrire la scène représentée dans une image différente aux trois temps de passation (*e. g.*, *des enfants réunis pour un anniversaire*). La longueur du texte demandé variait selon le niveau scolaire (soixante mots en 2e année, cent vingt-cinq en 3e, une page en 4e et 5e) et les sujets disposaient de deux périodes de 60 à 75 minutes pour réaliser la tâche. Nous avons évalué le pourcentage de marques du pluriel appropriées appliquées aux noms, aux adjectifs et aux verbes (le nombre de cas et leur niveau de complexité variaient évidemment d'une copie à l'autre). Cette tâche requiert les mêmes connaissances procédurales que la tâche de complètement, mais nécessite encore plus de connaissances conditionnelles parce qu'en plus de devoir juger quelle règle d'accord appliquer, les sujets doivent sélectionner eux-mêmes les mots sur lesquels porter ce jugement.

PRÉSENTATION ET DISCUSSION DES RÉSULTATS

Comparaison entre les résultats obtenus aux différents types d'items des épreuves de conscience morphologique et de morphographie du nombre

Pour comparer les résultats obtenus aux différents types d'items à un moment de passation donné, des tests *t* ont été effectués. Le tableau 1 présente les résultats obtenus dans les trois épreuves, aux trois temps de passation.

Tableau 1 : Moyennes absolues (écarts-types) et moyennes en pourcentage pour les trois épreuves, aux trois temps

Mesure (maximum)	T1 Moyenne (et)	%	T2 Moyenne (et)	%	T3 Moyenne (et)	%
Conscience morphologique						
Total (96)	52.17 (20.69)	54			65.42 (16.36)	68
Morphologie grammaticale (48)	27.29 (10.53)	57			33.78 (7.21)	70
Morphologie lexicale (48)	24.88 (11.93)	52			31.64 (10.10)	66
Mots (48)	30.79 (10.49)	64			37.63 (7.73)	78
Pseudo-mots (48)	21.38 (11.08)	45			27.79 (9.60)	58
Complètement						
Tous les mots (24)	13.98 (6.25)	58	16.50 (5.32)	69	17.82 (5.36)	74
Noms (8)	5.82 (2.17)	73	6.67 (1.58)	83	6.79 (1.51)	85
Adjectifs (8)	4.70 (2.22)	59	5.89 (1.93)	74	5.75 (2.13)	72
Verbes (8)	3.46 (3.18)	43	3.93 (2.94)	49	5.29 (2.92)	66
Production						
Tous les mots	10.03 (5.46)	71	14.09 (8.54)	74	16.64 (9.47)	74
Noms	6.98 (3.81)	77	8.16 (4.32)	83	8.06 (4.80)	81
Adjectifs	0.65 (1.05)	56	1.79 (2.72)	58	2.39 (2.56)	64
Verbes	2.39 (2.48)	59	4.19 (4.08)	65	6.20 (4.27)	72

Note : N = 107

Dans l'épreuve de conscience morphologique, l'ensemble des élèves réussit mieux l'épreuve de morphologie grammaticale que celle de morphologie lexicale aux deux moments de passation (au T1, t(106) = 15,928, p <.001 ; au T3, t(106) = 16,948, p <.001), et ce, même si la tâche ciblant la morphologie grammaticale est plus coûteuse cognitivement que celle ciblant la morphologie lexicale (la première demande de formuler une phrase, la seconde, un mot). Selon Mann (2000), qui s'appuie sur des travaux réalisés surtout en anglais, la morphologie grammaticale serait maîtrisée la première ; cela s'avère juste également en français, langue dont la morphologie grammaticale est particulièrement riche. De plus, les mots sont manipulés plus facilement que les pseudo-mots aux deux temps de passation (au T1, t(106) = 2,818, p = .006 ; au T3, t(106) = 3,461, p = .001). Casalis et Louis-Alexandre (2000) avaient déjà observé un effet de lexicalité similaire en français, tant en morphologie grammaticale qu'en morphologie lexicale.

Dans l'épreuve de complètement, aux trois moments de passation, le pluriel des noms est mieux réussi que celui des adjectifs (au T1, t(106) = 7,593, p <.001 ; au T2, t(106) = 5,769, p <.001 ; au T3, t(106) = 6,581, p <.001). Le pluriel des noms est également mieux réussi que celui des verbes (au T1, t(106) = 8,844, p <.001 ; au T2, t(106) = 11,002, p <.001 ; au T3, t(106) = 6,131, p <.001). Le pluriel des adjectifs est mieux réussi que celui des verbes aux temps 1 et 2 seulement (au T1, t(106) = 4,021, p <.001 ; au T2, t(106) = 7,306, p <.001). Il apparaît donc qu'en complètement, le pluriel des noms est toujours le plus facile et celui des verbes, toujours le plus difficile. En début d'apprentissage, c'est-à-dire aux T1 et T2, le pluriel des verbes est plus difficile que celui des adjectifs, puis la performance sur les verbes s'améliore suffisamment pour qu'elle égale celle qui concerne les adjectifs.

En production écrite, comme en complètement, le pluriel des noms est mieux réussi que celui des adjectifs (au T1, t(60) = 4,308, p <.001 ; au T2, t(86) = 6,013, p <.001 ; au T3, t(95) = 6,165, p <.001) et des verbes aux trois moments de passation (au T1, t(101) = 4,363, p <.001 ; au T2, t(103) = 5,931, p <.001 ; au T3, t(104) = 3,202, p = .002). Mais, contrairement à ce qu'on observe dans l'épreuve de complètement, les performances sur les verbes et les adjectifs ne sont pas différentes aux temps 1 et 2 ; les performances sur les verbes sont toutefois supérieures à celles obtenues sur les adjectifs au T3 (t(94) = 2,913, p = .004). Ces résultats confirment que le pluriel des noms est toujours le plus facile, mais nuancent les résultats concernant le pluriel des verbes et des adjectifs. Quand les élèves construisent eux-mêmes leurs phrases, le pluriel des verbes est aussi bien réussi sinon mieux que celui des adjectifs, probablement parce que les constructions choisies comportent des sujets moins complexes (des pronoms personnels, par exemple) que ceux proposés dans l'épreuve de complètement (où tous les sujets sont des groupes nominaux incluant souvent un complément du nom).

Les quelques différences entre les résultats obtenus en complètement et ceux obtenus en production méritent une attention particulière. Il faut souligner qu'au T1, la performance en production pour l'ensemble des mots est de 13 % supérieure à la performance en complètement; l'écart entre les deux épreuves diminue au T2 jusqu'à devenir nul au T3. Cette supériorité de la performance en production est vraie pour les verbes et pour les noms (excepté au T3, dans ce dernier cas), mais pas pour les adjectifs. Rappelons que ces deux épreuves se distinguent en termes de degré de sollicitation des connaissances conditionnelles, la tâche de production écrite en exigeant davantage, puisque les sujets déterminent eux-mêmes sur quels mots appliquer les règles d'accord. On aurait pu croire, la production nécessitant plus de connaissances que le complètement, que la performance y aurait été moins bonne. À l'inverse, on aurait pu penser, les élèves du primaire construisant généralement des phrases peu complexes sur le plan syntaxique, que les cas utilisés en production écrite seraient plus simples que ceux proposés en complètement et, donc, que la performance serait meilleure en production. La réalité semble se situer entre ces deux hypothèses : en début d'apprentissage, l'écart entre le niveau de difficulté des deux épreuves est relativement grand en faveur de la production, où les constructions sont plus simples parce qu'elles sont choisies par les élèves; un an plus tard, les constructions employées librement en production écrite sont probablement plus complexes, donc plus semblables à celles de l'épreuve de complètement, ce qui tend à rapprocher les performances dans les deux épreuves.

Le fait que le pluriel des noms soit en tout temps le mieux réussi, aussi bien en complètement qu'en production, confirme les résultats obtenus par Fayol *et al.* (1999), qui concluaient que le pluriel des adjectifs et des verbes, faisant moins intuitivement appel au sens que celui des noms, est maîtrisé après ce dernier. Pour déterminer lequel, du pluriel des adjectifs ou des verbes, est le plus facile à réaliser, nos résultats sont plus nuancés : de façon générale, les premiers sont mieux réussis en complètement et les seconds, en production. Pour juger de la difficulté relative que posent le pluriel des verbes et celui des adjectifs, il est donc essentiel de prendre en compte la tâche à travers laquelle la morphographie du nombre est mesurée.

Évolution des performances

Pour comparer les performances d'un moment de passation à l'autre, nous avons conduit des MANOVAs. Le progrès dans le temps est significatif en conscience morphologique ($F(1,104) = 96{,}826$, $p < .001$), en complètement ($F(2,103) = 20{,}445$, $p < .001$) et, seulement pour les verbes, en production écrite ($F(2,95) = 5{,}670$, $p < .01$). Ce progrès diffère selon le niveau scolaire en conscience morphologique seulement ($F(2,104) = 9{,}870$, $p < .001$). L'amélioration diminue avec l'apprentissage (elle est plus grande entre la 2e et la 3e année qu'entre la 3e et la 4e et qu'entre la 4e et la 5e). Cela tend à appuyer l'hypothèse de Casalis et Louis-Alexandre (2000), selon laquelle le développement de la conscience morphologique peut se poursuivre au-delà de la 2e année. Par ailleurs, comme l'avaient mis en évidence Fayol *et al.* (1999), la phase cruciale dans le développement de la morphographie du nombre semble se situer entre la 2e et la 4e année. Si le progrès est plus important dans le cas des verbes, c'est probablement parce que le pluriel verbal est le plus difficile à acquérir, du fait qu'il ne consiste pas en l'ajout du s prototypique, caractéristique du pluriel des noms et des adjectifs, mais qu'il demande de faire appel à une nouvelle marque, *-nt*.

Liens entre la conscience morphologique et la morphographie du nombre

Pour déterminer quels aspects de la conscience morphologique prédisent le mieux les performances en complètement et en production, nous avons effectué des analyses de régression hiérarchique, avec comme variables dépendantes le score global en complètement et le score global en production, pour chaque moment de passation. Nous y avons contrôlé l'effet du niveau scolaire et de la performance initiale en morphographie du nombre pour chaque tâche. Trois modèles différents ont été utilisés ; dans chacun d'eux, le niveau scolaire était entré en premier, la performance en complètement et en production au T1, en deuxième [1]. Le troisième ensemble de variables, bien que concernant tous les résultats à l'épreuve de conscience morphologique, était différent d'un modèle à l'autre : dans le premier, la variable indépendante était le score global

1. Pour les régressions ayant comme variable dépendante la performance dans une épreuve au T1, cette même performance ne pouvait évidemment être entrée dans le modèle comme variable indépendante. N'entrait alors au deuxième niveau du modèle que l'autre épreuve au T1 (le complètement quand la régression portait sur la production, et *vice versa*).

en conscience morphologique au T1 ; dans le deuxième, il s'agissait des scores en morphologie grammaticale et en morphologie lexicale au T1 ; dans le troisième, il s'agissait des scores en conscience morphologique sur les mots et les pseudo-mots, dans cette même épreuve. Le tableau 2 présente les résultats de ces analyses.

Tableau 2 : Régressions hiérarchiques à partir des résultats aux épreuves de complètement et de production aux trois temps

	T1			T2			T3		
Variables dépendantes Variables indépendantes	R^2	ΔR^2	β	R^2	ΔR^2	B	R^2	ΔR^2	β
Complètement									
1. Niveau scolaire	.25**			.20**			.27**		
2. Morphographie du nombre au T1	.29**	.04		.51**	.31		.44**	.17	
3a. CM total	.37**	.08	.37**	.56**	.05	.32**	.50**	.06	.34**
3b. CM morph. gramm.	.37**	.08	.16	.56**	.05	.15	.49**	.05	.14
CM morph. lex.			.24*			.20*			.23*
3c. CM mots	.39**	.10	.45**	.56**	.05	.24	.49**	.05	.25
CM pseudo-mots			-.06			.10			.11
Production									
1. Niveau scolaire	.23**			.16**			.20**		
2. Morphographie du nombre au T1	.27**	.04		.34**	.18		.33**	.13	
3a. CM total	.27**	.00	.07	.34**	.00	.07	.35**	.02	.23*
3b. CM morph. gramm.	.26**	-.01	-.03	.34**	.00	-.09	.36**	.03	-.02
CM morph. lex.			.11			.16			.27*
3c. CM mots	.26**	-.01	.10	.34**	.00	-.16	.35**	.02	-.04
CM pseudo-mots			-.03			.22			.27

**$p < .01$; *$p < .05$; N = 107
CM = conscience morphologique
3a. = 3e niveau du premier modèle; 3b. = 3e niveau du deuxième modèle; 3c. = 3e niveau du troisième modèle

Aux trois moments de passation, le pourcentage de variance expliquée par les modèles est plus élevé en complètement qu'en production. Cela suggère que cette dernière épreuve, encore plus que l'autre, sollicite des habiletés différentes de la conscience morphologique, qui n'ont pas été explorées dans la présente étude.

Les pourcentages de variance expliquée sont plus élevés aux T2 et T3 qu'au T1 : 37 ou 39 % au T1, 56 % au T2, et 49 ou 50 % au T3 en complètement, 26 ou 27 % au T1, 34 % au T2, et 35 ou 36 % au T3 en production. En complètement, l'ajout de la conscience morphologique aux modèles apporte une contribution significative à la variance expliquée : au T1, 8 % dans les 1er et 2e modèles ($F(3,103) = 21{,}957$, $p < .001$ et $F(4,102) = 16{,}348$, $p < .001$), 10 % dans le 3e ($F(4,102) = 17{,}7957$, $p < .001$) ; au T2, 5 % dans les trois modèles ($F(4,102) = 34{,}756$, $p < .001$; $F(5,101) = 27{,}550$, $p < .001$; $F(5,101) = 27{,}726$, $p < .001$) ; au T3, 6 % dans le 1er modèle ($F(4,102) = 27{,}090$, $p < .001$) et 5 % dans les 2e et 3e modèles ($F(5,101) = 21{,}512$, $p < .001$ et $F(5,101) = 21{,}599$, $p < .001$). En production, la conscience morphologique contribue significativement à la variance expliquée au T3 uniquement : 2 % dans les 1er et 3e modèles ($F(4,102) = 15{,}414$, $p < .001$; $F(5,101) = 12.569$, $p < .001$), 3 % dans le 2e ($F(5,101) = 12.814$, $p < .001$).

Ces résultats montrent que la conscience morphologique joue un rôle spécifique dans l'apprentissage de la morphographie du nombre, que ce rôle se maintient sur une période d'un an dans la tâche de complètement et qu'il apparaît seulement après un an dans la tâche de production. Ils rejoignent les résultats de Nunes, Bryant et Bindman (1997a), qui ont constaté chez des anglophones de 6 à 9 ans que la conscience morphologique à un temps donné était un prédicteur de réussite dans la morphographie des verbes au passé sept mois plus tard. Les performances à une des tâches de conscience morphologique (*i. e.* l'analogie portant sur des mots) restaient un prédicteur significatif même après treize mois.

Plus spécifiquement, en complètement, les performances obtenues en morphologie lexicale sont un meilleur prédicteur que celles obtenues en morphologie grammaticale, aux trois temps (avec des coefficients β de .24, .20 et .23). Les performances aux tâches portant sur les mots sont un meilleur prédicteur que celles aux tâches portant sur les pseudomots au T1 seulement ($\beta = .45$). En production, les performances en morphologie lexicale sont un meilleur prédicteur de la réussite que celles réalisées en morphologie grammaticale au T3 seulement ($\beta = .27$). On aurait pu croire que les performances en conscience morphologique portant sur la morphologie grammaticale seraient un meilleur prédicteur de la réussite à l'écrit, concernant les règles de morphologie du nombre, que celles portant sur la morphologie lexicale. Or il n'en est rien. Dans leur étude sur la morphographie des verbes au passé, Nunes *et al.*

(1997a) ont également comparé l'influence de la conscience morphologique dans des tâches où les analogies portaient sur des phrases[2], sur des mots et sur des pseudo-mots[3]. Ils ont constaté que les performances dans les tâches d'analogie portant sur des mots étaient les meilleurs prédicteurs de la réussite ; celles portant sur les phrases étaient aussi un prédicteur, mais seulement après sept mois ; les performances aux tâches portant sur les pseudo-mots n'y contribuent pas.

Cela montre, comme dans notre étude, que les performances aux tâches portant sur la morphologie grammaticale et les pseudo-mots sont de moins bons prédicteurs de réussite que les performances aux tâches portant sur la morphologie lexicale et les mots, et ce, même pour des aspects de la morphologie grammaticale écrite comme le nombre en français ou les verbes au passé en anglais. Rappelons que la morphologie lexicale est maîtrisée après la morphologie grammaticale, probablement parce qu'elle s'avère plus difficile, ce qui expliquerait qu'elle soit plus déterminante dans la performance à l'écrit. Le même raisonnement ne vaudrait pas pour les pseudo-mots, qui sont plus difficiles que les mots, peut-être parce qu'ils font travailler les sujets sur une langue décontextualisée, qui n'est pas celle des tâches de morphographie du nombre que nous leur avons proposées.

CONCLUSION

Cette étude nous permet d'arriver à quelques conclusions quant à l'évolution de la performance en conscience morphologique et en morphographie du nombre en français à l'école primaire et quant au lien entre ces deux performances. D'abord, il apparaît que la conscience morphologique des jeunes francophones continue de se développer après la 2e année, tout particulièrement entre la 2e et la 3e année, mais aussi que la morphologie grammaticale est plus facile à traiter que la morphologie lexicale. Comme l'avaient déjà montré les travaux de Fayol *et al.* (1999), il semble également que la maîtrise, par les élèves du primaire, de la morphographie du nombre en français augmente sur une période d'un an quel que soit le niveau scolaire et que le pluriel des noms est réussi avant celui des verbes et des adjectifs. Nos résultats nous permettent de nuancer les constats concernant ces deux dernières classes de mots : le pluriel des verbes se trouve maîtrisé avant celui des adjectifs dans les

2. (Changement de temps verbaux, *i. e.* morphologie grammaticale).
3. (Changement de temps verbaux et de classes de mots dans les deux cas, *i. e.* morphologie grammaticale et lexicale).

cas les plus simples (choisis par les élèves), alors que le contraire vaut quand les sujets des phrases sont plus complexes.

Ensuite, il ressort de cette étude que la conscience morphologique contribue à la performance en morphographie du nombre et que, mesurée à un moment donné, elle prédit encore mieux cette performance un an plus tard plutôt que six mois plus tard ou au moment même de la passation. L'effet de la conscience morphologique est toutefois différent selon la tâche avec laquelle la morphographie du nombre est évaluée : cet effet est plus important dans une tâche contrôlée de complètement d'accords que dans une tâche libre de production écrite. Dans ces deux tâches, les scripteurs doivent non seulement faire appel à leurs connaissances morphologiques, mais aussi à leurs connaissances procédurales sur les règles d'accord et, dans la tâche de production encore plus que dans celle de complètement, à leurs connaissances conditionnelles sur la pertinence d'appliquer telle ou telle règle. Enfin, les tâches de conscience morphologique portant sur la morphologie lexicale et sur les mots (plutôt que les pseudo-mots) sont les meilleurs prédicteurs de la performance en morphographie du nombre. Ainsi, la manipulation des morphèmes que sont les préfixes et les suffixes ne contribue pas uniquement à l'accroissement du vocabulaire, mais aussi à l'apprentissage des morphèmes grammaticaux comme les marques du pluriel.

De façon plus générale, il convient de souligner que cette recherche s'est intéressée à l'effet de la conscience morphologique en tant que tel et n'avait pas l'objectif de le comparer à celui d'autres aspects de la conscience métalinguistique ou de la compétence langagière. De plus, bien que la conscience morphologique joue un rôle de premier plan dans l'apprentissage de l'orthographe française, il faut insister sur le fait que le développement de connaissances conditionnelles appropriées est également primordial pour que les élèves utilisent adéquatement leurs connaissances morphologiques.

Remerciements

Cette étude a été rendue possible grâce à une subvention du conseil de recherches en sciences humaines du Canada (410-2003-1828).

Seconde partie

La question des coûts de traitements

Marie-Line Bosse, Sylviane Valdois et Benoit Dompnier

ACQUISITION DU LANGAGE ÉCRIT ET EMPAN VISUO-ATTENTIONNEL : UNE ÉTUDE LONGITUDINALE

Introduction

De nombreuses recherches portant sur l'acquisition de la lecture et de l'orthographe s'intéressent au rôle du traitement phonologique dans le développement des capacités de décodage (Ehri, 2005 ; Vellutino, Fletcher, Snowling & Scanlon, 2004). Il a par exemple été démontré que le traitement phonologique précoce prédit l'acquisition ultérieure du langage écrit. Les théories de l'acquisition de la lecture reconnaissent largement l'importance de la conscience phonologique dans l'établissement des procédures de lecture et de production orthographique. Cependant, certaines études montrent également que la variabilité observée au niveau du traitement phonologique ne peut pas expliquer l'ensemble de la variabilité observée sur les capacités de lecture et d'orthographe des enfants (Cunningham, Perry, Stanovich & Share, 2002). Certains profils d'enfants dyslexiques/dysorthographiques ne présentant aucun déficit du traitement phonologique suggèrent que d'autres processus cognitifs sont également essentiels pour l'acquisition de la lecture (*e. g.*, Bosse, Tainturier & Valdois, 2007 ; Dubois, Lafaye de Micheaux, Noël & Valdois, 2007 ; Romani, Ward & Olson, 1999). Chez l'enfant normo-lecteur, des recherches ont mis en évidence l'influence de plusieurs autres facteurs cognitifs dans les processus d'acquisition de la lecture, comme la dénomination rapide (de Jong & Van Der Leij, 2003 ; Kirby, Parrila & Pfeiffer, 2003) ou la conscience morphologique (Casalis & Louis-Alexandre, 2000 ; Singson, Mahony & Mann, 2000). Dans ce chapitre, nous focaliserons notre attention sur un autre facteur cognitif dont l'influence sur l'acquisition de la lecture est actuellement discutée, l'empan visuo-attentionnel (par la suite EVA). Une étude de groupes a montré que parmi les dyslexiques français ou anglais, une proportion substantielle présentait des troubles de l'EVA (Bosse *et al.*, 2007). Une étude corrélationnelle récente, menée auprès d'enfants tout-venant du CP au CM2, a montré que la variabilité observée au niveau de l'EVA explique une part propre de la variance en lecture chez l'enfant (Bosse & Valdois, sous presse). Cependant, si les études corrélationnelles permettent de vérifier que le processus cognitif étudié (ici l'EVA) et les capacités de lecture/orthographe co-varient, la mise en évidence d'un lien causal nécessite l'emploi d'autres types d'analyses (Castles & Coltheart, 2004) : d'une part, des études longitudinales qui permettent de vérifier si le processus cognitif présent avant le début de l'apprentissage influence celui-ci quelques mois ou quelques années plus tard; d'autre part des études d'intervention qui peuvent mettre en évidence l'impact positif de l'entraînement du processus cognitif sur l'acquisition de la lecture/orthographe. L'étude présentée ici fait partie de la première catégorie. Elle vise à confirmer l'existence d'un lien causal entre EVA et acquisition de la lecture, en étudiant la capacité prédictive du traitement visuo-attentionnel mesuré précocement sur l'acquisition du langage écrit un an plus tard.

L'empan visuo-attentionnel (EVA) et la lecture

Même si la lecture est une tâche complexe comprenant forcément une étape de traitement et d'analyse visuels, le rôle spécifique de l'attention visuelle dans l'acquisition de la lecture est peu étudié. Certaines théories suggèrent que des fonctions associées aux aires pariétales, comme l'intégration visuo-spatiale ou la direction automatique de l'attention visuelle, sont importantes pour lire (Stein, 2003; Vidyasagar, 2004). Cette hypothèse est actuellement appuyée par des études d'enfants dyslexiques qui montrent que les troubles d'acquisition de la lecture peuvent exister conjointement à des déficits visuo-attentionnels (Facoetti *et al.*, 2003a). Toutefois, dans ces études, les capacités de traitement phonologique n'étaient pas contrôlées. Il est alors possible que le trouble visuo-attentionnel apparaisse systématiquement associé à un trouble phonologique, ce dernier restant le seul directement lié à la dyslexie (Facoetti *et al.*, 2003b). Mais l'intégration visuo-spatiale ou la direction de l'attention visuelle ne semblent pas être les seuls aspects de l'attention visuelle impliqués dans la lecture, notamment dans le traitement visuel rapide de suites de lettres.

L'implication de l'attention dans le processus de traitement visuel de suites de lettres a été formalisée par Bundesen (1990; 1998). Selon sa théorie de l'attention visuelle, la quantité d'information traitée, pendant la présentation rapide d'une suite de lettres, dépend de l'efficacité sensorielle de base sur chaque lettre (correspondant à la qualité du traitement de cet élément présenté seul) et du poids attentionnel attribué à chaque élément (correspondant à la qualité de l'attention visuelle distribuée simultanément sur les différents éléments). Or, il a été montré que les lecteurs débutants qui identifient les lettres isolées aussi bien que les lecteurs experts, ont cependant des performances faibles sur le traitement des suites de lettres (Pelli, Burns, Farell & Moore-Page, 2006). Cela pourrait refléter une plus faible capacité à distribuer l'attention visuelle en parallèle sur un ensemble d'éléments distincts, capacité *a priori* importante pour la reconnaissance rapide des mots.

L'empan visuo-attentionnel (EVA), défini comme la quantité d'éléments distincts que l'on peut traiter en parallèle dans un stimulus complexe au cours d'une seule fixation (Bosse *et al.*, 2007) est un estimateur de la qualité de la distribution de l'attention visuelle sur l'ensemble d'une séquence. Des études ayant pris soin de contrôler à la fois le traitement phonologique et l'EVA d'enfants dyslexiques (Bosse *et al.*, 2007 ; Valdois, Bosse, Ans, Carbonnel, Zorman, David & Pellat, 2003) suggèrent que certains enfants dyslexiques présentent un EVA particulièrement faible, sans déficit associé du traitement phonologique. De plus, les deux types de déficit prédisent chacun une part propre de variance sur les performances en lecture des dyslexiques. Ces données sont en accord avec l'hypothèse selon laquelle la qualité de l'EVA serait un élément déterminant pour l'acquisition de la lecture.

Conformément à cette hypothèse, une étude chez l'enfant tout-venant a mis en évidence une co-variation systématique des performances en lecture et de l'EVA, du CP au CM2 (Bosse & Valdois, sous presse). Cette co-variation est indépendante de celle également observée entre lecture et traitement phonologique. De plus, alors que la co-variation lecture/traitement phonologique diminue systématiquement après le CP, pour tous les types de mots, la co-variation lecture de mots irréguliers/EVA reste stable jusqu'au CM2. Ces données suggèrent que l'EVA serait particulièrement important pour l'acquisition du lexique orthographique et de la procédure de lecture lexicale.

Sur le plan théorique, le fonctionnement du modèle multi-traces de la lecture implémenté par Ans, Carbonnel et Valdois (1998) soutient l'hypothèse d'un rôle fondamental de l'EVA dans le processus d'identification des mots écrits (voir aussi Valdois, Bosse & Tainturier, 2004, pour une extension de cette hypothèse à l'acquisition de la lecture). En effet, le fonctionnement de ce modèle repose sur l'activité de la fenêtre visuo-attentionnelle, présente au niveau de la couche orthographique, qui gère la répartition de l'attention visuelle sur l'ensemble des lettres du mot.

En résumé, un ensemble de données théoriques et empiriques soutient l'idée selon laquelle l'EVA est en relation avec la lecture et son acquisition. Cependant, l'existence d'un véritable lien causal entre qualité de l'EVA et acquisition de la lecture n'est pas encore établie. En effet, les données existantes sont compatibles aussi bien avec l'hypothèse que l'EVA est une capacité qui se développe grâce à la lecture qu'avec l'idée selon laquelle il est également un facteur qui détermine l'acquisition de la lecture.

Intérêt de la recherche

La présente étude s'inscrit dans le prolongement direct des études précédemment décrites sur les relations entre l'EVA et l'acquisition de la lecture. Alors que les études précédentes ne décrivent qu'une co-variation entre EVA et lecture, mesurés au même moment chez l'enfant, la recherche présentée ici vise à préciser la nature du lien qui les relie. L'objectif est de tester l'hypothèse selon laquelle l'EVA, mesuré au début de l'acquisition de la lecture, prédit une part significative de variance en lecture, un an après. La confirmation de cette hypothèse apporterait un élément supplémentaire en faveur de l'idée que le traitement visuo-attentionnel est directement impliqué dans l'acquisition du langage écrit et qu'un déficit de l'EVA peut générer des difficultés particulières dans l'acquisition de la lecture.

Méthodologie

Participants

Les participants sont cent vingt-sept enfants issus de quatorze classes en maternelle grande section, dix-huit classes en CP, appartenant à huit groupes scolaires, ce qui fait que le risque d'un effet global de la méthode d'apprentissage ou de l'enseignant est très réduit. Les groupes scolaires se situent dans différents quartiers, hors réseaux d'éducation prioritaire, de l'agglomération grenobloise. Les participants sont tous de langue maternelle française et ont suivi une scolarité normale. Leur âge moyen était de 6 ans 10 mois lors du test en CP et 7 ans 8 mois en CE1. Les matrices couleur de Raven (Raven, Court & Raven, 1998) ont été utilisées en CP pour estimer les capacités de raisonnement non verbal. Les résultats montrent des capacités moyennes normales : le score moyen des participants était de 26,2 (sur 36, écart-type = 5,5, étendue 13-36), ce qui correspondait à un percentile moyen de 55,3 (écart-type = 27).

Tests et matériel

Tous les enfants ont été testés individuellement trois fois : en mai-juin de grande section maternelle (GS), en mai-juin de CP et en mars-avril de CE1. Mais les résultats présentés ici concernent uniquement les données récoltées en CP et CE1 (d'autres publications sont en préparation pour les résultats concernant la GS). Quatre types de tâches ont été proposés : des tâches de lecture, des épreuves phonologiques, des épreuves visuo-attentionnelles et des tâches contrôles.

Lecture

En CP : un texte de deux cent soixante-dix-huit mots, extrait d'un livre pour enfants lecteurs débutants (« Le gros chien de Petit Monsieur », de Clotilde Bernos) et accompagné d'une illustration, devait être lu pendant deux minutes. Le texte était écrit de façon conventionnelle (majuscules et minuscules, times 14). La mesure prise était le nombre de mots correctement lus en deux minutes.

En CE1 : le test de lecture de l'Alouette (Lefavrais, 1965) était administré. Ce test permet de calculer un âge lexique tenant compte de la vitesse et de la précision de l'identification des mots.

Épreuves phonologiques (en CP)

Omission du premier phonème : les enfants devaient enlever le premier phonème d'un mot entendu et produire oralement le pseudo-mot résultant de cette omission (*e. g.*, /uti/«outil » →/ti/; /plakar/«placard » →/lakar/). Quatre mots d'entraînement avec feedback étaient donnés. Le test était constitué de quinze mots : deux commençant par un phonème vocalique correspondant à un graphème complexe, neuf par un cluster consonantique et quatre par un phonème consonantique suivi d'une voyelle.

Segmentation en phonèmes : la tâche, pour les enfants, consistait à dire séparément tous les phonèmes d'un mot prononcé par l'expérimentateur (*e. g.*,/kado/→/k – a – d – o/). Un entraînement avec feedback sur quatre mots précédait les quinze mots du test, constitués en moyenne de quatre phonèmes (étendue 3-5).

Acronymes : deux mots étaient prononcés successivement par l'expérimentateur (un par seconde). La tâche, pour les enfants, consistait à extraire le premier phonème de chaque mot et à prononcer la syllabe correspondante (/kan/– /ubli/→/ku/). En guise d'entraînement, trois séries de deux mots étaient données avec feedback. Le test comprenait dix séries de deux mots, constitués en moyenne de 4,4 phonèmes (étendue 2-8). Sept mots commençaient par un phonème vocalique correspondant à un digraphe.

Le pourcentage moyen de réussite sur ces trois tâches constituait le score phonologique.

Épreuves visuo-attentionnelles (en CP)

Deux épreuves, utilisées à l'origine pour étudier le traitement de l'information perçue pendant une fixation (Averbach & Coriell, 1961 ; Averbach & Sperling, 1968), ont été adaptées aux capacités des enfants. Ces épreuves sont celles déjà employées pour estimer l'EVA (Bosse *et al.*, 2007 ; Bosse & Valdois, sous presse ; Valdois *et al.*, 2003).

Report global : dans cette épreuve, les enfants devaient reporter oralement toutes les lettres vues, au centre de l'écran, pendant 200 ms. Vingt stimuli constitués de séries de cinq lettres (*e. g.*, R S H D M) ont été construits de façon que chaque lettre apparaisse dix fois, soit deux fois dans chaque position de la série, et qu'aucune série ne contienne deux fois une même lettre. La distance entre les lettres était de 1 cm. La distance entre l'écran et le sujet était telle que la série de lettres apparaissait dans un angle visuel de 5,4°. Le score était le nombre de lettres correctement reportées sur les vingt items, avec un maximum de cent.

Report indicé d'une lettre : dans cette épreuve, les enfants devaient reporter oralement une lettre parmi les cinq vues, au centre de l'écran, pendant 200 ms. La lettre à reporter était indiquée par un indice visuel, apparaissant pendant 50 ms, juste après la disparition à l'écran des cinq lettres. Cinquante stimuli constitués de séries de cinq lettres (*e. g.*, P S M T H) ont été construits de façon que chaque lettre apparaisse vingt-cinq fois, soit cinq fois dans chaque position de la série, et qu'aucune série ne contienne deux fois une même lettre. Le score était le nombre de lettres correctement reportées, avec un maximum de cinquante.

Le pourcentage moyen de réussite sur ces deux épreuves constituait le score visuo-attentionnel.

Tâches contrôles (en CP)

Identification de lettres isolées : cette épreuve permettait de contrôler la qualité de l'identification des lettres isolées qui, selon la théorie de Bundesen (1990, 1998), a une importance dans le traitement simultané d'une suite de lettres. Dix lettres ont été présentées isolément pendant cinq temps de présentation (33, 50, 67, 84 et 101 ms) et suivies d'un masque. Les cinquante items ont été vus dans un ordre aléatoire. La tâche des participants était de nommer oralement la lettre vue immédiatement après sa disparition de l'écran. Le score d'identification était le nombre de lettres correctement nommées, avec un maximum de cinquante.

Matrices de Raven : chaque item de l'épreuve consiste à choisir, parmi six éléments, celui qui complète logiquement le dessin. Les résultats à cette épreuve (score sur 36), donnant une indication sur les capacités de raisonnement non verbal, ont été intégrés dans les analyses pour contrôler l'effet de ces capacités sur l'apprentissage de la lecture.

Résultats

Les résultats moyens aux épreuves sont présentés dans le tableau 1. Les résultats en lecture présentent une variabilité importante ; l'écart-type de l'âge lexique en CE1 est déjà de plus de douze mois. Les moyennes aux épreuves phonologiques et visuo-attentionnelles sont toutes légèrement au-dessus de 50 % de réussite.

Tableau 1 : Score maximum, scores moyens, écart-types et étendue aux différentes épreuves

	Maximum	Moyenne	Écart-type	Étendue
CP				
Lecture (nombre de mots)		81,3	51	5-226
Score phonologique (%)	100	53,4	25,5	0-100
Score visuo-attentionnel (%)	100	63,3	14,3	24,5-95
Identification lettres (nombre de lettres)	50	28,7	10,1	5-49
Score au Raven (score)	36	26,2	5,5	13-36
CE1				
Lecture (âge en mois)		96,7	12,8	78-149

Les corrélations entre toutes les épreuves (cf. tableau 2) montrent que les deux mesures de lecture, en CP et en CE1, sont fortement corrélées entre elles (r = .82) et sont corrélées aussi bien au score phonologique (r = .51 & .38) qu'au score visuo-attentionnel (r = .56 & .43). La lecture au CE1 est également significativement corrélée avec le score au Raven (r = .29). Les scores phonologique et visuo-attentionnel présentent une co-variation importante (r = .39) et sont tous les deux corrélés au score au Raven (r = .49 & .34). Cependant, seul le score visuo-attentionnel est significativement corrélé à l'identification de lettres et à l'âge chronologique (r = .32 & .29). En résumé, les corrélations suggèrent que l'établissement d'une relation directe entre traitement phonologique et lecture ou entre capacités visuo-attentionnelles et lecture, nécessite des analyses contrôlant à la fois la colinéarité entre les scores phonologiques et visuo-attentionnels et la colinéarité entre ces deux variables et les autres capacités cognitives.

Tableau 2 : Corrélations entre les différentes épreuves

		1	2	3	4	5	6
	CP						
1	Âge						
2	Score en Lecture	.19					
3	Score phonologique	.22	**.51**				
4	Score visuo-attentionnel	**.29**	**.56**	**.39**			
5	Identification lettres	.06	.26	.24	**.32**		
6	Score au Raven	.14	.25	**.49**	**.34**	.24	
	CE1						
7	Âge de Lecture	.13	**.82**	**.38**	**.43**	.21	.29

Les corrélations en gras sont significatives après un ajustement de Bonferoni ($p < .0014$).

Pour répondre à cette préoccupation, nous avons mené une analyse de régression multiple permettant d'évaluer la capacité prédictive du score visuo-attentionnel et du score phonologique mesurés en CP, sur la lecture en CE1. Les autres mesures covariantes (âge chronologique, identification des lettres isolées, score au Raven) ont également été introduites dans l'analyse (cf. tableau 3, colonnes de gauche). Une telle analyse menée, comme ici, sur des données longitudinales permet de statuer sur la nature de la direction de la relation entre des variables indépendantes mesurées à un temps t et une variable dépendante mesurée à un temps t + 1. En effet, la précédence temporelle des variables indépendantes sur la variable dépendante apporte des éléments forts, en faveur de l'existence d'un lien causal. L'analyse montre que l'ensemble des facteurs introduits dans l'analyse permet de prédire 24,5 % de la variance en lecture en CE1. La part de variabilité en lecture prédite uniquement par le score visuo-attentionnel est significative (7,5 %). Ces résultats sont compatibles avec notre hypothèse selon laquelle l'EVA mesure une capacité cognitive précoce directement reliée à l'acquisition ultérieure de la lecture, indépendamment du lien existant entre traitement phonologique et lecture. L'analyse de régression multiple montre également que, comme attendu, la part de variabilité en lecture prédite uniquement par le score phonologique est significative (3,2 %). Les autres variables indépendantes ne prédisent aucune part significative de variance en lecture.

Dans une seconde analyse de régression, le niveau de lecture en CP a été introduit comme une variable indépendante supplémentaire (cf. tableau 3, colonnes de droite). L'introduction dans l'analyse de régression du niveau de lecture au CP permet à lui seul d'expliquer 44,6 % de variance supplémentaire en lecture au CE1. Dans cette analyse, les effets significatifs des scores phonologique et visuo-attentionnel disparaissent, alors que le score au Raven apparaît comme un facteur significatif (1,7 % de variance expliquée). On peut dire que les parts de variance en lecture CE1, expliquées par les scores phonologique et visuo-attentionnel dans la première analyse, ne se distinguent pas de la part prédite par le niveau de lecture en CP. Cependant, il ne faudrait pas en déduire trop rapidement que les scores phonologique et visuo-attentionnel n'ont aucune importance pour la lecture. En effet, les résultats sont logiques si l'on considère que ces deux scores sont fortement corrélés à la lecture au CP (cf. tableau 2). L'impact des traitements visuo-attentionnel et phonologique sur le score de lecture en CE1 semble donc être médiatisé par le score de lecture au CP. Ces résultats restent compatibles avec l'idée que ces deux types de traitement rendent compte de facteurs cognitifs importants pour la lecture, dès le début de son acquisition.

Tableau 3 : Analyses de régressions multiples

	Lecture CE1			*Lecture CE1*		
	Analyse sans lecture CP			Analyse avec lecture CP		
VI :	Beta	R^2 ajouté	t(121)	Beta	R^2 ajouté	t(120)
Score visuo-attentionnel	.32	.075	3,47***	-.06	.002	-.98 ns
Score phonologique	.22	.032	2.26*	-.12	.008	-1,80 ns
Age	-.02	.002	-.30 ns	-.02	.000	-.29 ns
Identification de lettres	.05	.002	.53 ns	.00	.000	.01 ns
Score Raven	.07	.003	.71 ns	.15	.017	2,57 *
Score lecture en CP				.88	.446	13,16 ***
R^2 total	.245***			.69***		

Note : * = p <.05 ; ** = p <.01 ; *** = p <.001

Le score de lecture en CE1 est la variable dépendante ; le score visuo-attentionnel, le score phonologique, l'identification de lettres, le score au Raven et l'âge sont les variables indépendantes de la première analyse. Le score de lecture au CP a été introduit en plus dans la seconde analyse.

Discussion

La présente recherche visait essentiellement à déterminer le caractère prédictif du traitement visuo-attentionnel sur la lecture, tout en prenant en compte les autres facteurs prédictifs connus, essentiellement le traitement phonologique. Les résultats obtenus montrent que l'EVA, mesuré en CP, prédit effectivement une part propre de la variance en lecture, un an après. Cette part est indépendante de la part de variance expliquée par la conscience phonologique en CP.

Ce résultat permet d'appuyer l'hypothèse, déjà émise dans nos précédentes études sur l'enfant dyslexique ou normo-lecteur (Bosse *et al.*, 2007 ; Bosse & Valdois, sous presse), selon laquelle l'EVA est l'indicateur d'un processus directement impliqué dans l'acquisition de la lecture. La présente étude longitudinale met, pour la première fois, en évidence la capacité prédictive d'une mesure de l'EVA sur la lecture mesurée un an après. Ces résultats plaident en faveur de l'existence d'un lien causal entre la qualité de l'EVA et la qualité de l'acquisition du langage écrit. L'analyse de régression suggère que l'EVA est un facteur qui influence l'acquisition de la lecture, dès les premiers mois d'apprentissage et indépendamment de l'influence du traitement phonologique. Cependant, les fortes corrélations entre EVA et lecture en CP, et le fait que la part de variance en lecture en CE1 prédite par l'EVA, ne se distingue pas de la part expliquée par le niveau de lecture en CP, montrent que, dès le CP, lecture et EVA sont fortement liés. Ce résultat souligne l'intérêt de mesures d'EVA encore plus précoces, en maternelle, et de l'étude de leur impact sur l'acquisition de la lecture. Des études longitudinales, incluant de telles mesures, devront être menées pour confirmer le lien causal entre EVA et acquisition de la lecture.

La plupart des modèles théoriques de lecture ont intégré l'existence d'un lien causal entre lecture et traitement phonologique. L'existence d'un lien causal entre l'EVA et la lecture est également compatible avec le fonctionnement du modèle connexionniste de la lecture d'Ans *et al.* (1998). Ce modèle lit l'ensemble des mots et des pseudo-mots grâce à l'existence de deux procédures de lecture, fonctionnant toutes les deux par activation distribuée sur l'ensemble des unités de la couche centrale (la mémoire épisodique dans le modèle). La procédure globale et la procédure analytique diffèrent cependant par la taille de la fenêtre visuo-attentionnelle présente au niveau de l'entrée orthographique. Ainsi, dans le modèle, un mot lu de façon globale nécessite que cette fenêtre englobe l'ensemble des lettres du mot, traitées en parallèle. Lorsque le modèle lit de façon analytique, la fenêtre visuo-attentionnelle est réduite à une partie du mot seulement, et se déplace ensuite progressivement sur les parties suivantes. Il est important de noter que dans ce modèle, l'apprentissage des connaissances lexicales orthographiques (*i. e.*, les traces-mots dans le modèle) n'est possible que si le modèle dispose, à un même moment, de la forme phonologique et de la forme orthographique entières d'un mot. Ainsi, si l'EVA est une estimation de la taille maximum de la fenêtre visuo-attentionnelle du modèle, alors on comprend qu'un EVA trop petit puisse directement perturber l'acquisition de la lecture et son automatisation.

Pour conclure, l'existence d'un lien causal direct entre traitement visuo-attentionnel et acquisition de la lecture, postulée par le modèle théorique d'Ans *et al.* (1998) et déjà soutenue par plusieurs études portant sur l'enfant dyslexique ou tout-venant, est aujourd'hui confortée par la mise en évidence d'une capacité prédictive de l'EVA sur la lecture évaluée un an après. Ces résultats amènent à réviser notre conception de l'apprentissage de la lecture, en insistant sur le fait que pour cet apprentissage, si le traitement phonologique est primordial, le traitement visuo-attentionnel pourrait l'être tout autant. L'EVA serait alors un élément à prendre en compte, notamment, dans la pratique clinique du repérage précoce des enfants à risque, du diagnostic et de l'aide aux enfants dyslexiques.

Aurélie Simoës-Perlant et Pierre Largy

DU DÉBAT SUR L'EFFICIENCE DE L'APPRENTISSAGE IMPLICITE CHEZ LE DYSLEXIQUE

Introduction

L'enfant apprend à lire à l'école. On lui enseigne la composition des mots (lettres, syllabes), on lui inculque le principe alphabétique, c'est-à-dire le fait qu'à chaque graphème (lettre isolée ou groupe de lettres) correspond un son de la langue (phonème). On lui apprend également les règles nécessaires à la bonne utilisation et à la maîtrise du système écrit. Ce type d'apprentissage est qualifié d'explicite. Cependant, l'apprentissage de la lecture nécessite la combinaison de deux types d'apprentissage qui se mettent en place conjointement et se complètent l'un l'autre (Gombert, 2003) : les apprentissages explicites, inculqués formellement par l'institution scolaire, et les apprentissages implicites, présents très tôt dans le développement, car commençant dès les premières rencontres avec le langage écrit. L'apprentissage implicite (AI) est un processus par lequel les comportements du sujet vont s'adapter, sans qu'il en soit conscient, aux caractéristiques d'une situation qui se répète (Gombert, Bonjour, & Marec-Breton, 2004). Berry et Dienes (1993) ont proposé de définir ce phénomène comme l'apprentissage de nouvelles informations, plus ou moins complexes résultant de notre environnement, sans intention particulière d'apprendre, et dont la connaissance acquise est difficilement exprimable. Dans leurs travaux, Pacton, Perruchet, Fayol et Cleeremans (2001) ont mis en évidence une sensibilité des enfants pré-lecteurs aux caractéristiques orthographiques de la langue française, avant même le début de l'apprentissage formel de la lecture à l'école. Ils ont proposé, à des élèves de CP, d'entourer, parmi deux pseudo-mots, celui ressemblant le plus à un « vrai mot ». Les pseudo-mots proposés contenaient une lettre doublée « possible » (*e. g.*, « ll ») ou « impossible » (*e. g.*, « vv ») en français. Leurs résultats ont souligné la capacité des enfants à extraire les régularités des séquences orthographiques, avant même le commencement de l'apprentissage de l'écrit à l'école. En effet, les enfants choisissaient majoritairement, comme ressemblant le plus à de vrais mots, les pseudo-mots construits avec une lettre doublée « possible » en français. Aussi, les travaux menés chez l'enfant commencent à se développer dans le champ de l'AI. Après un retour théorique sur l'apprentissage de la lecture, la dyslexie et l'AI, ce chapitre proposera un état des lieux des recherches menées auprès d'enfants dyslexiques et tentera d'en expliquer les résultats contradictoires.

L'apprentissage de la lecture

Encore très généralisé, le modèle à double voie est utilisé pour définir les processus mis en œuvre en lecture. Selon ce modèle, pour reconnaître les mots, un lecteur doit avoir accès aux représentations stockées dans son lexique mental. Chez le lecteur habile, deux voies donnent accès à ce lexique : la voie directe, généralement appelée « voie d'adressage », permettant au sujet d'accéder directement à la représentation lexicale du mot en mémoire (*via* la configuration orthographique du mot écrit), et la voie indirecte, appelée voie d'assemblage, qui consiste à convertir, de façon systématique, chacun des graphèmes en phonèmes puis à les assembler afin de construire le code phonologique complet du mot, avant d'être en mesure de le reconnaître. L'enfant, au début de sa scolarité, devra apprendre à maîtriser ces correspondances graphophonologiques. Pour lire, celui-ci utilisera préférentiellement la voie d'assemblage, nécessaire pour qu'il puisse développer son lexique orthographique, et accéder, ainsi, plus rapidement à la représentation des mots en mémoire.

Dans la majorité des cas, l'apprentissage de la lecture ne pose pas de difficultés majeures. Toutefois, pour certains enfants, l'acquisition des mécanismes indispensables à l'identification des mots est problématique. Ces « mauvais lecteurs » n'ont pourtant pas tous des difficultés spécifiques d'apprentissage. En effet, les facteurs socioculturels présents dans l'environnement de l'enfant et les capacités cognitives générales propres à chaque enfant suffisent parfois à expliquer l'ensemble des difficultés d'apprentissage rencontrées (Ramus, 2005). Néanmoins, on rencontre un certain nombre d'enfants « mauvais lecteurs » dont les difficultés demeurent aujourd'hui encore inexpliquées.

La dyslexie développementale

Le trouble d'acquisition de la lecture, appelé dyslexie, a fait l'objet de nombreuses définitions. Selon la CIM 10 (Organisation Mondiale de la Santé [OMS], 1994) un sujet est qualifié de dyslexique lorsque sa « note obtenue à une épreuve standardisée d'exactitude ou de compréhension de la lecture se situe à au moins deux écarts-types en dessous du niveau escompté, compte tenu de l'âge chronologique et de l'intelligence générale de l'enfant ». La prévalence varie en fonction des pays et des langues (E. Miles, 2000; T.-R. Miles, 2004; Paulesu, Demonet, & Fazio, 2001).

Trois types de dyslexie peuvent être mis en évidence. Tout d'abord, la dyslexie dysphonétique qui correspond à une atteinte de la voie d'assemblage. L'application du code de conversion graphème-phonème est dans ce cas très perturbée. Sous sa forme pure, elle se caractérise par des difficultés en lecture de pseudo-mots (*e. g.*, galupin), alors que la lecture de mots réguliers et irréguliers est efficiente. Deuxièmement, la dyslexie dyséidétique, également appelée « de surface », correspond à une atteinte de la voie d'adressage. Elle se caractérise par des difficultés dans la lecture de mots irréguliers (*e. g.*, femme) alors que la lecture de mots réguliers ou de pseudo-mots est efficiente. La lecture est lente, approximative et permet difficilement l'accès au sens des mots et des phrases. Un troisième profil peut être mis en évidence ; il s'agit de la dyslexie mixte qui correspond à une atteinte des deux voies. Les sujets ont des performances globalement faibles, tant en lecture de mots irréguliers que de pseudo-mots. Malgré la fréquence de ce profil dans la population dyslexique, peu d'études se sont réellement intéressées à celui-ci (Institut National de la Santé et de la Recherche Médicale [INSERM], 2007).

La difficulté de poser une définition précise du trouble dyslexique (quel qu'en soit le profil) est due au fait que ses causes restent encore énigmatiques. Plusieurs hypothèses causales (magnocellulaire, visuo-attentionnelle, temporelle, phonologique, cérébelleuse) ont été proposées pour expliquer les difficultés des personnes dyslexiques à manipuler l'écrit. Selon l'hypothèse d'un déficit magnocellulaire, la difficulté à lire serait due à un déficit général du système magnocellulaire visuel. En effet, une des caractéristiques de ce système est de répondre spécifiquement à des stimuli visuels brefs et à changements rapides. Il sert également au traitement des contrastes et du mouvement. Ce système, déficitaire chez les personnes dyslexiques, expliquerait leurs difficultés à traiter les stimuli de hautes fréquences temporelles et de faibles fréquences spatiales (Hansen, Stein, Orde, Winter, & Talcott, 2001 ; Stein, 2001 ; Stein & Talcott, 1999 ; Stein, Talcott, & Witton, 2001 ; Stein & Walsh, 1997). Ce déficit expliquerait également leurs difficultés à stabiliser leur regard sur les mots (Cornelissen, Hansen, Huitton, Evangelinou, & Stein, 1998) et par conséquent, toutes les erreurs de type « inversion de lettres » qu'ils commettent. L'hypothèse d'un déficit visuo-attentionnel (VA) suggère que des troubles VA indépendants de difficultés phonologiques pourraient rendre compte de certaines dyslexies. Cette hypothèse suppose un trouble de l'empan visuo-attentionnel[1] chez le dyslexique (Valdois, Bosse, Ans, Carbonnel, Zorman, David, & Pellat, 2003). Bosse, Tainturier et Valdois (2007) ont mené des études auprès d'un large échantillon d'enfants français et anglais, dyslexiques et non dyslexiques appariés sur la base de leur âge chronologique. Leurs résultats ont mis en évidence, grâce à l'utilisation de différentes tâches (de lecture, métaphonologiques et de traitement VA) que la plupart des enfants dyslexiques présentaient un déficit spécifiquement phonologique ou VA. Selon les auteurs, ces données sont donc en faveur d'une conception multi-factorielle de la dyslexie. L'hypothèse d'un déficit du traitement temporel (Tallal, 1980, 2004) est née du constat que les personnes dyslexiques présentent très souvent des difficultés dans la gestion du temps, dans la perception de la durée des événements ou encore dans le traitement des stimuli auditifs rapides. Un lien peut être établi entre ce déficit sensoriel et un éventuel trouble langagier, chez les personnes dyslexiques, dans la mesure où la discrimination de phonèmes requiert une sensibilité à la modulation de fréquences sur de courtes durées. Une quatrième hypothèse envisage l'existence d'un déficit de la conscience phonologique, chez la personne dyslexique. Comme nous l'avons expliqué précédemment, pour apprendre à lire, l'enfant doit mettre en relation les graphèmes et les phonèmes, ce qui nécessite la maîtrise de traitements dits phonologiques. L'hypothèse d'un déficit phonologique est dominante dans la littérature (Frith, 1997 ; Goswami, 2000 ; Lundberg & Hoien, 2001 ; Rack, Snowling, & Olson, 1992 ; Snowling, 1987, 2000 ; Stanovich & Siegel, 1994 ; Vellutino, Fletcher, Snowling, & Scanlon, 2004 ; Wilding, 1989, 1990). Contrairement à ce qu'implique l'hypothèse d'un trouble auditif, le déficit phonologique ne concernerait pas les stimuli non linguistiques : les dyslexiques auraient des difficultés

1. L'empan visuo-attentionel renvoie à la quantité d'informations pouvant être traitée simultanément par le sujet au sein d'une séquence d'éléments distincts (exemple, le nombre de lettres d'un mot, les chiffres constituant un nombre, les symboles d'une série de signes etc.)

à discriminer les phonèmes mais pas les stimuli analogues non verbaux (Rosen & Manganari, 2001). Une dernière hypothèse concerne un déficit cérébelleux. Le cervelet étant impliqué dans l'acquisition de diverses compétences cognitives et motrices (*e. g.*, le contrôle des mouvements oculaires), un déficit cérébelleux expliquerait les difficultés en lecture des dyslexiques (Fawcett & Nicolson, 1999).

Dans une étude récente, Reid, Szczerbinski, Iskierka-Kasperek et Hansen (2007) ont établi des profils individuels de dyslexiques, grâce à une panoplie de tests propices à éprouver trois des principales hypothèses causales (magnocellulaire, phonologique et cérébelleuse). Ils ont ainsi testé quinze dyslexiques et ont comparé leurs performances à celles d'un groupe contrôle. Les résultats sont intéressants puisqu'ils ont mis en évidence des profils de difficultés très hétérogènes, d'un sujet à l'autre. La quasi-totalité des sujets ont montré un déficit phonologique, seuls deux ont montré un réel déficit magnocellulaire et quatre seulement ont présenté un déficit cérébelleux. Cette étude traduit bien la complexité de ce trouble et la quasi-impossibilité de lui attribuer une cause unique. Aucune de ces trois théories n'a pu, à elle seule, rendre compte de tous les cas étudiés. Il semblerait néanmoins, que le déficit phonologique soit prépondérant.

L'apprentissage implicite

Précurseur des réflexions entreprises dans ce champ, Reber (1967) fut le premier à évoquer le terme d'apprentissage implicite, en développant le paradigme des « grammaires artificielles[2] ». Depuis, d'autres paradigmes ont vu le jour et se sont développés, en prenant appui sur des théories émanant de diverses disciplines. La tâche de « temps de réaction séquentiel » (TRS), développée par Nissen et Bullemer (1987), est aujourd'hui l'un des paradigmes les plus utilisés. Dans ce type de tâche, le participant a pour consigne de pister, à l'aide d'un périphérique de pointage (clavier, souris), une cible apparaissant dans l'une des

2. Dans le paradigme initial développé par Reber (1967), les sujets doivent, dans une phase d'entraînement, observer plusieurs séries de lettres respectant les règles d'une grammaire artificielle, sans avoir aucune information concernant la structure du matériel. Suite à cette phase, les sujets sont avertis de la présence d'une grammaire. Lors de la phase de test, les sujets sont soumis à de nouvelles séquences de lettres, grammaticalement correctes ou non. Leur tâche consiste à juger de la grammaticalité de la séquence. Les sujets sont en grande majorité capables de séparer les séries grammaticales et non grammaticales sans pour autant pouvoir décrire les règles de cette grammaire.

localisations déterminées sur l'écran d'un ordinateur. Dans le protocole initial, un groupe de sujets « expérimental » doit pister une cible qui se déplace en suivant une séquence récurrente de dix localisations, alors que le groupe de sujets « contrôle » piste une cible se déplaçant aléatoirement. L'apprentissage est mis en évidence quand les temps de réaction entre l'apparition de la cible et la réponse motrice du sujet diminuent, au fil de la passation. L'AI se traduit par une diminution des temps de réaction significativement plus importante, dans la condition « séquences répétées » que dans la condition « séquences aléatoires ».

Au regard des éléments théoriques exposés précédemment, il apparaît difficile de se prononcer sur la présence ou l'absence d'un AI efficient chez les personnes dyslexiques. En effet, les causes de la dyslexie ne sont pas encore clairement identifiées et les travaux qui se sont intéressés à l'AI, même s'ils tendent à se développer, sont encore peu nombreux. Il semblerait que, contrairement aux apprentissages explicites, les apprentissages implicites soient robustes face à la pathologie (Berry & Dienes, 1993). Ces données suggèrent que les personnes dyslexiques seraient tout à fait performantes dans des tâches d'AI ; pourtant, parmi les quelques études menées dans ce domaine, les résultats apparaissent contradictoires.

Apprentissage implicite et dyslexie

Parmi les travaux étudiant l'efficience de l'AI, chez les sujets dyslexiques, le paradigme le plus fréquemment utilisé reste la tâche de TRS. En effet, cette tâche a le mérite d'induire un apprentissage complètement implicite puisque sa réussite ne nécessite pas la connaissance explicite de la structure même du matériel. Les participants, qui ont pour seule consigne de pister une cible se déplaçant sur l'écran de l'ordinateur, ne se trouvent donc pas dans une situation favorisant la recherche des principes régulant l'ordre d'apparition de la cible.

Parmi les études menées auprès de sujets dyslexiques, utilisant la tâche de TRS, certaines montrent, chez eux, un AI de séquences efficient (Kelly, Griffiths, & Frith, 2002 ; Roodenrys & Dunn, 2008 ; Waber, Marcus, Forbes, Bellinger, Weiler, Sorensen, & Curran, 2003), alors que les autres soulignent l'inefficacité de ce type d'apprentissage (Howard, Howard, Japikse, & Eden, 2006 ; Stoodley, Harrison, & Stein, 2006 ; Vicari, Marotta, Menghini, Molinari, & Petrosini, 2003 ; Vicari, Finzi, Menghini, Marotta, Baldi, & Petrosini, 2005).

Toutes les études énoncées ci-dessus ont adapté la tâche de TRS initialement développée par Nissen et Bullemer (1987). Une analyse approfondie de ces recherches laisse penser que les résultats contradictoires obtenus pourraient être en partie dus à des méthodologies divergentes. En effet, nous constatons des différences méthodologiques à plusieurs niveaux, concernant : (1) les populations d'étude, (2) la construction des séquences (3) la nature de la cible à pister.

Parmi les études précédemment citées, seules quatre d'entre elles se sont intéressées à l'enfant dyslexique ou au « mauvais lecteur ». Roodenrys et Dunn (2008), et Waber *et al.* (2003) ont mis respectivement en évidence un AI de séquences tout aussi efficient chez l'enfant dyslexique et « mauvais lecteur » que chez l'enfant normo-lecteur. *A contrario*, les travaux de Vicari *et al.* (2003, 2005) ont montré l'inefficacité de ce type d'apprentissage chez l'enfant dyslexique.

Pour ces quatre études, plusieurs problèmes se posent quant au recrutement des enfants présentant un trouble d'acquisition de la lecture. En effet, trois ont été menées auprès d'enfants diagnostiqués comme présentant une dyslexie développementale (Roodenrys & Dunn, 2008 ; Vicari *et al.*, 2003, 2005), alors que l'étude de Waber *et al.* (2003) a été conduite auprès d'enfants « mauvais lecteurs ». Concernant l'histoire clinique de ces sujets, aucune indication n'est fournie sur la date du diagnostic, ni sur le fait qu'une rééducation ait ou non été mise en place. De plus, nous constatons, dans trois de ces études, une absence de test permettant un juste appariement entre les groupes contrôle et expérimental. En effet, seuls Roodenrys et Dunn (2008) ont précisé avoir soumis les sujets contrôles à un test d'intelligence et de lecture afin de vérifier l'absence, chez eux, de difficultés. Nous constatons également une absence de test VA. Or, la tâche de TRS relève de tels processus VA que des difficultés de cet ordre, tant chez les sujets contrôles que chez les sujets dyslexiques, seraient de nature à biaiser les résultats obtenus. Seule l'étude de Vicari *et al.* (2003) précise avoir effectué un test attentionnel.

Une autre divergence méthodologique concerne les critères d'apparition des items aléatoires, dans la tâche de TRS. Ces critères ne sont pas toujours clairement explicités. Dans certaines études, le seul critère évoqué est celui de l'absence de répétition immédiate d'une même localisation (*e. g.*, Vicari *et al.*, 2005). Pour les autres, aucune précision n'est fournie (*e. g.*, Vicari *et al.*, 2003). Aucune étude menée chez l'enfant ne fait mention d'un contrôle de la fréquence d'apparition des items aléatoires et seule une étude, menée chez l'adulte, atteste de l'uniformisation de leur apparition (Howard *et al.*, 2006)

Un dernier point concerne la nature même de la cible à pister. À notre connaissance, aucune étude utilisant le paradigme de TRS, menée auprès de sujets atteints d'un trouble de l'apprentissage du langage écrit, n'a cherché à caractériser les performances de ces sujets en fonction de la nature de la cible à pister. Dans les recherches précédemment évoquées, la nature de la cible est toujours de type figuratif. Dans les études menées chez l'enfant, il s'agit du pistage d'une forme géométrique en couleur (carré, cercle) (*e. g.*, Vicari *et al.*, 2003) ou d'un astérisque (*e. g.*, Waber *et al.*, 2003). Cependant, on relève d'autres types de cibles, dans les études menées chez l'adulte, tels qu'une forme complexe (*e. g.*, Kelly *et al.*, 2002) ou encore un chiffre (*e. g.*, Stoodley *et al.*, 2006). Il est surprenant qu'aucune de ces études n'ait cherché à manipuler la nature de la cible en proposant, à la fois, du matériel linguistique et non linguistique. Ce choix est d'autant plus étonnant que la population ciblée dans ces études présente des difficultés particulières dans le traitement du langage écrit.

Même si une majorité d'études tend à souligner l'inefficacité de l'AI chez la personne dyslexique, l'efficience ou non de ce type d'apprentissage reste encore à démontrer. À notre connaissance, aucune des études conduites dans ce domaine n'a testé l'influence de la nature de la cible à pister, dans une tâche de TRS, comme si l'apprentissage de séquences linguistique et non-linguistique était identique chez des sujets présentant des troubles de l'apprentissage du langage écrit. L'AI tend à être considéré comme allant de soi. Sa mise en évidence semble pouvoir se dispenser d'une analyse de la nature même du matériel sur lequel il porte. Pourtant, les divergences de résultats que nous avons soulignées montrent à quel point chaque variable retenue pour l'expérience détermine les conclusions auxquelles on peut aboutir. En effet, les stimuli que nous traitons dans notre vie quotidienne ne se limitent pas à des cercles de couleurs ou à des formes imagées. Nous sommes, par exemple, dès notre plus jeune âge, confrontés à l'écrit. Or, il est fort probable que la part implicite de l'apprentissage du code écrit ne s'opère pas indépendamment de la nature même (linguistique) de ces stimuli ; elle diffère sans doute en fonction de l'expérience que nous avons de leur rencontre, et des difficultés spécifiques que nous pouvons avoir à les traiter. Il serait souhaitable que de futures recherches s'attachent à éprouver ces hypothèses.

Christelle Nithart, Elisabeth Demont et Marie-Noëlle Metz-Lutz

TRAITEMENT PHONOLOGIQUE EN MÉMOIRE À COURT TERME CHEZ LES ENFANTS DYSLEXIQUES ET DYSPHASIQUES

Introduction

Le déficit phonologique est reconnu aujourd'hui comme la principale cause des troubles d'apprentissage de la lecture chez les dyslexiques (Ramus, 2003). Dans un certain nombre de cas, les difficultés d'apprentissage de la langue écrite font suite à une dysphasie et plus particulièrement à une dysphasie phonologique syntaxique. L'existence de troubles du langage oral chez nombre de dyslexiques et la forte proportion de dysphasiques – 52 % selon Tomblin, Zhang, Buckwalter et Catts (2000) – ayant des difficultés d'acquisition de la lecture a conduit certains auteurs à s'interroger sur l'existence d'un déficit commun à l'origine des difficultés de lecture dans ces deux pathologies (Bishop & Snowling, 2004). L'exploration de la mémoire à court terme verbale qui se situe à l'interface du traitement de la parole et des connaissances langagières stockées en mémoire à long terme est susceptible de répondre à cette interrogation.

Le rôle de la mémoire à court terme verbale lors des processus de lecture

L'apprentissage de la lecture nécessite de la part de l'apprenti lecteur des connaissances phonologiques, la capacité de segmenter le flux de parole et d'en manipuler les unités. Lors des étapes initiales de cet apprentissage, l'enfant doit mettre en œuvre les règles de correspondances grapho-phonémiques pour retrouver les phonèmes associés aux graphèmes et les combiner en une séquence phonologique sur laquelle se base l'identification des mots. Cette opération suppose le maintien en mémoire du résultat des conversions, tout en poursuivant simultanément la conversion des graphèmes restants. Plusieurs recherches ont apporté des résultats témoignant d'une relation entre la capacité de maintien du matériel verbal en mémoire de travail et la performance en lecture (Brady, Shankweiler & Mann, 1983 ; McDougall, Hulme, Ellis & Monk, 1994). Des études longitudinales ont montré que les performances aux tâches de mémoire à court terme phonologique, évaluées avant le début de l'apprentissage de la lecture, prédisent sélectivement les scores obtenus ultérieurement à des épreuves de lecture basées sur le décodage (Gathercole & Baddeley, 1993). Ainsi les performances en mémoire à court terme sont corrélées avec les performances en lecture de non-mots et non corrélées avec celles en lecture de mots irréguliers (Poncelet, Majerus & Van Der Linden, 2001). Quant à l'utilisation d'un codage phonologique pour maintenir l'information verbale en mémoire de travail, elle est attestée notamment par l'effet de similarité phonologique, observé chez les enfants dès l'âge de six ans (Gray & McCutchen, 2006). L'ensemble de ces résultats confirme le rôle déterminant du stockage temporaire de l'information verbale sous forme phonologique dans l'acquisition de la procédure de conversion grapho-phonémique.

L'existence d'un déficit de la mémoire à court terme verbale (MCTv) chez les enfants en difficulté d'apprentissage de la lecture est attestée par leurs faibles performances aux épreuves d'empan et de répétition de non-mots (Gathercole & Baddeley, 1990 ; Snowling, Goulandris, Bowlby & Howell, 1986). Ces épreuves évaluent deux composantes de la MCTv (Gathercole, 1995 ; Majerus & Poncelet, 2004) : le stockage passif des informations et la répétition subvocale. La première est un équivalent du stock phonologique du modèle de mémoire de travail de Baddeley (Baddeley, Gathercole & Papagno, 1998) qui permet un maintien de l'information sous forme phonologique durant quelques secondes, quelle que soit la modalité perceptive. La seconde se rapporte à la boucle articulatoire qui sert à la conversion de l'information visuelle en information phonologique et au maintien de l'information sur une durée plus importante, de l'ordre de quelques minutes, par rafraîchissement du stock phonologique. La conception originale du modèle de Baddeley (Baddeley, 1986), dans laquelle la mémoire à court terme est considérée comme un système indépendant et autonome, a été remise en question par Baddeley lui-même (2003) par différents travaux récents montrant que les représentations phonologiques et sémantiques, liées aux connaissances langagières et stockées en mémoire à long terme, interagissent avec la MCTv (Gupta & MacWhinney, 1997 ; Majerus & Poncelet, 2004). En effet, dans les tâches de MCTv, l'effet de lexicalité, attesté par le meilleur rappel des mots comparativement aux non-mots, témoigne de l'activation automatique des représentations phonologiques lexicales stockées en mémoire à long terme (MLT) (Majerus & Poncelet, 2004 ; Roodenrys & Stokes, 2001). Quant à l'effet de fréquence phonotactique[1], qui se manifeste par la supériorité des performances aux tâches de MCTv pour les non-mots de fréquence phonotactique élevée (*e. g.*, */mam/*) par rapport à ceux de fréquence plus faible (*e. g.*, */guf/*), il rend compte de l'influence des connaissances phonologiques sublexicales stockées en MLT (Gathercole, 1995 ; Majerus & Poncelet, 2004 ; Roodenrys & Stokes, 2001). Une étude récente de Majerus et Van der Linden menée chez des enfants et des adultes met en évidence le caractère obligatoire et automatique des interactions entre la mémoire à court terme et les connaissances langagières (Majerus & Van der Linden, 2003).

Objectifs de l'étude

Quel déficit de MCTv chez les enfants en difficulté d'apprentissage de la lecture ?

Le renouvellement des modèles théoriques de la mémoire verbale ainsi que la mise en évidence d'une influence automatique des connaissances phonologiques et lexicales sur les capacités en MCTv nous amènent à nous interroger sur la nature même des déficits de mémoire à court terme verbale classiquement observés chez les enfants en difficulté d'apprentissage de la lecture. Ainsi, les faibles performances de ces enfants à des épreuves de MCTv pourraient être liées soit à des représentations phonologiques imprécises (Elbro & Jensen, 2005 ; Roodenrys & Stokes, 2001), soit à un déficit de récupération ou d'utilisation des représentations en MCTv (Snowling, 1995), ou encore à un déficit de la composante sérielle de la MCT (Gathercole & Baddeley, 1990). En effet, même si cette composante a été nettement moins étudiée, elle joue un rôle crucial lors des premières étapes d'apprentissage de la lecture, plus particulièrement lors de la mise en œuvre de la conversion phonologique.

1. La fréquence phonotactique fait référence à la probabilité d'apparition d'un diphone dans une langue donnée.

Quelle spécificité des déficits chez les enfants dyslexiques et dysphasiques ?

Enfin, s'il nous paraît indispensable de spécifier la nature du déficit de la MCTv il nous paraît également important de réexaminer l'hypothèse avancée par Bishop d'un déficit commun à l'origine des difficultés en lecture chez les enfants dyslexiques et les dysphasiques (Bishop & Snowling, 2004). À cette fin, nous avons évalué les capacités de MCTv chez des enfants présentant un trouble d'apprentissage de la lecture en distinguant un groupe d'enfants n'ayant aucun trouble du développement du langage oral et répondant aux critères diagnostiques d'une dyslexie-dysorthographie phonologique et un groupe d'enfants présentant une dysphasie phonologique syntaxique. Diverses composantes de la MCTv ainsi que les relations avec les connaissances phonologiques et lexicales en MLT ont été explorées au moyen d'épreuves de reconnaissance d'ordre sériel, de rappel sériel de mots et de non-mots et de répétition de non-mots. Les résultats que nous présentons sont issus d'une étude plus générale portant sur les capacités phonologiques et la maîtrise de la lecture dans une perspective développementale, neuropsychologique (Nithart *et al.*, 2006) et neuroanatomique (Nithart, Faisan, Gounot & Metz-Lutz, 2007).

MÉTHODE

Population

Vingt-sept enfants avec des difficultés de lecture, diagnostiqués par le Centre Référent des Troubles des Apprentissage (CHU Strasbourg), ont participé à notre étude. Dix-sept d'entre eux présentaient un diagnostic de dyslexie développementale et neuf un diagnostic de dysphasie phonologique syntaxique, sans troubles associés. Les performances de ces deux groupes ont été comparées à celles de deux groupes contrôle, un groupe contrôle apparié sur l'âge chronologique (AC) et l'autre sur l'âge lexique (AL), déterminé à l'aide du test de l'Alouette (Lefavrais, 1967) (cf. tableau 1). Tous les enfants ont une efficience générale non verbale dans la norme, évaluée à l'aide du WISC (Wechsler, 1991) ou des matrices couleurs de Raven (PM47, 1956).

Tableau 1 : Caractéristiques des enfants ayant participé à l'étude

Groupes	N	Âge chronologique (*et écart-types*)	Âge lexique (*et écart-types*)	EVIP (*et écart-types*)
Dyslexiques	17	11 ; 2 (*1 ; 9*)	7 ; 7 (*0 ; 0*)	114,4 (*14,2*)
Dysphasiques	9	12 (*1 ; 11*)	7 ; 11 (*1 ; 1*)	101,1 (*6,8*)
Contrôles de même âge chronologique [1]	17	10 ; 3 (2 ; *0*)	10 ; 3 (2 ; *1*)	118,3 (*11,6*)
Contrôles de même âge lexique [2]	8	8 ; 9 (*1* ; 2)	8 ; 8 (*0 ; 11*)	118,4 (*12,8*)

[1] L'âge chronologique des enfants dyslexiques, dysphasiques et leurs pairs normo-lecteurs n'apparaît pas différer significativement [F(2,40) = 2,78, ns].
[2] L'âge lexique des enfants dyslexiques, dysphasiques et leurs pairs normo-lecteurs n'apparaît pas différer significativement [F(2,31) = 2,85, ns].

Matériel

Différentes épreuves ont été présentées lors de passations individuelles en respectant le même ordre pour tous les enfants.

Épreuves évaluant la mémoire phonologique

Trois épreuves de mémoire évaluant la MCTv, les effets de longueur et de fréquence phonotactique ainsi que la mémoire de l'ordre sériel ont été élaborées au moyen du logiciel E-Prime (*Psychological Software Tools*, Pittsburgh, 2000). Les stimuli sont présentés auditivement.

a) Rappel sériel immédiat

L'enfant réalise trois épreuves de rappel sériel : un rappel sériel de mots (*e. g.*, *vite-rêve*), deux rappels sériels de non-mots, comprenant des non-mots de fréquence phonotactique élevée (*e. g.*, */mag/–/nal/*) pour le premier et de fréquence phonotactique faible (*e. g.*, */goz/–/fib/*) pour le second. Les fréquences phonotactiques ont été déterminées à partir de la base de données de Tubach et Boë (1990). La longueur des listes varie de un à six items avec une présentation successive de deux listes par longueur, soit un total de trent-six listes. Les réponses de l'enfant sont enregistrées pour une cotation ultérieure.

b) Répétition de non-mots

L'enfant doit répéter des non-mots unisyllabiques (trente items) ou bisyllabiques (trente items) dont la fréquence phonotactique varie (*e. g.*, non-mot bisyllabique de fréquence phonotactique élevée */badmaf/ vs* de fréquence phonotactique faible */fummyv/*). L'ordre de présentation des différents items est fixe. Les réponses de l'enfant sont enregistrées et cotées ultérieurement par deux juges.

c) Reconnaissance de l'ordre sériel de chiffres

Deux listes de chiffres sont présentées successivement à l'enfant. Il doit décider si l'ordre de présentation des chiffres dans les deux listes est identique (*e. g.*, liste 1 : 2-3-1 ; liste 2 : 2-3-1) ou différent (*e. g.*, liste 1 : 1-3-2 ; liste 2 : 3-1-2), ce qui permet d'évaluer la composante sérielle de la mémoire. La longueur des listes varie de trois à six chiffres avec six essais par liste soit vingt-quatre paires de listes dont huit avec un ordre de présentation identique et seize avec un ordre de présentation différent. L'enfant répond en appuyant sur l'une des deux touches prédéfinies du clavier.

RÉSULTATS

Les performances des enfants ont fait l'objet de deux analyses de variance (ANOVAs) : la première analyse a permis de comparer les performances des enfants dyslexiques et dysphasiques avec celles de leurs pairs de même âge chronologique [analyse AC] ; la deuxième analyse a pour sa part permis de comparer les performances des enfants dyslexiques et dysphasiques avec celles de leurs pairs de même âge lexique [analyse AL]. Ces analyses ont été complétées si nécessaire par des comparaisons de moyennes *a posteriori* (test de Newman-Keuls, $p < .05$).

Rappel sériel immédiat

Le tableau 2 présente le pourcentage de bonnes réponses observées à l'épreuve de rappel sériel immédiat en fonction de la nature de l'item et de la longueur des listes à rappeler. Les performances de rappel des listes de longueur 4, 5 et 6 n'ont pas été analysées en raison de performances-plancher.

Tableau 2 : Pourcentage moyen de bonnes réponses observées à l'épreuve de rappel sériel immédiat en fonction de la nature des items et de la longueur des listes à rappeler (et *écart-types*)

		Longueur 1	Longueur 2	Longueur 3
Dyslexiques	Mots	97,1 *(12,1)*	88,2 *(28,1)*	41,2 *(36,4)*
	Non mots FE	97,1 *(12,1)*	70,6 *(35,6)*	23,5 *(35,9)*
	Non mots FF	85,3 *(29,4)*	44,1 *(46,4)*	14,7 *(29,4)*
Dysphasiques	Mots	100,0 *(0)*	83,3 *(35,4)*	27,8 *(36,3)*
	Non mots FE	94,4 *(16,7)*	72,2 *(36,3)*	5,6 *(16,7)*
	Non mots FF	94,4 *(16,7)*	44,4 *(46,4)*	0,0 *(0)*
Contrôles de même âge chronologique	Mots	88,4 *(33,2)*	79,4 *(35,6)*	52,9 *(41,4)*
	Non mots FE	85,3 *(34,3)*	85,3 *(29,4)*	26,5 *(35,9)*
	Non mots FF	94,1 *(24.3)*	79,4 *(30,9)*	47,1 *(48,3)*
Contrôles de même âge lexique	Mots	75,0 *(46,3)*	68,8 *(45,8)*	37,5 *(44,3)*
	Non mots FE	75,0 *(46,3)*	87,5 *(35,4)*	6,3 *(17,7)*
	Non mots FF	87,5 *(35,3)*	68,8 *(37,2)*	37,5 *(51,8)*

Note : FE : fréquence phonotactique élevée – FF : fréquence phonotactique faible

Le rappel sériel immédiat ne diffère pas significativement en fonction du groupe [AC : F(2,40) = 1,68, ns – AL : F < 1] mais diffère significativement en fonction de la nature de l'item à rappeler [AC : F(2,80) = 11,28, p <.0001 – AL : F(2,54) = 104,77, p <.0001]. L'interaction significative groupe * nature de l'item [AC : F(4,80) = 3,85, p <.01 – AL : F < 1] indique cependant que la nature de l'item a un effet sur le rappel uniquement pour les enfants dysphasiques et dyslexiques par rapport au groupe AC. Les dyslexiques et les dysphasiques rappellent significativement plus de mots que de non-mots de fréquence phonotactique faible, mais seuls les dyslexiques sont sensibles à l'effet de fréquence phonotactique comme l'atteste leur meilleur rappel des non-mots de fréquence phonotactique élevée comparativement aux non-mots de fréquence phonotactique faible.

Par ailleurs, les enfants en difficulté apparaissent également plus sensibles à l'effet de longueur de la liste par rapport au groupe AC [interaction significative groupe * longueur des listes – AC : F(4,80) = 3,45, p <.05 – AL : F < 1]. Cet effet de longueur est lié à une diminution plus marquée de leurs performances de rappel entre les listes de un et deux items. Enfin, les dysphasiques présentent des performances significativement inférieures à celles des normo-lecteurs seulement pour les listes les plus longues (liste de trois items).

Répétition de non-mots

Le tableau 3 présente le pourcentage de bonnes réponses à l'épreuve de répétition de non-mots.

Tableau 3 : Pourcentage moyen de bonnes réponses à l'épreuve de répétition de non mots en fonction de la fréquence phonotactique et de la longueur des items (et *écart-types*)

		Unisyllabique	Bisyllabique
Dyslexiques	FE	88,3 (*7,4*)	74,3 (*6,2*)
	FF	81,7 (*6,8*)	60,2 (*5,0*)
Dysphasiques	FE	77,0 (*6,4*)	46,3 (*3,9*)
	FF	71,1 (*5,9*)	30,4 (*2,5*)
Contrôles de même âge chronologique	FE	91,7 (*9,6*)	85,2 (*7,1*)
	FF	83,1 (*6,9*)	80,6 (*6,7*)
Contrôles de même âge lexique	FE	93,3 (*5,6*)	85,0 (*7,1*)
	FF	86,3 (*6,0*)	80,8 (*7,7*)

Note : FE : fréquence phonotactique élevée – FF : fréquence phonotactique faible

Le pourcentage de bonnes réponses des dysphasiques apparaît significativement inférieur à celui des dyslexiques, lui-même significativement inférieur à celui des normo-lecteurs de même âge chronologique ou de même âge lexique [AC : $F(2,36) = 33{,}16$, $p < .0001$ – AL : $F(2,28) = 27{,}35$, $p < .0001$]. Cependant, l'interaction significative groupe * longueur des items amène à préciser ce résultat [AC : $F(2,36) = 26{,}43$, $p < .0001$ – AL : $F(2,28) = 14{,}08$, $p < .0001$]. Ainsi, les dysphasiques obtiennent des performances inférieures à celles des normo-lecteurs pour les non-mots uni et bisyllabiques, alors que celles des dyslexiques apparaissent inférieures à celles des contrôles normo-lecteurs uniquement pour les items bisyllabiques. Par ailleurs, les enfants dysphasiques comme les dyslexiques répètent significativement mieux les items unisyllabiques que les items bisyllabiques ; cette différence apparaît cependant plus importante pour les dysphasiques (taille de l'effet : 35,7, $p < .00013$) que pour les dyslexiques (taille de l'effet : 17,8, $p < .00017$).

Enfin, il peut être également constaté que seuls les dyslexiques et dysphasiques sont sensibles à la fréquence phonotactique des non-mots : ils répètent significativement mieux les non-mots de fréquence phonotactique élevée comparativement aux non-mots de fréquence phonotactique faible. Cet effet de fréquence phonotactique apparaît pour ces deux groupes encore plus marqué pour les items bisyllabiques (taille de l'effet pour les dyslexiques : 14,1, p <.0001 – pour les dysphasiques : 15,9, p <.0001) que pour les items unisyllabiques (taille de l'effet pour les dyslexiques : 6,6, p <.05 – pour les dysphasiques : 5,9, p <.05) (interaction significative groupe * fréquence phonotactique * longueur des items - [AC : F(2,36) = 5,07, p <.05 – AL : F(2,28) = 2,76, ns]).

Reconnaissance de l'ordre sériel de chiffres

Le tableau 4 présente le pourcentage de bonnes réponses observées à l'épreuve de reconnaissance de l'ordre sériel de chiffres en fonction de la longueur des séries présentées. Étant donné la présence de performances plafonds pour la longueur 3 et au hasard pour la longueur 6, les analyses incluent uniquement les longueurs 4 et 5.

Tableau 4 : Pourcentage moyen de bonnes réponses à l'épreuve de reconnaissance de l'ordre sériel des chiffres en fonction de la longueur des listes (et *écart-types*)

	Longueur 3	Longueur 4	Longueur 5	Longueur 6
Dyslexiques	90,2 (*7,5*)	76,5 (*6,4*)	61,8 (*5,2*)	57,8 (*4,8*)
Dysphasiques	88,9 (*7,4*)	59,3 (*4,9*)	70,4 (*5,9*)	57,4 (*4,8*)
Contrôles de même âge chronologique	98 (*8,2*)	93,1 (*7,8*)	87,3 (*.3*)	63,7 (*5,3*)
Contrôles de même âge lexique	100 (*0*)	89,5 (*17,7*)	83,3 (*12,6*)	60,4 (*5,3*)

La reconnaissance de l'ordre sériel des chiffres diffère significativement en fonction du groupe [AC : F(2,40) = 15,46, p <.0001 – AL : F(2,31) = 5,59, p <.05] avec une infériorité des performances des enfants dysphasiques et dyslexiques par rapport aux enfants normo-lecteurs (de même âge lexique ou de même âge chronologique). Cependant, l'interaction groupe * longueur des listes [AC : F(2,40) = 4,58, p <.05 – AL : F(2,31) = 4,24, p <.05] indique que si les performances des dysphasiques apparaissent inférieures à celles des deux groupes de normo-lecteurs pour les listes de longueur 4, les performances des dyslexiques s'avèrent en revanche uniquement inférieures à celles des enfants de même âge chronologique pour les listes de cinq chiffres.

Discussion

Notre étude avait pour objectif de préciser la nature du déficit de la MCTv chez des enfants présentant des difficultés spécifiques en lecture avec ou sans troubles du développement du langage oral et appariés à des normo-lecteurs de même âge lexique et/ou de même âge chronologique. Un deuxième objectif était de réexaminer l'hypothèse proposée par Bishop (Bishop & Snowling, 2004) d'un déficit commun à l'origine des difficultés en lecture observées chez les dyslexiques et les dysphasiques.

Trois composantes de la MCTv ont été évaluées : d'une part, le stockage temporaire des informations phonologiques à l'aide d'une épreuve de rappel immédiat, la répétition subvocale à l'aide d'une épreuve de répétition de non-mots et enfin la composante sérielle de la mémoire à l'aide d'une épreuve de reconnaissance de l'ordre sériel de chiffres.

De façon générale et conformément à ce qui a déjà été souligné à plusieurs reprises dans la littérature (*e. g.*, Snowling *et al.*, 1986 ; Gathercole & Baddeley, 1990), les enfants avec des difficultés d'apprentissage de la lecture présentent un déficit de MCTv. Spécifier la nature de ce déficit amène forcément à analyser et interpréter les résultats en tenant compte des différentes composantes évaluées dans le cadre de notre étude.

L'observation chez les dysphasiques d'une infériorité au niveau du rappel et de la répétition de non-mots permet de conclure non seulement à l'existence d'une capacité de stockage déficitaire mais également à un dysfonctionnement de la répétition subvocale. En revanche, les dyslexiques se distinguent des deux groupes d'enfants normo-lecteurs à l'épreuve de répétition de non-mots mais pas à l'épreuve de rappel sériel immédiat. Par conséquent, le déficit de la MCTv des dyslexiques semble sous-tendu par un déficit d'utilisation de la répétition mentale et non par un déficit de la capacité de stockage. Ainsi, le dysfonctionnement de la répétition subvocale qui apparaît commun aux enfants dysphasiques et dyslexiques est susceptible de rendre compte – au moins en partie – de leurs difficultés en lecture. En effet, le défaut d'utilisation de la répétition mentale ne leur permettrait pas de maintenir l'information à un haut niveau d'accessibilité et affecterait l'efficacité de l'encodage, entravant ainsi le processus de décodage à la base de la lecture.

Par ailleurs, l'insuffisance du maintien de l'ordre sériel des informations phonologiques est susceptible d'expliquer les difficultés en lecture des enfants dysphasiques et dyslexiques. En effet, le déficit de la composante sérielle de la MCTv entrave le processus de conversion phonologique pendant lequel l'enfant doit procéder à un traitement sériel des graphèmes et maintenir en mémoire la séquence des phonèmes résultant du décodage, jusqu'à l'identification du mot. Ce premier ensemble de résultats suggère l'existence d'un déficit de mémoire à court terme commun aux enfants dyslexiques et dysphasiques touchant à la fois la répétition subvocale et la composante sérielle. Il est cependant intéressant de souligner que ce déficit apparaît plus marqué chez les dysphasiques.

Un deuxième résultat important de notre étude concerne l'influence des représentations phonologiques stockées en MLT sur les performances en MCTv. En effet et comme nous l'avons déjà souligné en introduction, les connaissances stockées en MLT interagissent avec la MCTv. L'analyse des résultats en fonction de la nature des items à rappeler et/ou répéter (mots *vs* non-mots, non-mots de fréquence phonotactique élevée *vs* faible) nous renseigne sur la précision des connaissances phonologiques stockées en MLT et sur leur influence sur les performances aux épreuves de MCTv.

Seuls les enfants dyslexiques et dysphasiques apparaissent sensibles à la nature de l'item à rappeler et/ou répéter (cf. la mise en évidence d'interactions significatives groupe * nature de l'item). L'observation, chez les dyslexiques et les dysphasiques, d'un rappel inférieur des non-mots de fréquence phonotactique faible comparativement aux mots nous amène à invoquer un manque de précision de leurs connaissances phonologiques sublexicales. Cette hypothèse semble confirmée par la présence d'un effet de fréquence phonotactique chez ces enfants à l'épreuve de répétition de non-mots. En d'autres termes, les dyslexiques et les dysphasiques auraient recours à leurs connaissances phonologiques stockées en MLT mais seraient pénalisés par le manque de précision de leurs représentations en mémoire. Une nouvelle fois, il peut être souligné que les dysphasiques se différencient des dyslexiques en termes de degré du déficit. En effet, si les deux groupes présentent des connaissances phonologiques sublexicales déficitaires, celles-ci s'avèrent encore plus déficitaires chez les dysphasiques (comme en témoigne l'absence d'effet de fréquence phonotactique chez les dysphasiques dans l'épreuve de rappel sériel immédiat).

En conclusion, en plus du déficit de la conscience phonologique classiquement observé (Ramus, 2003), les enfants dyslexiques et dyspha siques souffriraient d'un déficit spécifique de la MCTv impliquant une utilisation déficitaire de la boucle articulatoire, ce qui aurait pour conséquence une influence moins importante des connaissances phonologiques à long terme. Cette hypothèse s'accorde avec la vision modulaire du langage de Shankweiler (Shankweiler & Crain, 1986), selon laquelle la mémoire de travail est un processus reliant les différentes composantes du langage dont la phonologie. En ce sens un déficit de la mémoire de travail générerait un trouble à la fois au niveau du traitement phonologique et aurait des répercussions importantes sur tout le système langagier. De plus, les enfants dyslexiques et dysphasiques présentent un profil similaire quant à la nature des composantes déficitaires, avec cependant un déficit plus marqué chez les dysphasiques. Enfin, les dysphasiques se différencient des dyslexiques par des représentations phonologiques sublexicales plus déficitaires. Ces résultats vont dans le sens de l'hypothèse de Bishop (2004) d'un déficit phonologique commun à la dyslexie et la dysphasie, les enfants se différenciant principalement par la gravité des difficultés et le nombre de composantes affectées.

Remerciements

Les auteurs remercient Steve Majerus et Martine Poncelet de l'université de Liège (Belgique) qui ont conçu les épreuves d'évaluation de la mémoire phonologique, ainsi que l'équipe du centre référent des troubles des apprentissages du CHU de Strasbourg dirigé par le Dr Anne de St Martin.

Christel Leuwers, Pascale Colé et Sophie Bouton

COMPRÉHENSION ET PRODUCTION DE PHRASES, CHEZ DE JEUNES ENFANTS SOURDS : DES DONNÉES PRÉLIMINAIRES

Introduction

Selon le rapport Gillot (1998), 80 % des adultes sourds profonds sont illettrés, en dépit d'une scolarité adaptée à leur handicap. On distingue généralement deux composantes principales de la lecture que sont l'identification des mots écrits et la compréhension (Sprenger-Charolles & Colé, 2003). Alors que, par exemple, les dyslexiques manifestent des déficits dans l'identification des mots écrits, les difficultés en lecture de la population sourde (adultes et enfants) semblent provenir principalement de difficultés en compréhension (Alegria, 2004). Nous nous intéresserons, dans ce chapitre, à la compréhension et à la production de phrases à l'écrit, chez de jeunes enfants sourds.

La compréhension et la production syntaxique de la population sourde

Pour tenter d'expliquer les difficultés de compréhension de l'écrit chez l'enfant sourd, on peut se référer au modèle de l'enfant entendant et en particulier au modèle « simple » de la compréhension en lecture (Hoover & Gough, 1990) qui postule, chez le lecteur normo-entendant, que la compréhension à l'écrit est le produit des compétences d'identification des mots écrits et de compréhension orale. Un certain nombre de recherches (par exemple, Alegria, Charlier & Matthys, 1999 ou Alegria, 2004, pour une revue) a montré que, contrairement à la majorité des enfants entendants (Nation & Snowling, 2000), une partie des enfants sourds ne manifeste pas de déficit en identification de mots écrits qui pourrait expliquer leurs difficultés de compréhension écrite. Toutefois, des difficultés de compréhension peuvent provenir de problèmes de codage phonologique en mémoire à court terme – MCT – (par exemple, Bebko, 1984, Harris & Moreno, 2004 et, chez l'enfant entendant, Mann, Shankweiler & Smith, 1984).

La compréhension et la production de phrases

Exley et Arnold (1987) observent, chez des enfants sourds oralisés, âgés de 13 ans, que pour des phrases simples (issues d'un test adapté à des enfants normo-entendants de 3 à 5,6 ans), les scores de compréhension orale plafonnent alors que ceux de production orale restent inférieurs à ceux d'enfants contrôlés entendant, âgés de 7 ans. En production, les erreurs consistent principalement en l'omission ou au placement incorrect des mots fonction (ou mots outils ou encore mots grammaticaux tels que les déterminants, les pronoms, etc.).

Les études s'intéressant à la compréhension et à la production de structures linguistiques plus complexes sont plus anciennes. Elles souffrent d'un manque d'homogénéité et de caractérisation des échantillons de sujets sourds, en termes d'éducation reçue et de niveau de lecture, alors même que les tâches sont présentées à l'écrit. Ces études mettent en évidence que les structures syntaxiques, normalement acquises au cours de l'école primaire chez l'enfant normo-entendant, ne le sont pas pour la majorité de la population sourde, et ce même à l'âge adulte[1] (Power et Quigley, 1973, Quigley, Smith & Wilbur, 1974). Ces difficultés concernent principalement le traitement de l'ordre des mots et des mots fonction; ces derniers tendent à être négligés (Singleton, Morgan, DiGello, Wiles & Rivers, 2004).

Odom et Blanton (1967) montrent ainsi que, contrairement aux adultes normo-entendants, de jeunes adultes sourds de 17 ans n'encodent pas l'information linguistique sous forme de syntagmes. Chez les jeunes adultes sourds, même lorsqu'ils ont reçu une éducation orale, le syntagme n'est donc pas une unité pertinente de traitement (voir également Gregory, 1986). Cet encodage initial inadéquat ne permettrait pas la mise en œuvre des traitements syntaxiques ultérieurs, essentiels à l'interprétation des phrases complexes.

1. Certains enfants sourds parviennent cependant à suivre des études universitaires (par exemple, Hanson, Goodell et Perfetti, 1991 et Kelly, 2003).

L'influence de la pratique du LPC

Une mauvaise qualité du codage phonologique peut, chez l'enfant normo-entendant, entraîner des difficultés de compréhension, tout particulièrement, en entravant le maintien en mémoire de l'information ; la compréhension est ainsi pénalisée lorsque la phrase est longue ou lorsque l'ordre des mots la rend complexe (Mann *et al.*, 1984). Chez les sourds, des difficultés de même origine peuvent être invoquées. En effet, Conrad (1979, cité par Alegria, 2004) observe que les enfants sourds qui utilisent un codage verbal interne ont un niveau de compréhension en lecture plus élevé que ceux qui ne l'utilisent pas indépendamment de la perte auditive et du score en intelligence non verbale). Toutefois, même lorsque les phrases sont courtes et simples, la population sourde manifeste des difficultés importantes de compréhension et de production. L'input linguistique que les personnes sourdes reçoivent, à partir d'une lecture labiale, lorsqu'elles ne sont pas de langue maternelle gestuelle, est très parcellaire du fait de l'ambiguïté que cette lecture laisse subsister (Alegria, 2004). En particulier, les mots fonction et les informations morphosyntaxiques d'accord sont très peu prégnants et, en conséquence, sont négligés (Taeschner, Devescovi & Volterra, 1988). Toutefois, cette difficulté peut être contournée par les enfants sourds soumis précocement au Langage Parlé Complété (LPC) ; ce langage, par des positions de la main sur le visage, désambiguïse l'information visuelle donnée par le mouvement des lèvres. En effet, la compréhension de phrases simples (Périer, Charlier, Hage & Alegria, 1990) ou la transcription écrite de pseudo-mots (Alegria, Charlier & Matthys, 1999) est meilleure lorsque les items sont présentés à l'oral avec le LPC, plutôt qu'à l'oral seul, et ce, particulièrement, lorsque les enfants ont été soumis précocement au LPC. Ainsi, l'exposition précoce au LPC permettrait l'élaboration de représentations linguistiques pleinement spécifiées (voir Alegria, 2004, pour une revue).

Toutefois, à notre connaissance, aucune étude n'a évalué le bénéfice d'une exposition au LPC, sur le développement des traitements syntaxiques, en compréhension et en production de phrases. On peut, néanmoins, citer l'étude de Hage, Alegria et Périer (1990) qui montre que des enfants soumis précocement au LPC n'éprouvent pas de difficulté à associer à un mot présenté oralement, selon sa terminaison, l'article qui lui convient, lorsque le LPC est utilisé.

Étude : comparaison des compétences syntaxiques d'enfants sourds à celles de sujets contrôles de même niveau scolaire

De manière générale, dans les études qui se sont intéressées aux compétences syntaxiques chez l'enfant sourd, on constate que la méthodologie employée est très variable. Les différences concernant les participants (âge, langue maternelle, éducation, niveau de lecture), la langue choisie ou encore les tâches utilisées rendent difficile l'analyse des facteurs responsables des difficultés et leurs interrelations. La population sourde est le plus souvent comparée à une population contrôle entendante, de même âge chronologique, ce qui incite à surestimer leurs difficultés (cf. les travaux sur la dyslexie de Sprenger-Charolles & Colé, 2003). De plus, la plupart des études s'est surtout attachée à analyser les performances globales sans analyser les erreurs observées, au regard du type de structure syntaxique traité. Enfin, les études conduites concernent principalement l'enfant anglophone.

Deux objectifs principaux sont donc poursuivis dans cette étude. Le premier est d'évaluer les compétences syntaxiques d'enfants sourds ne présentant pas de difficulté sévère dans l'identification des mots écrits, en les comparant à celles d'enfants contrôles normo-entendants tout venant, de même niveau scolaire. En effet, la comparaison classique qui consiste à comparer les performances d'enfants sourds à celles d'enfants normo-lecteurs peut conduire à une surestimation des déficits de la population sourde, du fait de l'élimination des enfants faibles lecteurs du groupe contrôle. Le deuxième objectif est de comparer les compétences en compréhension et en production de phrases de ces deux groupes, la production permettant d'appréhender plus directement les compétences syntaxiques également sollicitées en compréhension (Leuwers & Bourdin, 2003).

Participants

Les tableaux 1 et 2 caractérisent notre échantillon de cinq enfants sourds, du centre d'éducation pour jeunes sourds (CEJS) d'Arras, âgés de 9 ans 8 mois à 12 ans 4 mois. Tous pratiquent, en classe, le LPC mais leur langue « maternelle » est soit la langue des signes française (LSF), soit le français oral (FO).

Tableau 1 : Caractéristiques générales des enfants sourds testés

Sujets	Âge (années ; mois)	Sexe	Déficience auditive (P : Profonde ; S : Sévère)	Âge du diagnostic	Gains prothétiques	âge d'entrée au CEJS* en années	langue pratiquée avant l'entrée au CEJS	Langues pratiquées depuis**	Parents (entendants : E, sourds : S)	Niveau Scolaire
1	10;04	M	P	avant 3 ans	64 dB	5,05	LSF	FO, LPC en classe	E	CE2
2	10;01	F	S	1 an	inconnus	4,08	LSF	FO, LPC en classe	S	CE2
3	9;08	F	P	2 ans	52 dB	2,00	FO	FO, LPC en classe, LSF avec amis	E	CE2
4	12;04	F	P	avant 2 ans	42 dB	8,08	FO	FO, LPC en classe, LSF avec amis	E	CM1 classe annexée***
5	12;01	M	S	avant 1 an	47 dB	8,04	LSF	FO, LPC en classe, LSF avec amis	S	CM2

CEJS* : Centre d'Éducation pour Jeunes Sourds ; ** FO : Français Oral ; LPC : Langage Parlé Complété ; LSF : Langue Signée Française ; *** une classe annexée est une classe à effectif restreint (de 2 à 9 élèves environ), recevant uniquement des élèves déficients auditifs, au sein d'un établissement ordinaire de l'Éducation Nationale et dans laquelle, les cours sont dispensés par un enseignant spécialisé.

Chaque enfant sourd a été apparié à un groupe contrôle d'enfants normo-entendants de même niveau scolaire. L'intelligence non verbale a été évaluée par les matrices progressives de Raven (Raven, 1980) et le niveau en lecture par le test « la pipe et le rat » (Lefavrais, 1987) qui permet d'estimer la vitesse et la précision de la lecture silencieuse. Il s'agit de lire des séries de mots et de souligner ceux qui correspondent à des noms d'animaux. Deux âges lexiques sont déterminés : un âge de lecture linéaire (vitesse) et un âge de niveau de compréhension (identification des animaux). Les scores de chaque enfant sourd et de son groupe contrôle, à ces deux épreuves, sont présentés dans le tableau 2.

Tableau 2 : Scores aux pré-tests des enfants sourds et de leur groupe contrôle de référence : scores individuels des enfants sourds et scores moyens (« moy ») et écart-types « ET ») des groupes contrôles

Niveaux scolaires	S (Sourds) et C (groupe Contrôle avec n : effectif)	Sujets	Âge (mois)	PM47 (nb BR/36)	Pipe et le Rat : LL*	Pipe et le Rat : C**
CE2	S	1	124	33	150	117
	S	2	121	24	114	114
	S	3	116	25	138	114
	C	moy	107,8	30,7	101	104
	n=9	ET	3,8	4,1	11,7	12,3
CM1	S	4	148	34	168	144
	C	moy	123,0	32,8	128	124
	n=11	ET	2,4	2,0	11,8	9,3
CM2	S	5	145	30	168	156
	C	moy	130,0	33,1	130	132
	n=12	ET	4,1	2,2	13,4	13,2

LL* : âge lexique (en mois) en Lecture Linéaire; NC** : âge lexique (en mois) en Compréhension

À l'épreuve de lecture, les âges lexique en lecture linéaire et en compréhension sont plus élevés chez les enfants sourds que dans leur groupe contrôle. Pour la lecture linéaire, les scores sont à plus de 2,5 écart-types de la moyenne du groupe, excepté pour le sujet 2, pour lequel il est à 0,8 écart-type. Pour la compréhension, la différence est moins importante (les scores sont à plus de 0,8 mais à moins de 2,2 écart-types de la moyenne du groupe). Toutefois, l'âge lexique en compréhension est basé sur le nombre total d'animaux correctement identifiés, sans prendre en compte le nombre total de mots lus. Or, le pourcentage d'animaux correctement identifiés est beaucoup plus faible dans le groupe des enfants sourds (au maximum 46 % alors que le minimum chez les enfants entendants est de 65 %). Toutefois, ce deuxième score est difficilement interprétable, chez les enfants sourds, compte tenu de leur faible niveau en vocabulaire (Paul, 1996 et Wilbur, 2000, pour une revue). En effet, dans ce groupe, l'analyse des erreurs révèle que les noms d'animaux non repérés sont souvent peu fréquents (par exemple, mule, agneau, corbeau, hanneton,...). Ainsi, l'appariement des enfants sourds réalisé sur le niveau scolaire, du point de vue de l'âge chronologique et du niveau de compréhension en lecture évalué par l'épreuve de « la pipe et le rat », tend à sous-évaluer les différences éventuellement observées, en compréhension et production, entre enfants sourds et enfants contrôles normo-entendants.

Matériel et procédure

Compréhension syntaxique (ECOSSE, Lecocq, 1996)

La compréhension écrite a été évaluée à l'aide d'une version équivalente de l'ECOSSE (Lecocq, 1996). L'ECOSSE évalue la compréhension de la majorité des structures syntaxiques normalement acquises à la fin de l'école primaire. Chaque structure est testée par un bloc de quatre énoncés. Pour chaque énoncé, la phrase est lue par l'enfant, puis quatre images sont proposées, dont une seule correspond à la phrase lue. L'enfant doit pointer l'image qui correspond à la phrase lue. Les trois autres images (appelées images distractrices) sont des distracteurs appelés lexicaux (un élément lexical de la phrase a été modifié) ou syntaxiques (tous les éléments lexicaux de la phrase sont présents mais ils sont agencés dans une structure syntaxique différente). Par exemple pour la phrase *le garçon pousse le chien*, il y a deux distracteurs lexicaux qui correspondent aux énoncés *le garçon appelle le chien* et *le garçon pousse un jouet* et un distracteur syntaxique, qui est le seul possible, et qui correspond à l'énoncé *le garçon est poussé par le chien*. Pour les phrases plus complexes, tous les distracteurs peuvent être syntaxiques. Par exemple, pour la phrase *le cheval que le chat poursuit est gris* les trois distracteurs sont syntaxiques (et correspondent aux énoncés : *le cheval qui poursuit le chat est gris, le cheval poursuit le chat gris, le cheval est poursuivi par le chat gris*). La version équivalente a été créée sur le modèle de l'ECOSSE en modifiant les éléments lexicaux des énoncés (par exemple dans la version originale de l'ECOSSE la phrase *la vache que poursuit le chien est marron* a été remplacée par *le cheval que poursuit le chat est gris* dans la version équivalente de l'ECOSSE[2]). Nous nous sommes centrées sur les structures suivantes :

1. Phrases simples (renversables et non) : *Le garçon pousse le chien/un carton*
2. Phrases négatives simples : *Le chat ne dort pas.*

2. Cette version équivalente de l'ECOSSE a été créée afin de permettre la comparaison, chez un même sujet, de la compréhension écrite et de la compréhension orale, en utilisant des énoncés différents mais équivalents et ce, afin de réduire les effets de transfert d'une passation à l'autre.

3. Phrases simples avec pronom sujet : *Il est assis sur la boîte.*
4. Phrases simples avec pronom objet : *La fille le porte.*
5. Phrases simples avec déterminants pluriel : *Les chats regardent le papillon.*
6. Phrases complexes à deux propositions (enchâssement à droite) : *Le garçon poursuit le cheval qui saute, la fille regarde le mouton que poursuit le chien.*
7. Passives renversables ou non : *La fille est poussée par l'éléphant, le carton est porté par l'homme.*
8. Phrases complexes à deux propositions (enchâssement au centre) : *La voiture qui est sur le tambour est rouge, la balle que lance l'homme est grise.*

Compréhension de phrases simples pragmatiquement plausibles ou non

Afin d'évaluer si les enfants sourds ne s'appuient pas trop fortement sur une stratégie lexicale, nous avons testé la compréhension de phrases simples décrivant des événements en désaccord avec les connaissances que nous possédons sur le monde (ex : *le garçon mord le chien, le bébé berce la dame*). La compréhension est testée, comme dans l'ECOSSE, par le choix d'une image parmi quatre. Un distracteur correspond à l'événement inverse plausible (*le chien mord le garçon* et *la dame berce le bébé*, pour le 1er et le 2e exemple, respectivement). Les deux autres correspondent à des phrases plausibles dont un élément lexical a été changé (*le garçon appelle le chien, le cheval mord le chien*, pour le 1er exemple).

Production syntaxique (EPIS, Leuwers et Bourdin, 2003)

L'EPIS évalue la production syntaxique de phrases dont la structure syntaxique a été préalablement amorcée, à l'aide d'une procédure dérivée du paradigme d'amorçage syntaxique (Bock, 1986). La tâche du sujet est de produire, à l'écrit, une phrase décrivant une image cible, en utilisant la même structure syntaxique que celle de la phrase amorce. Les structures syntaxiques testées sont les mêmes que celles évaluées dans l'ECOSSE (avec quatre items par structure) mais le vocabulaire diffère. Nous nous sommes centrées sur les structures simples (identiques à celles testées en compréhension : de l'item 1 à l'item 5) et sur les structures plus complexes : les relatives en « qui » avec enchâssement à droite et au centre (par exemple, *l'homme porte la fille qui pleure, le crayon qui est sur le livre est jaune*).

Résultats

Compréhension syntaxique écrite : ECOSSE

Deux types d'analyses ont été réalisés. Dans le premier (analyse individuelle), le score de chaque enfant sourd est situé au sein de son groupe contrôle de référence. Dans le second (analyse de groupe), les performances du groupe des enfants sourds ont été comparées à celles du groupe contrôle le plus jeune (CE2), sur les différentes structures syntaxiques. Étant donné le faible nombre d'enfants sourds à chacun des niveaux scolaires, des analyses de groupes, à chacun de ces niveaux, ne sont pas envisageables. Toutefois, compte tenu des déficits très importants de compréhension, repérés dans les analyses précédentes, nous avons choisi de regrouper les enfants sourds et de comparer leurs scores à ceux du groupe contrôle le plus jeune (de CE2), bien que cette comparaison tende à sous-estimer les difficultés des enfants sourds scolarisés en CM1 et CM2.

a) Situation de chaque enfant sourd dans son groupe contrôle de référence

Le score de chaque enfant sourd est transformé en un score correspondant à la distance à laquelle se situe sa performance par rapport à celles du groupe contrôle de référence. La distance est évaluée en nombre d'écarts inter-quartiles [EIQ = 3^{e} quartile (Q3) – 1er quartile (Q1)]. La performance est considérée comme déficitaire, si elle est inférieure à plus de 0,75 EIQ de Q1 (pour une distribution normale, le z correspondant à cette performance déficitaire est inférieur ou égal à -1,69, dont la fréquence est de moins de 5 pour cent), comme extrême, si elle est inférieure à plus de 1,5 EIQ de Q1 ($z \leq -2{,}7$, fréquence de moins de 4 pour mille) et aberrante si elle est située à plus de 3 EIQ de Q1 ($z \leq -4{,}7$ fréquence de moins de 2 pour 1 million).

Comme on peut le constater dans le tableau 3 (à gauche), deux enfants sourds ont des scores extrêmes et trois des scores aberrants. Les performances de l'ensemble des enfants du groupe sont donc extrêmement déficitaires.

Tableau 3 : Compréhension et Production syntaxique : performance des enfants sourds

		Compréhension			Production		
Sujets	N. S.	% BR	Score EIQ	Perf.	% BR	Score EID	Perf.
1	CE2	51	-4,2	***	0	-1,6	**
2	CE2	64	-2,6	**	35	-0,2	moyenne
3	CE2	46	-4,9	***	10	-1,2	*
4	CM1	60	-1,8	**	30	-3	***
5	CM2	58	-7,3	***	25	-2,3	**

N. S. : niveaux scolaires ; % BR : pourcentage de bonnes réponses ; score EIQ : distance des performances par rapport à celles du groupe contrôle, en nombre d'écarts inter-quartile en dessous du premier quartile ; Perf. : caractérisation de la performance par rapport au groupe contrôle (déficitaire : *, extrême : ** ou aberrante : ***)

b) Comparaison des scores des enfants sourds à ceux du groupe contrôle de CE2

Comme on peut le constater (cf. figure 1), l'effet de la complexité syntaxique des phrases est quasi inexistant chez les normo-entendants au CE2 (effet plafond) alors qu'il est très important dans le groupe des enfants sourds. Du fait du faible nombre d'enfants sourds, l'effet de la complexité des phrases a été testé par une ANOVA non paramétrique (Friedman). Elle indique que l'effet de la complexité est significatif : ($X^2(7) = 14{,}67$; $p < .05$).

On n'observe pas de différence entre les deux groupes pour les structures simples et négatives. Mais la différence augmente de manière importante, pour les structures plus complexes sur le plan morphosyntaxique (items 3, 4, 5 et 7 : mots fonction et flexions) ou syntaxique (items 6 et 8 : relatives) ; les performances des enfants sourds ne se différencient plus du niveau du hasard pour les structures les plus complexes sur le plan de l'ordre des mots (*i. e.* les structures enchâssées au centre). Ainsi, la performance des enfants sourds est significativement inférieure à celle des enfants contrôles sur l'ensemble des phrases, excepte pour les phrases les plus simples (structures simples et négatives).

Selon le test non paramétrique de Mann-Whitney : item 1 : $U(5,9) = 30$, ns ; item 2 : $U(5,9) = 34{,}5$, ns ; item 3 : $U(5,9) = 21$, $p < .05$; item 4 : $U(5,9) = 19{,}5$, $p < .01$; item 5 : $U(5,9) = 27{,}5$, $p < .10$; item 6 : $U(5,9) = 23$, $p < .05$; item 7 : $U(5,9) = 15$, $p < .001$ et item 8 : $U(5,9) = 15$, $p < .001$).

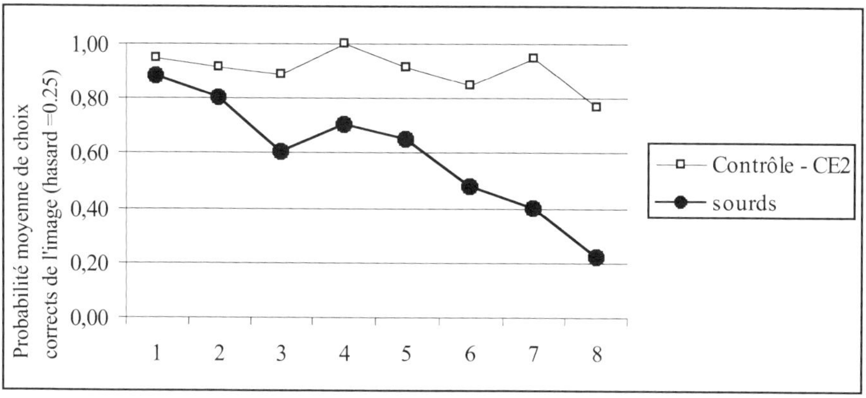

Figure 1 : Performance globale à l'ECOSSE : enfants sourds vs groupe contrôle de CE2, pour les structures simples (1), négatives (2), avec pronom sujet (3), avec pronom objet (4), avec déterminants pluriels (5), enchâssées à droite (6), passives (7) et enchâssées au centre (8)

Compréhension écrite de phrases simples pragmatiquement plausibles ou non

Parce que ce bloc d'items ne contient que quatre énoncés, nous n'avons pu conduire, pour cette tâche, les analyses menées précédemment; nous n'avons donc réalisé qu'une analyse descriptive.

Les enfants du groupe contrôle de CE2 réussissent l'ensemble des items; seuls deux sujets commettent chacun une erreur sur les quatre items. Chez les enfants sourds, 1 seul enfant réussit les quatre items. Les nombres de choix de l'image correcte et de celle qui correspond à l'événement inverse plausible sont présentés dans le tableau 4, pour chacun des enfants sourds. Les quatre enfants sourds qui commettent des erreurs choisissent dans 37,5 % des cas l'image correcte et dans 31,25 % l'image qui correspond à l'événement inverse plausible. Or, la structure syntaxique des phrases (SN + Vb + SN) est très simple et équivalente à celle des phrases simples de l'ECOSSE pour lesquelles la performance des enfants sourds est au plafond. L'aspect antipragmatique de l'événement gêne donc énormément ces quatre enfants sourds. Cela signifie qu'ils ne s'appuient pas suffisamment sur la stratégie syntaxique et sont fortement influencés par les informations sémantiques. Toutefois, on ne peut conclure que les enfants sourds adoptent une stratégie lexicale pure puisque, d'une part, le % de choix de l'image correspondant à cette stratégie n'est pas majoritaire, même s'il est important et, d'autre part, la performance d'un enfant sourd est au plafond.

Tableau 4 : Compréhension des phrases antipragmatiques chez les sujets sourds : type d'images choisies

Sujets	N. S.	Nb. choix cor.	Nb. choix plaus.	Total
1	CE2	1	2	3
2	CE2	4	0	4
3	CE2	1	2	3
4	CM1	1	0	1
5	CM2	3	1	4

N.S. : niveaux scolaires; Nb. choix cor. : nombre de choix de l'image correcte; Nb. choix. plaus. : nombre de choix de l'image inverse correspondant à l'événement plausible.

Production écrite

a) Situation de chaque enfant sourd dans son groupe contrôle de référence

Nous avons réalisé une analyse individuelle des scores – comparés à ceux du groupe contrôle de référence – du même type que celle effectuée en compréhension (ECOSSE). Comme on peut le constater dans le tableau 3 (à droite), un enfant sourd a un score aberrant, deux ont des scores extrêmes, un enfant a un score déficitaire et un enfant a un score moyen.

b) Comparaison des erreurs commises par les enfants sourds à celles commises par le groupe contrôle de CE2

Les performances de l'ensemble des enfants du groupe sont donc pour la plupart déficitaires mais de manière moins importante qu'en compréhension. Toutefois, une analyse des erreurs révèle que celles commises par les enfants sourds ne sont pas de même nature que celles commises par les enfants contrôles normo-entendants. En effet, dans la très grande majorité, les erreurs des enfants normo-entendants de CE2 consistent à produire une phrase correcte mais de structure non attendue (*e. g.*, utilisation d'un syntagme nominal au lieu d'un pronom) ou à produire la structure attendue mais en commettant des erreurs morphosyntaxiques sur le verbe (*e. g.*, *les chats griffe*) ou le nom (*e. g.*, *les chat*). En revanche, chez les enfants sourds, des erreurs dans la production des syntagmes nominaux ou verbaux, même simples, sont fréquentes et, en particulier, l'omission du déterminant, devant le nom, ou de l'auxiliaire du verbe.

Nous avons alors calculé pour chaque sujet sourd et normo-entendant de CE2, le pourcentage d'omissions du déterminant, sur l'ensemble des syntagmes nominaux produits, et le pourcentage d'omissions de l'auxiliaire, sur l'ensemble des formes verbales pour lesquelles un auxiliaire est attendu (cf. tableau 5).

Aucune erreur de ce type n'est observée dans le groupe des normo-entendants de CE2. En revanche chez les enfants sourds, l'omission du déterminant est observée chez trois sujets. L'omission de l'auxiliaire est encore plus fréquente et s'observe chez la totalité des sujets sourds.

Tableau 5 : Production syntaxique : pourcentage d'omissions incorrectes du déterminant, avant le nom, et de l'auxiliaire du verbe, chez les enfants sourds

	Noms qui demandent un déterminants		Formes verbales qui demandent un auxiliaire	
Sujets	Nombre produits	% d'omissions du déterminant	Nombre produits	% d'omissions de l'auxiliaire
S1	16	62,5	5	80,0
S2	23	0,0	6	33,3
S3	27	11,1	3	100,0
S4	20	0,0	4	25,0
S5	18	11,1	3	100,0

DISCUSSION ET CONCLUSION

Les enfants sourds de cette étude manifestent des difficultés très importantes dans la production et la compréhension de phrases écrites – dont les structures syntaxiques sont pourtant acquises au cours de l'école primaire – alors même que leur performances en identification de mots écrits sont plutôt meilleures que celles attendues, compte tenu de leur niveau scolaire. L'analyse de leur compréhension des phrases écrites, en fonction des différentes structures syntaxiques étudiées, révèle que les enfants sourds sont beaucoup plus sensibles que les enfants contrôles à l'effet de la complexité syntaxique. Les enfants sourds n'utilisent pas, ou insuffisamment, l'information véhiculée par les marques morphologiques, les mots fonction et l'ordre des mots, autrement dit, les sources d'informations qui permettent l'attribution des rôles syntaxiques aux constituants de la phrase. Ces données sont cohérentes avec l'ensemble des études réalisées sur l'enfant ou le jeune adulte anglophone, présenté précédemment, mettant en évidence un décalage important entre le niveau de compréhension de phrases de ces enfants et celui des enfants contrôles normo-entendants.

Toutefois, l'épreuve de compréhension écrite utilisée (ECOSSE) semble surévaluer les compétences syntaxiques des enfants. En effet, les analyses des performances en production de phrases révèlent, chez les enfants sourds, des difficultés syntaxiques importantes relatives à l'agencement des éléments constitutifs des phrases et, en particulier, du syntagme verbal (SV) et du syntagme nominal (SN). En effet, les enfants sourds omettent fréquemment le déterminant (lorsqu'ils produisent un SN inséré dans une phrase) et le verbe ou son auxiliaire. Il n'est alors pas étonnant qu'ils comprennent difficilement les phrases puisque l'ordre des mots et les mots fonction sont cruciaux pour leur interprétation. Les données de cette étude sont cohérentes avec celles précédemment citées, portant sur la production de phases simples, chez de jeunes adultes sourds oralisés. En anglais, Exley et Arnold (1987) observent des omissions ou un placement incorrect des mots fonction ; en italien, Taeschner *et al.* (1988) observent un déficit dans la production correcte de l'article de noms, marqués en genre et en nombre, alors même que la morphologie est, dans cette langue, très transparente.

L'ensemble de ces données suggère un développement déficitaire et atypique de la compréhension écrite et des compétences syntaxiques, chez l'enfant sourd francophone, pratiquant le LPC en institution. En effet, les compétences des enfants se situent nettement en dessous de celles des normo-entendants contrôles, de même niveau scolaire. Par conséquent, elles indiquent, qu'en l'absence apparente de trouble de l'identification des mots écrits, les structures syntaxiques du français oral ne sont que peu maîtrisées. En effet, d'une part, seules les phrases simples pragmatiques (affirmatives et négatives) sont comprises et, vraisemblablement, par une stratégie lexicale ; d'autre part, les syntagmes nominaux et verbaux, composant des phrases simples, ne sont pas produits correctement.

Toutefois, avant leur entrée en institution (l'âge d'entrée variant, selon les enfants, de 2 à 8 ans), aucun des enfants n'a pratiqué le LPC, deux enfants sourds étaient oralisés et trois enfants pratiquaient la LSF.

Même s'il est difficile de comparer ces deux groupes d'enfants sourds les effectifs sont très faibles et les niveaux scolaires hétérogènes –, il semble que les déficits observés ne soient pas moins importants dans un groupe que dans l'autre. Même si certaines études ont pu montrer que de bonnes habiletés en langue des signes favorisent l'apprentissage d'une langue écrite, ce bénéfice doit plutôt être attribué à l'augmentation des connaissances générales sur le monde (pour une revue, voir Alegria, 2004). En effet, les aspects syntaxiques et morphosyntaxiques diffèrent radicalement entre les langues des signes et les langues écrites, comme l'anglais ou le français (voir cependant, Ducharme & Mayberry, 2005, pour un point de vue opposé). Pour le groupe d'enfants testés dans cette étude, l'exposition au LPC interviendrait trop tardivement pour que son apprentissage puisse compenser des compétences linguistiques non ou mal construites, faute d'une exposition précoce à la langue française. En effet, les études, chez l'enfant sourd francophone, qui mettent en évidence un bénéfice de l'exposition au LPC sur les habiletés linguistiques montrent également que ce bénéfice est d'autant plus important que l'exposition intervient précocement et qu'elle a lieu, à la fois, dans la famille et dans l'institution (Périer *et al.*, 1990, Alegria *et al.*, 1999). Des recherches complémentaires devront donc être conduites sur la compréhension et la production de phrases, chez des enfants exposés précocement au LPC.

Fanny De La Haye et Nathalie Bonnneton-Botté

INCIDENCE D'UN ENTRAÎNEMENT À LA PRODUCTION D'INFÉRENCES SUR LE NIVEAU DE COMPRÉHENSION EN LECTURE

Introduction

Les résultats aux évaluations nationales en français, de septembre 2007 (ministère de l'Éducation nationale) montrent que près de 40 % des élèves de sixième ne parviennent pas à comprendre un texte [1]. Il est également fréquemment constaté qu'en fin de scolarité élémentaire, bon nombre d'élèves ne maîtrisent pas encore complètement les processus d'identification des mots. Une étude visant à définir les niveaux d'expertise en lecture des élèves à leur entrée en sixième (Bonjour & Gombert, 2004) montre, par exemple, qu'un peu plus de 14 % de ces élèves éprouvent des difficultés importantes en lecture et en compréhension : ils lisent lentement et commettent de nombreuses erreurs de reconnaissance des mots écrits (réels ou inventés). On peut ainsi penser que l'activité de décodage mobilise leur attention de façon trop importante pour leur permettre d'allouer pleinement leurs ressources cognitives à des processus de traitement de plus haut niveau, telle que l'élaboration du sens. Leur faible niveau de compréhension laisse supposer que tout apprentissage passant par l'écrit ne s'effectue pas aisément et qu'ils sont donc susceptibles d'éprouver des difficultés scolaires d'ordre plus général.

Décodage et compréhension : deux compétences indépendantes ?

Les difficultés de compréhension rencontrées par certains élèves sont-elles essentiellement dues à un niveau de décodage insuffisant comme le défend Perfetti (1988) ou à des problèmes spécifiques de compréhen-

1. Résultat national à la compétence « compréhension, réception ».

sion comme le pensent Cain et Oakhill (2004), Yuill et Oakhill (1991) ou encore Cain, Oakhill et Bryant (2004) ? Sur ce point, les profils de certains élèves nous permettent de penser que ces deux hypothèses ne sont pas exclusives.

De nombreuses études montrent que les lecteurs qui ne maîtrisent pas suffisamment le décodage accèdent difficilement à un niveau de compréhension satisfaisant (Perfetti, 1988 ; Yuill & Oakhill, 1991). Les difficultés de reconnaissance des mots n'expliquent, cependant, les difficultés de compréhension que d'une partie seulement des mauvais lecteurs. À niveau de décodage égal, certains enfants présentent plus que d'autres des déficits de compréhension[2] que l'on peut alors qualifier de spécifiques (Yuill & Oakhill, 1991 ; Cain & Oakhill, 2004).

La compréhension en lecture

Pour comprendre un texte, le lecteur doit en identifier les mots, mettre en relation les mots et les phrases pour construire une représentation mentale globale et cohérente de la situation décrite par le texte. Dans leur modèle, Van Dijk et Kintsch (1983) parlent de « modèle de situation » pour qualifier cette représentation mentale. Il ne s'agit pas simplement de comprendre le sens des mots et des phrases du texte mais de reconstituer le « film » qu'il décrit. Il s'agit de se représenter des personnages, des lieux, des actions et des événements qui ne sont pas tous mentionnés explicitement dans le texte. L'information est intégrée en mémoire avec des éléments de représentation provenant d'expériences antérieures, activées par les éléments du texte, ou avec des connaissances générales. Le sens n'est pas livré par le texte, il est progressivement construit par le lecteur. Cette construction ne s'opère qu'à la condition où les connaissances du lecteur (stockées en mémoire à long terme) interagissent avec les informations que le texte délivre explicitement.

En intégrant ses connaissances aux informations du texte, le lecteur l'enrichit et élabore une représentation personnelle de la signification du texte. On appelle ces enrichissements déduits des connaissances du lecteur, des inférences.

Comprendre suppose donc non seulement d'identifier les informations explicites d'un texte mais également de rendre explicites les informations implicites qu'il recèle. En effet, pour ne pas surcharger le lecteur en informations, un texte « ne dit pas tout » et renferme toujours

2. Ces difficultés se traduisent notamment par leur faible capacité à répondre à des questions relatives au contenu des textes qu'ils ont lus.

une part plus ou moins importante d'implicite que le lecteur se doit de combler pour parvenir à sa compréhension. Ainsi, au-delà de la maîtrise du code, à l'écrit, cette compétence à construire le sens d'un texte (qui contient parfois une quantité importante d'informations implicites) est déterminante dans l'acte de lecture. Or, une des différences essentielle entre les bons et les mauvais compreneurs est cette difficulté à produire des inférences (Oakhill, 1986 ; Oakhill & Yuill, 1996 ; Perfetti, Marron & Foltz, 1996). Les élèves les plus en difficulté de lecture-compréhension obtiennent, en moyenne, de bons résultats lorsqu'il s'agit de prélever directement une information dans un texte mais réussissent difficilement les tâches qui nécessitent un traitement de l'information et l'élaboration d'inférences (De La Haye & Bonneton-Botté, 2007, Fayol, 1998, 2000).

Tout se passe comme si certains élèves s'interdisaient de combler l'implicite, comme s'ils ne s'autorisaient pas à aller au-delà du texte. Ils semblent ne pas être conscients qu'il s'agit d'une activité nécessaire pour atteindre un bon niveau de compréhension. En effet, en réponse à certaines questions « inférentielles [3] », certains élèves disent ne pas pouvoir répondre car « le texte ne le dit pas ». Dans cette situation, plusieurs hypothèses sont envisageables : l'une d'elle est que les élèves ont une mauvaise représentation de l'activité de lecture – qui peut être induite par les pratiques enseignantes (Goigoux & Thomazet, 1999) –, ils ne savent pas qu'un texte ne dit pas tout et qu'il est nécessaire de l'enrichir au regard de ses connaissances ; une autre hypothèse est que les élèves savent qu'il convient de combler l'implicite mais n'y parviennent pas parce qu'ils n'ont pas les connaissances suffisantes ou la capacité à repérer les manques ; dans ce dernier cas, une mauvaise utilisation des stratégies métacognitives, permettant d'évaluer et de contrôler l'activité en cours, pourrait en être à l'origine.

Selon Goigoux (2000), trois facteurs peuvent ainsi entraver les processus inférentiels des élèves mauvais compreneurs : la faible étendue de leurs connaissances du monde, l'insuffisante fiabilité de leurs traitements linguistiques et surtout l'absence de conscience de la nécessité, pour le lecteur, d'aller au-delà de l'information explicite du texte. La faiblesse des élèves d'EGPA [4], sur ce troisième point, correspondrait à un manque de clarté cognitive [5] sur la nature de l'activité intellectuelle que constitue la lecture.

3. Dont la réponse ne figure pas dans le texte mais est déduite de l'interaction entre les informations du texte et les connaissances du lecteur.
4. EGPA : enseignement général et professionnel adapté.
5. On parle de clarté cognitive lorsque l'élève a une idée précise de ce qu'est lire et apprendre à lire, lorsqu'il sait vers quoi il doit tendre et ce que l'on doit faire pour

Ce constat conduit naturellement à s'interroger sur les contenus d'enseignement : les procédures et stratégies de compréhension ne doivent-elles pas être enseignées ? Nous pensons, en effet, qu'une amélioration de la clarté cognitive concernant l'activité de lecture doit nécessairement s'accompagner d'une amélioration de la capacité d'autoréguler cette activité. Par autorégulation, nous entendons la capacité à évaluer son propre niveau de compréhension, à repérer, en cas de difficultés, l'absence de compréhension et à mettre en œuvre les stratégies adéquates pour remédier aux difficultés éventuelles. De telles stratégies consistent, entre autres, à réguler sa vitesse de lecture, effectuer des retours en arrière dans le texte[6], porter plus d'attention aux parties qui semblent plus ardues, se poser des questions sur la signification de ce qui vient d'être lu, etc.

Les bons et mauvais compreneurs se distinguent par cette capacité d'autorégulation (Cain & Oakhill, 2004 ; Goigoux, 2000, 2003). Certains mauvais compreneurs éprouvent des difficultés à se rendre compte de la défaillance de leur compréhension ou/et ne connaissent pas les stratégies susceptibles de l'améliorer et, de ce fait, sont tout à fait incapables de les mettre en œuvre. D'autres, connaissent ces stratégies mais les utilisent à mauvais escient ou ne les emploient pas car ils n'en perçoivent pas l'utilité. En revanche, même si les bons compreneurs ne procèdent pas toujours à une évaluation de leur niveau de compréhension, ils se montrent plus à mêmes d'utiliser les stratégies nécessaires à son amélioration (Fayol, 2000).

En résumé, à capacité d'identification des mots équivalente, il ressort de nombreux travaux (Oakhill, 1986 ; Oakhill & Yuill, 1996 ; Perfetti, Marron & Foltz, 1996 ; Goigoux, 2000) que deux dimensions différencient les bons des moins bons compreneurs : l'habileté à effectuer des inférences et la capacité à contrôler sa propre compréhension (capacité d'autorégulation).

Enseigner la compréhension ?

Parmi les quatre composantes relatives à l'enseignement de la lecture – traitement écrit des mots (identification et production), production de textes, développement d'une culture littéraire (acculturation) et compréhension de textes – la compréhension des textes est, jusqu'à présent,

---

apprendre (posséder les concepts nécessaires, être au clair sur les buts à atteindre...) (Downing & Fijalkow, 1984).

6. Pour revenir, par exemple, sur des passages lus antérieurement et susceptibles d'être à l'origine des difficultés.

la seule composante qui ne fait pas l'objet, de manière systématique, d'un enseignement spécifique. On sait aujourd'hui que les difficultés de compréhension constituent un obstacle dans la vie scolaire de l'élève mais on les impute le plus souvent aux difficultés de déchiffrage. Tout se passe comme si la compréhension allait de soi, sous réserve que le décodage soit maîtrisé. Rares sont donc les temps d'enseignement explicite consacrés à la compréhension de textes alors qu'elle est très souvent évaluée dans les classes. Naturellement, les pratiques pédagogiques ne sont pas homogènes, dans ce domaine, et peuvent varier en fonction du niveau des élèves et du choix des enseignants. Néanmoins, l'analyse des programmes de sixième réalisée par Benoit et Boule (2001) apporte, à ce propos, quelques éléments d'information. Les programmes distinguent l'enseignement de la compréhension immédiate[7] des mots et des phrases et celle de la compréhension logique ou compréhension fine[8]. Pourtant, les chercheurs mettent en évidence un décalage entre ces objectifs préconisés et l'enseignement effectivement réalisé qui est, quant à lui, davantage orienté sur la compréhension explicite. Ceci serait particulièrement vrai dans l'enseignement spécialisé (EGPA). C'est, en effet, ce que montre l'étude de Goigoux (2000), menée auprès des enseignants de SEGPA[9] : les enseignants spécialisés cherchent généralement à éviter de mettre les élèves en situation d'échec. Aussi, « les recherches d'informations ou les réponses brèves à des questions littérales sont des pratiques très majoritaires car ce sont celles qui assurent la plus grande participation de tous et le meilleur taux de réussite ».

L'analyse des pratiques pédagogiques (Benoit & Boule, 2001; Goigoux, 2000), dans le domaine spécifique de la compréhension, met selon nous en évidence ce que nous considérons comme une lacune de l'enseignement : les élèves ne sont que très peu sollicités sur le registre de la compréhension implicite, quand ils ne sont pas simplement « encouragés » à penser que toute information (et par conséquent, toute réponse) concernant le contenu d'un texte y figure explicitement. À l'encontre de cette pratique courante, nous pensons qu'il peut s'avérer parfois nécessaire de placer les élèves en situation de difficulté (les mettre, par exemple, en présence et en recherche d'implicite) en vue de parfaire, à long terme, leurs compétences dans ce domaine. Proposer uniquement des questions explicites à des élèves en difficulté pour évaluer leur niveau de compréhension pourrait retarder leur prise de conscience

7. Saisie du thème et du propos global d'un texte.
8. Saisie des relations qui structurent un texte autrement dit les inférences.
9. Section d'enseignement général et professionnel adapté.

de la présence de l'implicite ainsi que la nécessité de le combler par des inférences. De fait, cela ne ferait que les conforter dans leurs représentations erronées de la lecture. À l'instar de Paour, Jaume et De Robillard (1995), il nous semble que la mise en œuvre d'une situation éducative doit s'accompagner d'une réflexion sur l'origine et la nature des progrès constatés : la simplification de la tâche garantit certes de meilleures performances mais dans quelle mesure permet-elle une modification des représentations, un accroissement des compétences ? Il nous semble que la compréhension, dans toute sa complexité, peut et doit s'enseigner de façon explicite au même titre que le décodage.

Un certain nombre de recherches (Goigoux, 2003 ; Rémond, 2003) ont, en effet, démontré qu'il est possible de mettre en œuvre un enseignement spécifique de la compréhension et que cet enseignement améliore réellement les performances en lecture des élèves qui en bénéficient. Ces travaux mettent l'accent sur l'acquisition d'un comportement de lecteur actif et autorégulé qui s'exerce à travers l'utilisation de stratégies utiles à la compréhension. Des auteurs tels que Yuill et Oakhill (1988) ont proposé à des enfants de niveau élémentaire des activités d'entraînement à la production d'inférences. Parmi les activités proposées pendant les entraînements, les enfants devaient répondre à des questions de vocabulaire, poser des questions sur le texte et enfin prédire la suite du texte. Les résultats de tels entraînements sont bénéfiques puisque les performances en lecture et en compréhension de ces élèves se sont améliorées significativement. Les auteurs ont ainsi préconisé la systématisation de tels entraînements au sein des pratiques scolaires afin d'inciter les élèves à produire spontanément les inférences propices à enrichir les textes lus. Jean-Pol Rocquet (2002) a également proposé des séances d'entraînement à la production d'inférences, en présentant aux élèves des énoncés courts suivis systématiquement de deux questions : une question littérale [10] et une question inférentielle [11].

La mise en œuvre et la généralisation de ces activités spécifiques, proposées en vue d'améliorer les capacités inférentielles des élèves, révèlent la conviction des auteurs qu'il est possible de remédier activement aux difficultés de compréhension des élèves.

Si l'on considère que les apprentissages sont facilités par une verbalisation des procédures et que résolution des inférences et autorégulation sont deux habiletés nécessaires pour une bonne compréhension, alors

10. Dont la réponse figure explicitement dans le texte.
11. Dont la réponse ne figure pas dans le texte mais est déduite de l'interaction entre les informations du texte et les connaissances du lecteur.

nous considérons qu'un travail d'entraînement associé à une verbalisation pourrait être un outil de remédiation efficace à destination des élèves en difficulté de compréhension en lecture.

L'objectif de notre étude est d'éprouver l'hypothèse selon laquelle un programme d'entraînement basé spécifiquement sur la production d'inférences peut aider des élèves collégiens, en grande difficulté scolaire, à améliorer leurs capacités de compréhension.

Nous supposons que les entraînements et la verbalisation des procédures amélioreront les capacités de compréhension dans le domaine de la production des inférences chez des élèves de 6e SEGPA.

MÉTHODE

Participants

Cinquante quatre élèves de sixième SEGPA ont participé à cette étude [12]. Le groupe expérimental bénéficiant de séances d'entraînement à la production d'inférences est constitué de trente et un élèves (âge moyen : 12 ; 8 ans). Le groupe contrôle ne bénéficiant d'aucun entraînement (au moment de l'étude) est constitué de vingt-trois élèves (âge moyen : 12 ; 9 ans).

Matériel et procédure

Les élèves du groupe expérimental ont passé les pré-tests puis les douze séances d'entraînement (durant six semaines) et enfin le post-test. Les élèves du groupe contrôle ont passé les pré-tests et le post-test en même temps que les élèves du groupe expérimental mais n'ont participé aux douze séances d'entraînement qu'après le post-test n° 1. Suite aux séances d'entraînement, ils ont à nouveau passé le post-test. Les élèves du groupe contrôle ont donc répondu trois fois au test de lecture silencieuse alors que les élèves du groupe expérimental n'y ont répondu que deux fois.

12. Les élèves de sixième SEGPA sont scolarisés dans quatre collèges différents de l'académie de Rennes.

Pré-tests

Deux tests destinés à évaluer le niveau initial en lecture-compréhension des élèves ont été utilisés lors de la phase de pré-test : le test de lecture silencieuse (Aubret & Blanchard, 1991) et le test de l'Alouette (Lefavrais, 1967).

Le test standardisé de lecture silencieuse YLS (Aubret & Blanchard, 1991) permet d'estimer le niveau de compréhension en lecture des enfants (de la classe de CE2 à celle de 3e).

L'épreuve est composée de textes courts, indépendants les uns des autres, suivis de questions de compréhension. Les textes proposés sont adaptés au niveau scolaire des élèves : à chacun des niveaux scolaires correspond une feuille comportant deux ou trois textes. Lors de la passation, l'élève est soumis aux items de son niveau scolaire ainsi qu'aux items destinés à la classe de niveau supérieur et de niveau inférieur à la sienne (un élève de CM1, par exemple, traite les items de la feuille de CM1, de CE2 et de CM2).

Dans cette étude, les élèves doivent lire neuf histoires (trois textes par feuille) et répondre, en présence des textes, à cinq ou six questions les concernant. Les réponses requièrent différents niveaux de compréhension, allant du simple prélèvement d'informations à des traitements beaucoup plus complexes. Les élèves doivent répondre en utilisant les indices pertinents du texte, en opérant des inférences, en traitant des reprises anaphoriques et, d'une manière générale, en mobilisant leurs connaissances.

La passation est collective et dure quarante minutes. Chaque élève obtient, à cette épreuve, une note sur 42.

Lors du post-test, nous avons utilisé le même test de lecture silencieuse afin d'évaluer l'incidence du programme d'entraînement sur le niveau de compréhension en lecture. C'est pourquoi, nous n'avons transmis aucune correction aux élèves, suite au pré-test.

Le niveau de décodage des élèves est déterminé au moyen du test de l'Alouette (Lefavrais, 1967). La tâche consiste pour les élèves à lire, durant trois minutes précises, un texte à haute voix. Ce test permet d'évaluer la précision et la rapidité de la lecture des élèves et de leur attribuer un âge de lecture (en année et en mois).

Les élèves ont passé ce test uniquement lors de la phase de pré-test. Il nous a permis d'être conscients du fait que les élèves qui allaient participer aux séances d'entraînement n'avaient pas le niveau de lecture correspondant au niveau de leur âge chronologique.

Nous situant dans la perspective d'auteurs comme Cain et Oakhill selon lesquelles les compétences de décodage et de compréhension sont indépendantes, nous pensons que nos entraînements devraient être bénéfiques, même aux élèves n'ayant pas un niveau de compétence de décodage très élevé.

Entraînements

Le matériel utilisé au cours des séances d'entraînement est composé de cent quatre-vingt énoncés courts, suivis de deux questions de compréhension : une question littérale et une question implicite.

Dans son étude menée à la demande de la direction de l'enseignement scolaire, Roland Goigoux (2000) constate que

> *« les maîtres considèrent le vocabulaire comme l'une des sources majeures des difficultés des élèves en lecture. Mais s'ils se servent des textes pour étendre les connaissances lexicales des élèves, ils choisissent très rarement de travailler sur des supports dont le vocabulaire serait familier aux élèves pour leur permettre de centrer toute leur attention sur d'autres niveaux de traitements (phrases, textuels) et d'autres procédures ».*

C'est pourquoi notre choix s'est porté sur des textes courts dont le vocabulaire était familier des élèves. De cette façon, les élèves pouvaient porter toute leur attention sur d'autres niveaux de traitement.

Les énoncés ont été testés lors d'une étude effectuée auprès de quarante-sept élèves de 6e générale et de 6e SEGPA [13].

Ce pré-test nous a permis de sélectionner les énoncés appropriés et d'établir une typologie des inférences. Nous avons ainsi défini trois types d'inférences [14] : les inférences grammaticales, les inférences lexicales et les inférences sémantiques.

Autrement dit, en plus d'une question littérale, les énoncés [15] ont été construits pour être suivis d'une question inférentielle de type grammatical (60), pour être suivis d'une question de type lexical (60), et enfin

13. À l'issue de cette étude, nous avons conservé les énoncés ne présentant aucune ambiguïté et abandonné ceux pour lesquels les réponses des élèves étaient trop hétérogènes. Certains énoncés ou questions ont été reformulés puis retestés.
14. Nous avons utilisé la méthode des juges afin d'attribuer chacun des cent quatre-vingt énoncés à l'une des trois catégories retenues.
15. Certains énoncés ont été rédigés par les membres de notre GIR (groupe innovation recherche), d'autres ont été proposés par le groupe de recherche pédagogique de la circonscription de Brest 2 AIS (pour une lecture intégrale du bilan du GRP, consulter le site : <http://www.ien-brest2.ac-rennes.fr/telecharger/bilangrp.htm>) et d'autres, enfin, sont issus du document « Lecture et implicite » de Jean-Pol Rocquet (2002) disponible sur le site : <http://perso.club-internet.fr/fierfort/2003/lecture.PDF>.

pour être suivis d'une question inférentielle de type sémantique (60). Figure, ci-dessous, un exemple de chacun de ces types d'inférences.

1) Énoncés de type **inférences grammaticales** : il s'agit d'inférences pouvant être produites après résolution d'une ambiguïté grammaticale (exemples : la résolution des anaphores ou l'accord des verbes).
Exemple : Le matin, c'est toujours la course pour faire sa toilette. Ma mère, mon père et moi devons faire vite pour être prêts à l'heure. Ce matin, quand j'ai frappé à la porte de la salle de bain, une voix m'a répondu : « Une minute, je ne suis pas encore habillé ! ».
a. À quelle porte ai-je frappé ce matin ?
b. Qui était dans la salle de bain quand j'ai frappé ?
2) Énoncés de type **inférences lexicales** : il s'agit d'inférences pouvant être produites par association à partir d'un ou de plusieurs mots du texte. Si le lecteur possède les connaissances relatives à ce que dit le texte en mémoire, alors la lecture isolée de certains mots du texte peut éventuellement aider à la résolution de l'inférence (exemple : à la lecture des mots « sapin » et « cadeaux », nous activons généralement par association le mot « Noël »).
Exemple : Monsieur Zieuvifs regardait tous ses élèves avec admiration et émotion. Ils étaient tous en tenue, avec leurs ceintures noires, marron ou orange et l'applaudissaient chaleureusement. Il part à la retraite ce soir et ne les accompagnera plus tous les week-ends pour les compétitions.
a. Quand Monsieur Zieuvifs part-il à la retraite ?
b. Qui est Monsieur Zieuvifs
3)Énoncés de type **inférences sémantiques** : Il s'agit d'inférences pouvant être produites après lecture et compréhension de l'énoncé dans sa totalité ; la lecture isolée de certains mots du texte ne pouvant pas permettre la résolution de l'inférence.
Exemple : Un virus informatique a contaminé l'ordinateur du collège. Toutes les notes des devoirs, que les professeurs avaient enregistrées, ont été effacées. L'administration du collège a été dans l'incapacité d'envoyer les bulletins ce trimestre. Quand Émilie a appris cette nouvelle, elle a sauté de joie.
a. Pourquoi l'administration du collège a-t-elle été dans l'incapacité d'envoyer le bulletin trimestriel ?
b. Pourquoi Emilie a-t-elle sauté de joie ?

Les élèves ont été soumis à douze séances d'entraînement à la production d'inférences : les séances se sont déroulées pendant six semaines, à raison de deux séances par semaine. Durant chacune de ces séances, il est demandé aux élèves de lire quinze textes et de répondre aux deux questions associées (littérale et inférentielle), par écrit. Parmi les quinze textes proposés, cinq sont de type lexical, cinq de type grammatical et cinq de type sémantique.

Durant l'entraînement, les élèves sont informés de l'objectif poursuivi : travailler ensemble sur la manière dont on s'y prend pour comprendre un texte. Il leur est expliqué que certaines réponses aux questions posées figurent dans le texte et que d'autres ne s'y trouvent pas mais qu'ils doivent quand même pouvoir y répondre. Dans un premier temps, les élèves travaillent seuls, sans aide. Pendant ce temps, l'enseignant tente de repérer les énoncés étant à l'origine de réponses variées (correctes et erronées) afin d'y revenir par la suite.

Lorsque les élèves ont terminé, après avoir demandé aux élèves s'ils ont effectivement remarqué que certaines réponses se trouvent dans le texte et d'autres pas, l'enseignant les incite à entourer les éléments qui, dans le texte, leur ont permis de répondre aux questions.

Durant la phase de mutualisation, les élèves qui le souhaitent proposent leurs réponses au groupe. L'enseignant se contente de noter les réponses sans les commenter. Son rôle essentiel, durant cette phase, est d'inciter les élèves à interagir et à justifier, argumenter leurs réponses (*a fortiori* lorsqu'elles sont contestées par des élèves du groupe). Le sens du texte est progressivement construit par l'ensemble du groupe grâce aux différentes propositions émises : peu à peu, le groupe converge vers une réponse commune. Cette réflexion collective est considérée comme propice au conflit socio-cognitif et, par conséquent, à la prise de conscience, chez les élèves. Avec la coopération de l'enseignant, les élèves repèrent à la fois les indices explicites leur ayant permis de répondre aux questions littérales et déterminent les indices qui permettent de mettre en relation les informations explicites du texte (grammaticales, lexicales et sémantiques) et leurs connaissances, afin de répondre aux questions inférentielles.

Post-test

Lors du post-test, tous les élèves (du groupe expérimental et du groupe contrôle) ont été soumis au test de lecture silencieuse « YLS » (Aubret & Blanchard, 1991). La version proposée lors du post-test est identique à celle proposée lors du pré-test (note/42).

Résultats

Le tableau 1 présente l'âge chronologique moyen des élèves, le score moyen obtenu au test de lecture silencieuse en situation de pré-test et l'âge lecture moyen obtenu grâce au test Alouette de Lefavrais (1967).

Tableau 1 : Âge chronologique moyen, score obtenu au test de lecture silencieuse et âge lecture des élèves des groupes, expérimental et contrôle

	N	Âge moyen	Test de lecture silencieuse (note sur 42)	Âge lecture (Alouette : Lefavrais, 1967)
Groupe expérimental	31	12;8	15,7	7;6
Groupe contrôle	23	12;9	16,9	7;4

Les élèves ont passé le test de l'Alouette uniquement lors de la phase de pré-test. Comme le montrent les résultats, les élèves du groupe contrôle mais aussi du groupe expérimental – qui ont donc participé aux séances d'entraînement en compréhension – n'ont pas le niveau de lecture (décodage) correspondant au niveau de leur âge chronologique.

Avant de procéder à l'analyse des résultats, nous nous sommes assurées que les deux groupes (expérimental et contrôle) étaient comparables ($F(1,52) = 0,54$; $p < .46$).

Tableau 2 : Scores moyens obtenus au test de lecture silencieuse en situations de pré- et post-tests par les sujets des groupes expérimental et contrôle

	Pré-test note sur 42	Post-test 1 note sur 42	Post-test 2 note sur 42
Groupe expérimental	15,7	18,25	
Groupe contrôle	16,9	17,43	20,04

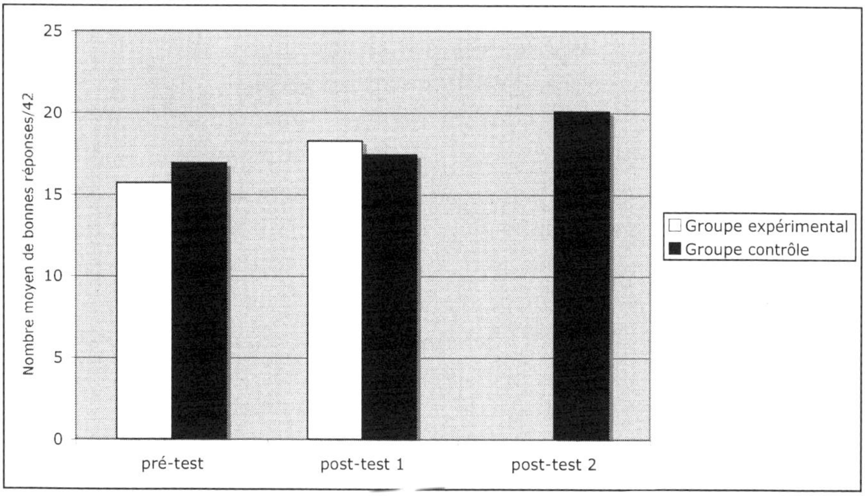

Figure 1 : Nombre moyen de réponses exactes obtenues aux questions inférentielles par les élèves de 6e SEGPA, des groupes expérimental et contrôle, avant et après les séances d'entraînement

Au test de lecture silencieuse (Aubret & Blanchard, 1991), les élèves du groupe expérimental progressent significativement ($F(1,52) = 6,16$; $p < .01$) du pré-test au post-test 1 (15,7 *vs* 18,25) alors que ceux du groupe contrôle ne progressent pas (16,9 *vs* 17,43). En revanche, les élèves du groupe contrôle progressent significativement après les douze séances d'entraînement, du post-test 1 au post-test 2 (17,43 *vs* 20,04). L'analyse des résultats montre une amélioration significative des performances due aux entraînements.

Conclusion

Cette recherche a pour objectif d'éprouver l'efficacité d'un programme d'entraînement à remédier aux difficultés de compréhension en lecture des élèves, tout particulièrement en développant leur capacité à produire des inférences. Nos résultats montrent une amélioration significative des performances en compréhension des élèves qui ont bénéficié de cet entraînement comparativement à celles des élèves non entraînés.

Cette étude renforce l'idée qu'il est possible d'apprendre à comprendre et que les procédures et stratégies impliquées dans cette activité peuvent et doivent, très tôt dans la scolarité de l'élève, faire l'objet d'un enseignement explicite. Notre choix s'est porté sur des élèves en très grande difficulté scolaire (6e SEGPA) mais nous pensons que ce travail d'explicitation des stratégies, au cours d'une activité de compréhension en lecture, peut être proposé avec des élèves plus jeunes, avant même que les difficultés de compréhension n'apparaissent.

Les programmes scolaires, en accord avec les résultats de cette recherche, préconisent aux enseignants d'enseigner la compréhension, dès la maternelle, sans attendre que les processus d'identification des mots ne soient installés. Ce premier enseignement de la compréhension, effectué à l'oral, permettra aux enseignants d'aborder avec eux la question de l'implicite. Avec l'apprentissage de l'écrit, les élèves apprendront par la suite des stratégies de compréhension spécifiques de l'écrit (telles que la régulation de leur vitesse de lecture, la prise en compte d'indices propres à l'écrit, comme la ponctuation, les marques de pluriel, etc.).

Les études montrant les effets bénéfiques d'un entraînement à la compréhension nous renseignent rarement sur les effets à long terme de leur dispositif. D'un point de vue pédagogique, il serait essentiel de pouvoir tester l'incidence d'un entraînement sur le niveau de compréhension des élèves à moyen et à long terme.

Il serait également d'un grand intérêt de poursuivre cette étude en évaluant l'impact d'un tel entraînement sur d'autres variables impliquées dans l'activité de lecture ; nous pensons notamment aux capacités de reconnaissance des mots écrits et au niveau de vocabulaire des élèves en difficulté. Les études réalisées, dans ce domaine, montrent que les difficultés de décodage et les difficultés lexicales (Goigoux, 2000 ; Cain & Oakhill, 2004) peuvent être à l'origine des difficultés de compréhension. Néanmoins, de bonnes capacités de compréhension peuvent, en retour, améliorer ces capacités. En effet, il est reconnu que la capacité de prédiction constitue, chez le faible lecteur, une aide à l'identification des mots (Stanovich, 1980) et que cette capacité est corrélée avec le niveau de compréhension en lecture (Perfetti & Roth, 1981 ; Tunmer, Nesdale & Wright, 1987). De même, selon ce que Stanovich (1986) nomme « l'effet Mathieu », les difficultés éprouvées par les faibles lecteurs, en limitant leurs expériences de lecture, limitent de fait le développement de leurs connaissances dans des domaines cognitifs plus généraux (connaissances lexicales, linguistiques, connaissances sur le monde). Il n'est donc pas improbable que la maîtrise des stratégies de compréhension puisse contribuer à accroître les connaissances lexicales des élèves.

Enfin, nous pensons que l'enseignement de la compréhension peut s'avérer utile et nécessaire pour accroître, chez les élèves en difficulté, la motivation et l'intérêt pour la lecture de textes. En effet, les élèves en difficulté (scolarisés en SEGPA) sont ceux qui ont le plus besoin que soit explicité le sens des activités scolaires qui leur sont proposées (Benoit & Boule, 2001).

Marie Van Reybroeck, Michel Hupet et Marie-Anne Schelstraete

INFLUENCE DU COÛT DE DIVERS TRAITEMENTS SUR LA MAÎTRISE PROGRESSIVE DE L'ACCORD EN NOMBRE

Introduction

L'acquisition de l'orthographe grammaticale a fait l'objet de nombreuses études visant soit à établir la chronologie de la maîtrise progressive de l'accord en nombre (notamment Nunes, Bryant & Bindman, 1997a ; Totereau, Thevenin & Fayol, 1997), soit à spécifier le développement des processus cognitifs impliqués dans la production ou la révision de cet accord (notamment Chanquoy & Negro, 1996 ; Hupet, Fayol & Schelstraete, 1998 ; Fayol, Hupet & Largy, 1999 ; Negro & Chanquoy, 2000 ; Negro, Chanquoy, Fayol & Louis-Sidney, 2005 ; Kemp & Bryant, 2003 ; en détection d'erreurs : Largy & Dédéyan, 2002 ; Largy, Dédéyan & Hupet, 2004).

Différentes recherches montrent que les enfants maîtrisent progressivement le processus d'accord jusqu'à ce que celui-ci soit automatisé comme chez l'adulte, vers l'âge de 10-11 ans (Fayol *et al.*, 1999). À ce sujet, on trouve au cœur de nombreuses études la question de savoir quels peuvent être les facteurs qui influencent cette automatisation progressive. Plusieurs auteurs s'interrogent sur l'implication de facteurs sémantiques dans l'acquisition de l'accord en nombre (notamment Hupet *et al.*, 1998 ; Fayol, Totereau & Barrouillet, 2006) ou sur le rôle de la conscience morpho-syntaxique dans l'acquisition de l'orthographe grammaticale (Nunes, Bryant & Bindman, 1997b ; Nunes, Bryant & Bindman, 1997c ; Zesiger & Schelstraete, 2004 ; Zesiger, Schelstraete, Brun & Taccoz, 2005 ; Walker & Hauerwas, 2006). L'intervention d'autres facteurs est également envisagée : (1) quelle influence peut avoir le coût du geste graphique, le fait même d'écrire exigeant un contrôle moteur et attentionnel relativement fin et ce, jusqu'à ce que les enfants se basent sur des programmes moteurs automatiques pour écrire (vers 10 ans, Zesiger, 2006; Bourdin & Fayol, 2000; pour une revue, Peverly, 2006) ? (2) quelle influence peut avoir la complexité orthographique du mot à accorder sachant que notamment la consistance des mots, c'est-à-dire la régularité des correspondances graphèmes-phonèmes, a un effet sur l'acquisition de l'orthographe (Alegria & Mousty, 1996; Leybaert & Alegria, 1995; Weekes, Castles & Davies, 2006)? Enfin, (3) quelle influence peut avoir la structure de phrase dans laquelle apparaissent les mots à accorder? En effet, il est connu que le coût cognitif de l'accord peut varier selon le type de structure syntaxique de la phrase (Bock & Cutting, 1992).

Objectifs et hypothèses de l'étude

Les traitements de type grapho-moteur, lexical et grammatical pourraient être plus ou moins coûteux en termes de ressources cognitives. En considérant que les scripteurs, au début de l'apprentissage, ont peu de ressources cognitives disponibles (puisque certaines sont utilisées pour segmenter les mots, d'autres pour gérer les correspondances graphèmes-phonèmes), l'hypothèse peut être faite que lorsque les traitements grapho-moteurs, lexicaux et grammaticaux sont coûteux, ils consomment les dernières ressources disponibles et de ce fait empêchent la réalisation du traitement de l'accord. Par contre, chez des enfants plus âgés disposant de davantage de ressources cognitives (parce que la segmentation des mots est automatique par exemple), l'hypothèse est faite que les traitements grapho-moteurs, lexicaux et grammaticaux empêcheront dans une moindre mesure la réalisation de l'accord. Dans le but de tester cette hypothèse, nous avons proposé à des enfants une épreuve d'orthographe grammaticale comportant deux tâches qui permettent d'évaluer dans quelle mesure chacun des traitements influence l'accord, au cours de l'acquisition. Une tâche d'écriture sous dictée de noms, d'adjectifs et de verbes a été choisie pour mettre en évidence les effets du coût des traitements grapho-moteur et lexical, les coûts grapho-moteur et lexical y étant manipulés en créant pour chaque traitement une condition coûteuse et une condition moins coûteuse. Une tâche d'écriture sous dictée de phrases a été sélectionnée pour observer l'effet du coût du traitement grammatical en fonction du type de structure syntaxique.

Nous faisons tout d'abord l'hypothèse que les enfants feront plus d'erreurs d'accord dans les conditions supposées plus coûteuses et que cet effet sera modulé en fonction de l'âge des enfants. En effet, l'influence de la complexité orthographique sur le traitement grammatical devrait être plus importante chez les enfants plus jeunes (Weekes *et al.*, 2006). De même, nous faisons l'hypothèse que ces derniers seront plus influencés par le coût du traitement grapho-moteur que les enfants d'environ 10 ans, étant donné l'automatisation progressive du geste graphique (Zesiger, 2006). En ce qui concerne le traitement grammatical, nous faisons l'hypothèse que les enfants plus âgés seront plus influencés par le type de structure de phrases, étant en quelque sorte davantage « piégés » par l'automatisation du processus d'accord (Fayol *et al.*, 1999). En effet, les enfants feraient plus d'erreurs d'accord pour les verbes des phrases complexes qui comportent un nom pré-verbal ne commandant pas l'accord (*e. g.*, « Les amis du <u>pêcheur arrive</u>... »), c'est-à-dire des erreurs dites de proximité.

Méthodologie

Participants

Cent trente enfants du CE2 à la sixième année primaire ont participé à l'étude. Afin de vérifier que leurs capacités en lecture et en orthographe étaient normales, un test de compréhension en lecture (test de complétion de phrases à choix multiples, Lobrot, 1967) et un test d'orthographe (une dictée de texte intitulée « Le Corbeau », Chevrie-Muller, Simon & Fournier, 1997) ont été administrés. Trente-trois enfants ont été supprimés de l'échantillon : soit parce qu'ils ont obtenu un score inférieur à – deux écarts-types de la moyenne au test d'orthographe ou de lecture ; soit parce qu'ils sont ou ont été suivis en orthophonie pour des difficultés en langage écrit ; soit parce qu'ils sont bilingues. L'échantillon final est composé de quatre-vingt-dix-sept enfants : trente-trois enfants de CE2 (âge moyen de 8 ; 10 ans, de 8 ; 3 à 9 ; 3 ans), vingt-deux enfants de CM1 (âge moyen de 9 ; 9 ans, de 9 ; 2 à 10 ; 2 ans), vingt enfants de CM2 (âge moyen de 10 ; 9 ans, de 9 ; 10 à 12 ; 1 ans) et vingt et un enfants de sixième année primaire (âge moyen de 11 ; 8 ans, de 9 ; 10 à 12 ; 2 ans). Les enfants de CE2 n'ont pas participé à la seconde partie de l'étude – l'écriture sous dictée de phrases – car leurs institutrices ont jugé que la longueur des phrases à dicter était trop importante pour eux. Pour approfondir certains points de l'analyse, les mêmes enfants ont été regroupés non plus sur base de leur classe mais en fonction de leur niveau d'acquisition en orthographe à la dictée « Le corbeau ». Quatre niveaux ont été déterminés sur base des moyennes par années observées dans les normes du test : trente-huit enfants de niveau 1 (0-35 au « Corbeau » ; âge moyen de 7 ; 11 ans, de 7 ; 2 à 9 ; 1 ans), vingt-trois enfants de niveau 2 (36-47 au « Corbeau » ; âge moyen de 8 ; 11 ans, de 7 ; 2 à 11 ; 1 ans), quinze enfants de niveau 3 (48-57 au « Corbeau » ; âge moyen de 10 ; 0 ans, de 9 ; 3 à 11 ; 2 ans), vingt enfants de niveau 4 (58-70 au « Corbeau » ; âge moyen de 10 ; 3 ans, de 8 ; 10 à 11 ; 0 ans).

Matériel

L'expérience s'est faite en deux parties : dans la première partie, la tâche est une écriture sous dictée de noms, d'adjectifs et de verbes qui complètent des phrases. La seconde partie est une tâche d'écriture sous dictée de phrases permettant d'observer l'accord du verbe.

Première partie : dictée de mots

Le matériel de la première partie est composé de soixante-douze items lexicaux (vingt-quatre noms, vingt-quatre adjectifs et vingt-quatre verbes), à écrire sous dictée à l'intérieur de phrases. Tous les mots sont fréquents : leur fréquence est supérieure à 48, valeur correspondant au percentile 75 de la distribution des fréquences du CE2 au CM2 dans Manulex (Lété, Sprenger-Charolles & Colé, 2004).

Pour observer l'effet du coût du **traitement lexical**, le niveau de complexité orthographique des mots a été manipulé en faisant varier la consistance, la longueur et la structure syllabique des mots. Dans la condition simple, les mots sont consistants, courts et comportent une structure syllabique simple (trente-six items simples : douze noms comme « les jupes », douze adjectifs comme « des chats malins », douze verbes comme « les papas fument »). Dans la condition complexe, les mots sont inconsistants, longs et ont une structure syllabique complexe (trente-six items complexes : douze noms comme « les personnages », douze adjectifs comme « des chats domestiques », douze verbes comme « les papas plaisantent »).

Pour observer les effets du traitement **grapho-moteur**, deux conditions ont été proposées dans cette même partie : l'écriture sous dictée de mots entiers (*e. g.*, 1a) et la complétion de finales de mots, toujours sous dictée (*e. g.*, 1b). Le traitement grapho-moteur dans la tâche de complétion est supposé moins coûteux puisque l'enfant n'a qu'une, deux ou trois lettres à écrire. La tâche comporte trente-six items en écriture et trente-six items en complétion : douze noms, douze adjectifs et douze verbes, dont six items simples et six items complexes.

1a. Pierre avait très envie d'essayer les mots.

1b. Les militaires étale les cartes sur la table.

Pour neutraliser les autres facteurs, en dehors de la modalité d'écriture, deux listes parallèles d'items ont été créées. La liste A a été administrée en écriture et la liste B en complétion. L'équivalence des deux listes a été contrôlée pour les variables suivantes : la longueur des mots, la consistance des mots, la fréquence Manulex et le niveau d'acquisition en orthographe lexicale mesuré sur base du pourcentage de réussite orthographique par mot des élèves du CP au CM2 (EOLE, Pothier & Pothier, 2003). L'équivalence des deux listes a été testée avec vingt enfants de CM2, répondant aux mêmes critères de sélection que ceux de l'étude. Les enfants obtiennent les mêmes résultats aux deux listes, ce qui confirme que les mots des deux listes sont d'égale difficulté.

Deuxième partie : dictée de phrases

Le matériel de la seconde partie est composé de douze phrases à écrire sous dictée. Pour observer l'effet du coût du traitement grammatical, des phrases avec une structure syntaxique simple ou complexe ont été proposées aux participants, c'est-à-dire des phrases dans lesquelles le verbe suit directement le sujet (*e. g.*,2a) et des phrases dans lesquelles un complément du sujet est intercalé entre le sujet et le verbe (*e. g.*, 2b). Ces phrases sont de type « Nom 1 de Nom 2 Verbe » dans lesquelles le nom pré-verbal (Nom 2) ne commande pas l'accord.

2a. « Les touristes observent les animaux de notre région »

2b. « Les filles de ce célèbre musicien chantent ce soir »

Pour que les phrases soient équivalentes dans les deux conditions, les variables suivantes ont été contrôlées : la longueur des phrases en nombre de lettres (de quarante-deux à quarante-huit lettres) et le niveau d'acquisition en orthographe lexicale des mots présents dans les phrases (EOLE).

Procédure

Les enfants ont été testés en groupe, dans leur classe, lors d'une ou de deux séances de quarante minutes maximum. Pour que les enfants comprennent bien la consigne d'écriture sous dictée et de complétion, un exemple était proposé, suivi d'un item d'entraînement avec feed-back correctif donné individuellement. Pour la tâche d'écriture de mots, les enfants avaient pour consigne d'écouter la phrase puis d'écrire les mots qui manquent. Pour la tâche de complétion, ils devaient compléter les mots en gras par une, deux ou trois lettres. Pour la deuxième partie, les enfants devaient écouter la phrase puis la transcrire en entier. L'ordre de passation était identique pour les différentes classes. Dans aucune des tâches, la consigne n'est explicite en ce qui concerne les accords.

Résultats

Pour la première partie, l'écriture sous dictée de noms, d'adjectifs et de verbes, la variable dépendante est le nombre de mots correctement accordés, que l'orthographe lexicale du mot soit correcte ou non (*e. g.*, « partissipe », « giguanteste »). Le tableau 1 présente, par classe, les pourcentages de réponses correctes, en fonction de la modalité et de la complexité orthographique des mots. Une analyse de variance a été réalisée avec, comme variable dépendante, le nombre de mots correctement accordés et, comme variables indépendantes, les deux facteurs intra-sujets : « modalité » (écriture, complétion), « niveau de complexité orthographique des mots » (simple, complexe) et le facteur inter-sujets « classe » (CE2, CM1, CM2 et 6e primaire).

Tableau 1 : Pourcentages de réponses correctes par classe en fonction de la modalité et de la complexité orthographique des mots (*écart-types*)

	Écriture		Complétion	
	mots simples	mots complexes	mots simples	mots complexes
CE2 (N = 33)	47,1 (*10,2*)	40,8 (*8,7*)	42,9 (*12,7*)	42,9 (*14,8*)
CM1 (N = 22)	61,9 (*15,2*)	54,0 (*14,3*)	57,4 (*16,6*)	60,1 (*18,6*)
CM2 (N = 20)	72,6 (*20,3*)	61,1 (*15,6*)	72,4 (*19,0*)	73,7 (*18,9*)
Sixième (N = 21)	88,9 (*13,1*)	83,2 (*16,1*)	87,8 (*11,9*)	91,2 (*12,1*)

L'ANOVA montre que l'effet principal de la **classe** est significatif [F(3,92) = 51,54 ; p <. 001]. Les enfants de CE2 accordent significativement moins bien (43,5 %) que ceux de CM1 (58,4 %), eux-mêmes accordant moins bien que les enfants de CM2 (70,0 %) ; ces derniers se différencient significativement des enfants de 6e année (87,8 %). L'analyse révèle que l'effet principal de la **complexité orthographique des mots** est significatif [F(1,92) = 20,49 ; p <.001]. Les enfants marquent plus d'accords pour des mots (noms, adjectifs et verbes) lexicalement simples (66,4 %) que pour des mots complexes (63,4 %). L'ANOVA montre que l'effet principal de la **modalité** est significatif [F(1,92) = 4,53 ; p <.05], les enfants marquent plus d'accords lorsqu'ils doivent compléter les finales des mots (66,1 %) que quand ils doivent écrire entièrement les mots (63,7 %).

L'interaction « classe » * « complexité » n'est pas significative [F(3,92) = 1,36 ; ns] indiquant que l'effet de complexité ne varie pas en fonction de la classe. La figure 1 présente cette interaction.

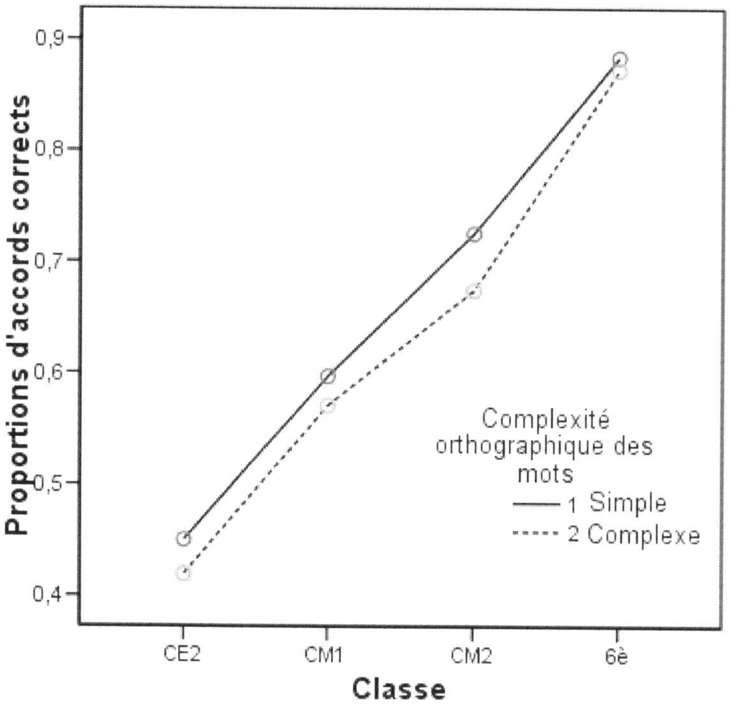

Figure 1. Proportions d'accords corrects par classe en fonction de la complexité orthographique des mots

En analysant l'effet de complexité des mots dans chaque classe, on observe qu'il est significatif en CE2, en CM1 et en CM2, mais pas en 6e [F(1,20) = 1,37; ns]. L'interaction « complexité orthographique » * « modalité » est significative [F(1,92) = 52,63; p <.001], indiquant que l'effet de la complexité des mots varie en fonction de la modalité. L'effet de la complexité est significatif en écriture [t(95) = 8,62; p <.001] et ne l'est pas en complétion [t(95) = 1,91; ns]. En écriture, les enfants accordent mieux les mots simples (67,6 %) que les mots complexes (59,8 %). L'interaction « classe » * « modalité » n'est pas significative [F(3,92) = 2,22; ns]. La figure 2 illustre cette interaction.

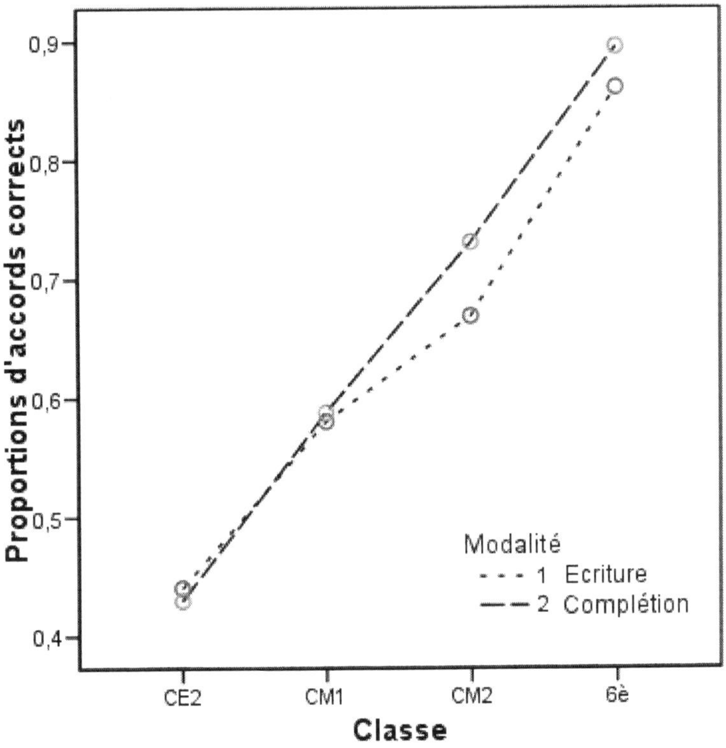

Figure 2. Proportions d'accords corrects par classe en fonction de la modalité

On note que l'effet de modalité n'est pas significatif en CE2 [F(1,32) 0,41; ns] et en CM1 [F(1,21) = 0,05; ns], alors qu'il l'est en CM2 [F(1,19) = 12,52; p <.01] et en 6e année [F(1,20) = 4,16; p <.05]. En regroupant les enfants non plus sur base des classes mais en fonction du niveau d'acquisition en orthographe (sur base des performances au test d'orthographe « Le corbeau »), on observe que l'effet de modalité n'est pas significatif chez les enfants qui ont le meilleur niveau en orthographe [$F(1,19) = 1,89$; ns], alors qu'il l'était pour les enfants de 6e année ($p < .05$ [1]). Ceci montre donc que les enfants les meilleurs en orthographe ne sont plus influencés par la modalité.

Pour la seconde partie de notre étude, la dictée de phrases, la variable dépendante est le nombre de verbes correctement accordés, et ce pour les verbes qui devaient être accordés au singulier et au pluriel. Une analyse de variance à un facteur intra-sujets (le « type de structure syntaxique » : structure simple *vs* structure complexe) et un facteur inter-sujets (la « classe [2] » : CM1, CM2 et 6e) montre que l'effet principal de la classe est significatif [$F(2,60) = 7,24$; $p < .01$]. Un test de Bonferroni révèle que la différence entre les trois classes est significative sauf entre le CM1 et le CM2. Les enfants de CM1 accordent statistiquement le même nombre de verbes (66,7 %) que les enfants de CM2 (63,6 %), ces enfants ayant des pourcentages plus faibles que ceux de la classe de 6e année (87,6 %). L'analyse de variance indique que l'effet principal de la structure syntaxique est significatif [$F(1,60) = 3,89$; $p < .05$]. Les enfants accordent mieux le verbe quand la structure de la phrase est simple (74,4 %) que lorsque la structure est complexe (70,8 %). L'interaction « structure syntaxique » * « classe », illustrée par la figure 3, n'est pas significative [$F(2,60) = 1,68$; ns].

1. Les analyses sur base du niveau en orthographe sont par ailleurs identiques, hormis l'interaction entre les facteurs « niveau orthographique » * « modalité » qui est significative ($F(3,92) = 3,51$; $p < .05$).
2. Pour rappel, cette partie n'a pas été administrée aux enfants de CE2.

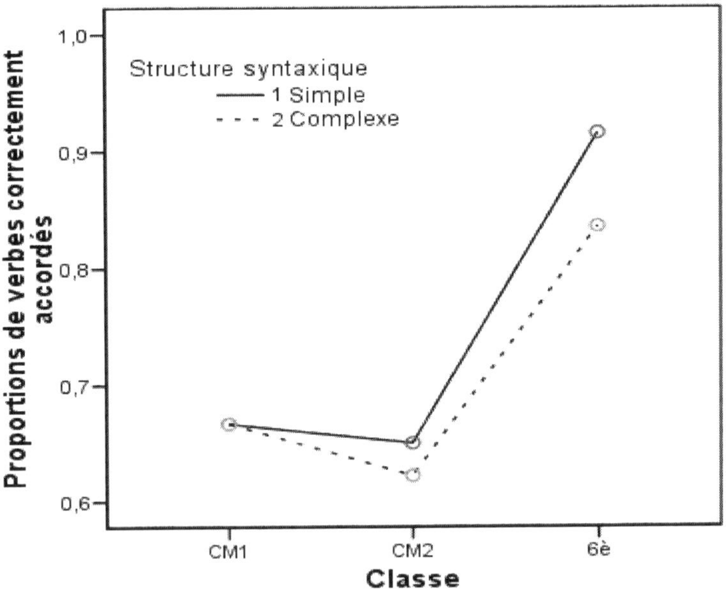

Figure 3. Proportions de verbes correctement accordés par classe en fonction de la structure syntaxique

L'effet de la structure syntaxique est statistiquement identique dans les trois classes. Cependant, en calculant l'effet de la structure, par classe, on observe qu'il n'est pas significatif en CM1 [$F(1,21) = 0{,}00$; ns], ni en CM2 [$F(1,19) = 0{,}86$; ns] alors qu'il est significatif en 6e année [$F(1,20) = 6{,}64$; $p < .01$].

Discussion

Selon nos prédictions, les enfants devraient être sensibles à l'effet de complexité orthographique des mots. Cette prédiction est confirmée par nos résultats. En effet, on observe que les enfants accordent plus facilement des mots courts, consistants et de structure syllabique simple, par rapport à des mots longs, inconsistants et de structure syllabique complexe. Nous nous attendions que cet effet varie en fonction de la classe. Or, l'interaction « classe » * « modalité » n'est pas significative. Toutefois, en regardant l'effet de complexité orthographique des mots par classe, on observe que l'effet s'estompe chez les enfants de sixième année. Avec l'expérience, les enfants plus âgés seraient moins sensibles à la complexité des mots que les enfants plus jeunes. Il leur faudrait, cependant, plusieurs années d'expérience avant de ne plus être sensibles à cette variable. Par ailleurs, l'effet de complexité orthographique interagit avec l'effet de modalité. L'effet de complexité est présent quand les enfants doivent écrire le mot en entier et absent quand ils doivent compléter la finale du mot. De façon logique, la complexité orthographique du mot à accorder influence les enfants lorsqu'ils ont à récupérer l'information lexicale du mot et à l'orthographier ; elle ne les influence pas quand ils doivent uniquement lire le mot et le compléter.

En ce qui concerne l'effet de modalité, nous prédisions que tous les enfants seraient influencés par le coût du traitement grapho-moteur mais que cette influence serait plus importante chez les enfants plus jeunes que les plus âgés, étant donné l'automatisation progressive du geste graphique. Pour les enfants plus jeunes, nous prédisions donc un effet marqué de la modalité. En effet, selon Zesiger (2006), les enfants de cet âge n'ont pas encore ou sont en train de développer des programmes moteurs, ce qui exige nécessairement des ressources cognitives importantes. Nos résultats montrent cependant le contraire, l'effet de la modalité n'étant pas significatif pour les enfants de CE2. Lors de la construction du matériel, la tâche de complétion avait été choisie en considérant qu'elle était plus simple – qu'elle exigeait moins de ressources – que la tâche d'écriture. Or, au vu des résultats, on peut certainement se poser la question de savoir si cette tâche ne présente pas une difficulté particulière pour les enfants plus jeunes qui tient au caractère inhabituel de ce qu'on leur demande : en effet, cette tâche exige non seulement de lire le mot et de le segmenter mais aussi de faire une analyse morphologique assez fine pour voir quelles sont les lettres manquantes (*e. g.*, « [...] les chants traditionn__ [...] » : traditionnels). Il se pourrait donc que les enfants plus jeunes soient sensibles à la modalité mais que la tâche de complétion choisie ne permette pas de l'observer. Pour arriver à mieux comprendre l'effet de modalité chez les enfants les plus jeunes, une seconde étude a été réalisée dans laquelle le coût du traitement grapho-moteur a été manipulé différemment (voir Van Reybroeck, Hupet & Schelstraete, en préparation). Les résultats de cette seconde étude confirment l'interprétation proposée ci-dessus : pour les enfants de CE2, écrire des mots entiers consomme davantage de ressources cognitives que le simple fait de compléter les finales des mots, ce qui rejoint les résultats de Bourdin & Fayol (2000) et Peverly (2006). Les enfants plus âgés, quant à eux, semblent toujours influencés par la modalité. Leur geste graphique serait encore coûteux. Selon Zesiger (2006), les enfants en fin de scolarité primaire terminent la mise au point des programmes moteurs graphiques (vers 10 ans) et augmentent la rapidité de leur geste graphique (vers 11 ans). L'effet de la modalité semble toutefois diminuer chez les enfants qui ont le niveau orthographique le plus élevé puisqu'il n'est pas significatif pour les enfants du niveau orthographique 4 au test « Le corbeau » alors qu'il l'était pour les enfants de 6e année. Cette observation va dans le sens de notre prédiction : le coût du processus graphomoteur diminuerait progressivement en fin de primaire, au moment où les enfants augmentent la rapidité de leur geste graphique.

En ce qui concerne l'effet du traitement grammatical, nous prédisions que les enfants plus âgés seraient plus influencés que les plus jeunes parce qu'ils sont « victimes » de l'automatisation du processus, si la phrase comporte un nom pré-verbal d'un nombre différent de celui du sujet. Les résultats montrent que les enfants accordent plus facilement les verbes dans une structure syntaxique simple que dans une structure syntaxique complexe. Les enfants de CM1 et de CM2 obtiennent environ 60 pour cent de réponses correctes, ce qui peut paraître faible à première vue. Toutefois, ces résultats sont proches de ceux obtenus pour les verbes seuls dans la première partie de l'étude. De plus, l'effet de la structure syntaxique ne varie statistiquement pas en fonction de la classe. Cependant, au niveau descriptif, l'effet aurait tendance à augmenter avec l'âge, ce qui confirmerait nos prédictions. Cette observation pourrait être expliquée par la présence ou l'absence d'un nom pré-verbal qui ne commande pas l'accord dans les phrases complexes (*e. g.*, « Les ouvriers de notre nouveau patron discutent entre eux »). Les enfants plus âgés, chez qui l'accord serait plus automatique, réaliseraient des erreurs d'accord par proximité, dans ce type de phrase, comme Fayol *et al.* (1999) l'ont constaté dans leur étude. À l'inverse, les enfants plus jeunes feraient l'accord en cherchant le sujet, quelle que soit sa place dans la phrase. C'est pourquoi les enfants plus jeunes seraient moins sensibles que les enfants plus âgés aux types de structures de phrases présentées. Notons encore que dans notre matériel, nous ne pouvons distinguer les effets respectifs dus à la distance syntaxique (entre le sujet et le verbe – qui joue sur l'accessibilité de l'information syntaxique) de ceux dus à la présence d'un nom pré-verbal qui ne commande pas l'accord. Il serait intéressant de tester ces deux effets de façon séparée.

Pour résumer, notre étude montre que les divers traitements (graphomoteur, lexical, grammatical) opèrent en interaction avec le processus d'accord et qu'une consommation trop importante de ressources, pour un traitement grapho-moteur ou lexical, peut empêcher la réalisation du traitement grammatical. Ces résultats peuvent, par ailleurs, expliquer l'observation selon laquelle les enfants sont capables de comprendre les marques d'accord ou de les corriger tout en ne sachant toujours pas les produire correctement (Largy, 2001 ; Totereau *et al.*, 1997). Le coût du processus lexical et/ou du processus grapho-moteur ralentirait la procéduralisation de l'accord.

À un niveau plus descriptif, on notera qu'une grande variabilité inter-individuelle a été observée dans les résultats. Cette variabilité reflète sans aucun doute les différences de capacités de chacun en orthographe grammaticale, c'est-à-dire la connaissance des règles et la capacité à les appliquer. Cependant, cette variabilité est également le reflet des compétences des enfants au niveau grapho-moteur, au niveau orthographique mais également au niveau de la mémoire de travail impliquée dans ce type de tâche. Il serait intéressant d'observer les performances d'enfants en difficultés d'apprentissage de l'orthographe dont on sait qu'ils ont au départ des faiblesses orthographiques ou un geste graphique déficitaire (Connelly, Campbell, MacLean & Barnes, 2006). Il ne serait pas étonnant d'observer que les coûts de ces traitements influencent, dans une plus grande mesure, leurs performances grammaticales.

Enfin, ces résultats ont une certaine implication pratique. L'influence du coût des traitements lexical et grapho-moteur sur le traitement grammatical nous porte à croire qu'une gradation des difficultés devrait être proposée dans les exercices scolaires sur l'accord grammatical. Dans une situation de dictée, les enfants doivent gérer le geste graphique, la récupération des informations lexicales orthographiques mais aussi la segmentation des mots. Les enfants ne sont pas capables d'apprendre à gérer tous ces traitements de front. Pour permettre aux enfants d'automatiser progressivement les marques d'accord, il pourrait être adéquat de leur proposer dans un premier temps des activités de complétion de finales de mots (complétion de la flexion uniquement afin de ne pas complexifier la tâche pour les enfants les plus jeunes). Ensuite, lorsque la tâche est correctement réussie, ils pourraient réaliser des tâches d'accord de mots simples à écrire, puis de mots complexes et enfin de phrases, puis de textes.

Estelle Chartrel et Annie Vinter

IMPOSER DES CONTRAINTES DE TAILLE OU DE VITESSE SUR L'ÉCRITURE CHEZ L'ENFANT : DES BÉNÉFICES OU NON ?

Introduction

La maîtrise des habiletés élementaires d'écriture, à savoir la réalisation des mouvements de formation des lettres, est un élément important de la réussite scolaire. Fayol et Miret (2005) ont, par exemple, montré que les enfants ayant une moindre maîtrise graphique sont moins performants à une épreuve de dictée. Ainsi, l'échec dans l'apprentissage de la production des lettres a des répercussions sur les processus de plus haut niveau impliqués dans la production de textes (Berninger, 1999 ; Graham, 1990 ; Graham, Harris & Fink, 2000). Tant que les mouvements d'écriture ne sont pas automatisés, leur production requiert des ressources mnésiques et attentionnelles, limitant ainsi celles attribuées aux processus de plus haut niveau, tels que ceux impliqués dans l'expression d'idées ou la composition de textes (Jones & Christensen, 1999). Pour ces raisons, l'investigation des facteurs susceptibles de faciliter l'automatisation des mouvements d'écriture est d'un intérêt particulier. L'objectif de cette étude est d'évaluer l'impact des contraintes spatio-temporelles sur les mouvements d'écriture de lettres cursives isolées des enfants de 5, 6 et 7 ans.

L'acquisition des mouvements d'écriture

Requérant le contrôle de mouvements fins de la main et des doigts, l'écriture est une habileté au développement long et complexe qui prend appui à la fois sur le développement moteur, perceptif et cognitif de l'enfant et sur l'instruction scolaire (Zesiger, Deonna & Mayor, 2000 ; Chartrel & Vinter, 2004). L'acquisition de l'écriture repose sur l'apprentissage de deux types de mouvements : ceux responsables de la production des formes des lettres et ceux permettant l'agencement spatial des caractères au sein de la feuille, correspondant respectivement aux composantes morphocinétique et topocinétique[1] (Paillard, 1974, 1990). Chez l'adulte, alors que les topocinèses, sous contrôle rétroactif[2], sont fortement dépendantes des informations de feedback, la production des morphocinèses, sous contrôle proactif[3], est régie par des programmes moteurs (Smyth & Silvers, 1987 ; Teasdale, Bard, Paillard, Fleury & Lamarre, 1993). La formation de ces programmes moteurs, dédiés à la production des lettres, est très progressive. Nous avons effectivement montré que, si les mouvements de production de lettres cursives des adultes sont stables, en l'absence d'informations visuelles, ceux des enfants de 10 ans subissent encore de nombreuses modifications, indiquant ainsi que la production des morphocinèses n'est toujours pas automatisée à cet âge (Chartrel & Vinter, 2006). Le développement de l'écriture repose donc, en grande partie, sur le passage progressif d'un mode de contrôle rétroactif vers un mode de contrôle proactif des mouvements d'écriture. Parallèlement, la maturation motrice constitue également un facteur déterminant de ce développement, la production d'une écriture experte nécessitant la coordination des articulations proximales et distales[4] (Ajuriaguerra, Auzias, Coumes, Denner, Lavondes-Monod, Perron & Stambak, 1989). Les articulations proximales sont essentiellement mises à l'œuvre dans la production des topocinèses, alors que les articulations distales interviennent de manière prédominante dans la production des morphocinèses, dans le cadre d'une écriture de taille normale. Or ces deux types d'articulations sont soumis à un développement asynchrone : les premières, contrôlant les mouvements de grande amplitude, parviennent à maturité plus précocement que les secondes, impliquées dans les mouvements de petites amplitudes. Ainsi, lorsque débute l'apprentissage des formes cursives, autour de 5-6 ans, l'enfant a recours à un fort contrôle visuel et réalise des mouvements peu rapides, peu fluides et de grande amplitude. Par la suite, grâce à la consti-

1. La composante morphocinétique renvoie aux mouvements (morphocinèses) ayant pour objectif la production d'une forme, alors que la composante topocinétique correspond aux mouvements (topocinèses) orientés vers un but spatial.
2. Contrôle du mouvement qui s'effectue en boucle fermée, sur la base des indices sensoriels visuels et tactilo-kinesthésiques.
3. Contrôle du mouvement qui s'effectue en boucle ouverte par la mise en œuvre d'un programme moteur. Le mouvement est alors entièrement programmé par avance et exécuté sans référence aux indices sensoriels.
4. Les articulations proximales sont les plus proches du centre du corps (épaule, coude) alors que les articulations distales en sont les plus éloignées (poignet, main).

tution des programmes moteurs et à la maturation distale, les mouvements de l'enfant gagnent en rapidité, en fluidité et leur amplitude est réduite (Meulenbroek & Van Galen, 1988 ; Zesiger, 1995). Ce développement partage de grandes similitudes avec celui d'autres conduites perceptivo-motrices, comme le pointage, par exemple (Hay, 1984 ; Ferrel, Bard & Fleury, 2001). Si la performance motrice subit un long développement, il en va de même pour la qualité de la trace écrite (Charles, Soppelsa & Albaret, 2004).

L'enseignement de l'écriture des lettres : les effets des instructions et des contraintes

L'acquisition de l'écriture des lettres résultant d'un apprentissage scolaire, il est essentiel de chercher à savoir quelles sont les instructions les plus efficaces pour aider l'enfant à y parvenir. Dans la même perspective, il est intéressant de se demander si les lettres diffèrent du point de vue de la complexité motrice impliquée par leur production, ce afin de planifier, au mieux, l'ordre dans lequel elles doivent être enseignées. Dans ce cadre, plusieurs recherches ont montré que la démonstration visuelle, du mouvement à produire pour former la lettre, améliore les performances de copie des enfants (Sovik, 1976). Celles-ci sont encore meilleures lorsque la démonstration du mouvement s'accompagne d'une description verbale de celui-ci (Hayes, 1982 ; Wright & Wright, 1980). Meulenbroek et Van Galen (1986) ont analysé l'impact des contraintes de vitesse et de hauteur sur l'écriture de patterns répétitifs, par des enfants de 6 à 9 ans. Leurs résultats indiquent que la consigne d'augmentation de la vitesse induit une diminution du temps de mouvement et de la longueur des productions, ainsi qu'une amélioration de la qualité de la production, révélée par une augmentation du SNA-ratio (« *signal-to-noise amplitude ratio*[5] »). Par ailleurs, lorsque la hauteur des traces est contrainte, ils observent une augmentation du temps de mouvement ainsi qu'une détérioration de la qualité de la production. Enfin, ils montrent également que l'association des contraintes de vitesse et de hauteur améliore la performance des enfants, en entraînant une plus grande augmentation de vitesse et une meilleure qualité du signal. Dans cette étude, les modifications engendrées par les contraintes spatiales et/ou temporelles sont identiques entre 6 et 9 ans. Cette absence d'effet d'âge est très certaine-

5. Le SNA-ratio est le rapport entre les composantes de la bande de fréquence (0-5 Hz) correspondant au signal d'écriture et de la bande de fréquence (5-10 Hz) correspondant au bruit, provoqué par les fluctuations au sein du système moteur et par les techniques de mesure.

ment liée au fait que la tâche soit très familière aux enfants puisqu'elle consiste en la production de patterns répétitifs (guirlandes, vagues,...). Par la suite, Meulenbroek et Van Galen (1990) ont cherché à évaluer la complexité motrice associée à l'écriture des vingt-six lettres de l'alphabet. Ils suggèrent que la production d'un pattern est d'autant plus complexe qu'elle nécessite des mouvements fins des doigts. Leurs résultats indiquent que les lettres avec de longs segments faiblement courbés (*l, h, j, b, t, f, b*) sont plus aisément produites que celles de petites tailles (*c, i, u, o*). Ils observent une plus grande complexité pour ***k, x, s, r*** et ***z*** dont la production implique de brusques changements de direction.

Objectif de l'étude

Dans la présente étude, notre intérêt s'est focalisé sur les mouvements de production des formes cursives des lettres, ce qui correspond à la première acquisition de l'enfant. Cette acquisition est fondamentale car un échec dans l'automatisation de ces mouvements élémentaires engendre des difficultés dans la réalisation des tâches d'écriture impliquant des processus de plus haut niveau (Berninger, 1999; Graham, 1990; Graham, Harris & Fink, 2000). Nous avons cherché à évaluer l'impact des contraintes spatio-temporelles sur les mouvements de production des 26 lettres cursives, chez des enfants de 5, 6 et 7 ans, afin de dégager les éventuels bénéfices, de telles contraintes, sur les gestes d'écriture. Les performances d'enfants de 5 ans, qui n'ont pas encore débuté l'instruction de l'écriture cursive, ont été comparées à celles d'enfants de 7 ans, plus familiers avec les exercices de copie de lettres. De plus, c'est essentiellement dans la période des débuts de l'apprentissage de l'écriture (6-7 ans) que se pose la question de l'apprentissage d'une contrainte spatiale. L'impact des différentes contraintes a été évalué au moyen d'un indice de fluidité du mouvement (le nombre moyen pondéré de pics de vitesse) qui est un bon indicateur de la formation des programmes moteurs (Zesiger, 1995). Nous avons supposé que les contraintes spatio-temporelles engendraient des modifications des performances différentes en fonction de l'âge mais également en fonction de la lettre. Notre objectif était également de repérer les lettres présentant la plus grande complexité motrice pour les enfants, aux différents âges, estimant que de telles données peuvent présenter un intérêt dans le cadre des pratiques enseignantes. Elles pourraient, en effet, être utilisées en complément d'autres variables – telles que la fréquence des lettres dans la langue – pour planifier l'ordre d'apprentissage des lettres.

MÉTHODE

Sujets

Les cent enfants droitiers ayant participé à cette étude ont été répartis dans trois groupes, en fonction de leur âge et de leur niveau scolaire. L'âge moyen des enfants de grande section de maternelle est de 5 ans 8 mois (de 5 ; 3 à 6 ; 2 ans ; quinze filles et douze garçons), celui des CP est de 6 ans 7 mois (de 6 ; 3 à 7 ans ; dix-huit filles et vingt-deux garçons) et celui des CE1 est de 7 ans 10 mois (de 7 ; 2 à 8 ; 2 ans ; quinze filles et dix-huit garçons). Ils sont de langue native française, issus de classes sociales moyennes et leur vision est normale ou corrigée. Ils ne présentent ni retard, ni avance scolaire. Les enfants ayant été déclarés comme présentant des difficultés graphiques, par les enseignants, ont été écartés de l'étude. Afin d'éviter toute surcharge de travail, tout en nous permettant de recueillir des données pour les vingt-six lettres, les enfants ont été répartis en quatre sous-groupes travaillant sur des lettres différentes (voir la procédure). L'expérimentation s'est déroulée à la même période de l'année scolaire pour les différents groupes et avant que les enfants les plus jeunes (GS) n'aient débuté l'instruction de l'écriture cursive.

Matériel

Les productions écrites ont été recueillies à l'aide de protocoles construits pour les besoins de l'expérience. Une unique feuille permet de recueillir les douze copies d'une même lettre. Sur celle-ci, le modèle en cursif de la lettre à produire est imprimé, sur une ligne de base (simple ligne horizontale), puis entre des interlignes (quatre lignes parallèles espacées, du haut vers le bas, de 5 mm, 3 mm puis 5 mm). La taille des lettres correspond à celle des cahiers d'écriture utilisés par les enseignants en début de CP : 3 mm pour les lettres sans extensions verticales, 8 mm pour les autres lettres, excepté pour le *f* (13 mm). Quant aux mouvements d'écriture, ils ont été enregistrés à l'aide d'une tablette graphique (Wacom UD-1218) reliée à un ordinateur PC, muni du programme OASIS (De Jong, Hulstijn, Kosterman & Smits Engelsman, 1996) ; ce programme assure l'acquisition et l'analyse des données.

L'objectif étant d'évaluer l'impact des contraintes spatio-temporelles sur les mouvements de production, les vingt-six lettres de l'alphabet ont été distribuées entre les quatre groupes, sur la base du travail moteur qu'elles nécessitent, de manière à obtenir, pour les quatre groupes, une tâche de complexité motrice équivalente. Le travail moteur a été évalué sur la base des résultats d'une pré-étude (Vinter & Chartrel, soumis), dans laquelle il a été demandé à trente adultes de catégoriser les vingt-six lettres, selon la similarité proprioceptive de leurs trajectoires. Les groupes ainsi obtenus sont : groupe 1 (*a, b, g, i, m, r*), groupe 2 (*q, l, p, w, z, d*), groupe 3 (*c, f, j, t, n, s, o*), groupe 4 (*e, h, y, u, v, k, x*).

Procédure

Quelques jours avant le début de l'expérimentation, il a été demandé aux enfants de copier en écriture cursive, sur la base de modèles cursifs, leur prénom et le jour de la semaine. Les productions recueillies ont été analysées au moyen de quelques critères de la BHK (« échelle d'évaluation rapide de l'écriture chez l'enfant » de Charles *et al.*, 2004) : écriture chaotique, tremblement, hauteur relative des lettres, lettres étranges ou ambiguës. Les enfants les plus jeunes n'ayant pas encore débuté l'apprentissage de l'écriture, l'épreuve complète de la BHK ne pouvait leur être proposée. En effet, dans cette épreuve, il est attendu une production écrite minimale de cinq lignes, c'est pourquoi la production demandée a été restreinte à deux mots connus des enfants. Les trois groupes d'âge ont été soumis à une analyse préliminaire présentant les mêmes critères, l'objectif étant de former des groupes d'enfants de niveaux globalement équivalents. Les scores obtenus ont permis la répartition des enfants en quatre groupes équivalents du point de vue de leurs habiletés initiales. Les scores moyens des quatre groupes ne diffèrent pas significativement (t-tests), que ce soit à 5 ans ou à 6 ou 7 ans. Par ailleurs, précisons que cette analyse a conduit à écarter quatre enfants de 5 ans, quatre enfants de 6 ans et un de 7 ans parce que leurs scores moyens étaient trop éloignés de ceux des enfants de même âge.

Lors de l'expérimentation, l'enfant a pour tâche de reproduire des lettres, trois fois de suite, dans quatre conditions d'écriture qui introduisent des contraintes spatiales et/ou temporelles. Chaque lettre est donc produite douze fois, selon un ordre de présentation aléatoire. Dans la première condition, la vitesse et la taille sont spontanées (VTsp). La passation débute toujours par cette condition d'écriture afin de recueillir la production naturelle des enfants, sans influence des autres consignes d'écriture, et donc de définir un « niveau de base » des performances. L'ordre de présentation des trois autres conditions est contrebalancé. Dans une deuxième condition, on demande à l'enfant d'écrire le plus vite possible, tout en gardant une reproduction conforme au modèle ;

cette condition introduit donc une contrainte temporelle (Vimp, vitesse imposée). Dans une troisième condition, la contrainte est spatiale (Timp, taille imposée) : on demande à l'enfant d'écrire entre des interlignes composées de deux lignes centrales espacées de 3 mm, d'une ligne supérieure et d'une ligne inférieure situées à 5 mm de la ligne centrale la plus proche; cette configuration est adaptée à la taille des modèles proposés. Enfin, dans la quatrième condition, la contrainte est spatio-temporelle, la vitesse et la taille étant imposées (VTimp). Quelle que soit la condition, il est demandé à l'enfant de tracer la lettre sans lever le stylo, excepté pour les lettres *i, j, t* et *x*. Les mouvements d'écriture des enfants sont enregistrés grâce à l'utilisation de la table digitalisante et le logiciel OASIS permet l'enregistrement et l'analyse des mouvements. Cette technique permet de contrôler le nombre de levées de stylo, au cours de la production d'une lettre, et de mesurer différents paramètres spatio-temporels (vitesse, fluidité,...).

RÉSULTATS

Seules les productions conformes au modèle (sans omission ni ajout de segments de lettre) ont été conservées; 15 % environ des productions ont été ainsi éliminées. En outre, les enfants de 5 ans ont rencontré des difficultés à tracer certaines lettres de façon cursive, sans lever le stylo, comme le demandait la consigne; il s'agit des lettres *a, b, d, g, h, k, q*. À celles-ci s'ajoute la lettre *x* qui donne lieu à un trop faible nombre de reproductions correctes. Ces lettres sont souvent segmentées, retouchées par l'enfant et ont donc été éliminées de nos analyses pour ce groupe d'âge. La difficulté particulière associée à la réalisation de ces huit lettres est encore présente à 6 ans pour les lettres *a, d, g, k, q*. Cependant, ces lettres ayant été réalisées par un nombre suffisant d'enfants (N = 18), elles ont été prises en compte. À l'âge de 7 ans, les enfants sont capables de produire de façon cursive les vint-six lettres de l'alphabet.

Afin d'évaluer l'effet de la lettre produite et son interaction avec l'effet du facteur « condition », des ANOVAs ont été réalisées, pour chacun des trois groupes d'âge, sur le nombre moyen de pics de vitesse. Cet indice, qui reflète la fluidité du mouvement, a été pondéré par le nombre de segments présent dans chaque lettre, un segment correspondant à la portion de trajectoire comprise entre deux points d'inflexion[6] de la courbe ($a = 4$; $b = 4$; $c = 3$; $d = 4$; $e = 3$; $f = 4$; $g = 5$; $h = 5$; $i = 2$; $j = 3$; $k = 8$;

6. Le point d'inflexion est un changement de la concavité sur une courbe.

l = 3 ; *m* = 7 ; *n* = 5 ; *o* = 3 ; *p* = 5 ; *q* = 3 ; *r* = 4 ; *s* = 3 ; *t* = 2 ; *u* = 4 ; *v* = 4 ; *w* = 6 ; *x* = 6 ; *y* = 5 ; *z* = 6). Les points des lettres i et j ne sont pas pris en compte. De ce fait, une valeur égale à 1 correspond à un mouvement fluent. Nous avons retenu cet indice plutôt qu'une mesure de précision car il est un bon indicateur de la formation des programmes moteurs (Zesiger, 1995). De plus, des classifications ascendantes hiérarchiques ont été effectuées, à chaque âge, sur la base de la vitesse moyenne et du nombre moyen pondéré de pics de vitesse. Cette analyse conduit à la constitution de groupes de lettres proches en terme de vitesse et de fluidité de production (clusters). Les clusters obtenus procurent des indications sur la plus ou moins grande complexité motrice des lettres. Enfin, des analyses de variance portant sur les données récoltées lors de la condition d'écriture spontanée, ont révélé, entre 5 et 7 ans, une augmentation de la vitesse [$F(2,97) = 32{,}9$, $p < .001$] ainsi qu'une diminution du nombre de pics de vitesse [$F(2,97) = 120{,}5$, $p < .001$], indiquant une amélioration de la fluidité des mouvements.

Les productions des enfants de 5 ans

À 5 ans, la fluidité du mouvement varie en fonction de la lettre produite ; elle est comprise entre 2,64 et 9,55 [$F(17,100) = 9{,}9$, $p < .001$]. Le classement des lettres, par ordre décroissant de fluidité est présenté à la figure 1A, comme suit : *o, t, p, u, i, n, c, m, w, s, j, r, v, e, y, l, z, f*. La fluidité des mouvements de productions des lettres *o, t, p, u, i, n, c* est équivalente [$F(1,100) = 3{,}5$, $p > .05$]. On relève ensuite une fluidité comparable pour réaliser les lettres *m, w, s, j* [$F(1,100) = 1{,}6$, $p > .05$], puis pour *r, v, e, y, l* [$F(1,100) = 2{,}4$, $p > .10$]. Enfin, les productions des lettres *f* et *z* sont équivalentes [$F(1,100) = 2{,}83$, $p = .10$] et seule celle du *f* se différencie de celle du *l* [$F(1,100) = 5{,}2$, $p < .05$]. Il existe également un effet d'interaction significatif entre la lettre produite et la condition d'écriture [$F(51,300) = 3{,}3$, $p < .001$]. La fluidité s'améliore significativement [$p_s < .05$] pour la plupart des lettres lorsqu'une augmentation de la vitesse est imposée, excepté pour *o, n, u* et *m* [$p_s > .05$]. En « taille imposée », on observe une diminution significative du nombre de pics de vitesse pour *i, s, v, c, y, z, f, e* [$p_s < .05$] et une augmentation significative uniquement pour la lettre *p* [$p = .025$]. Enfin, la condition « taille et vitesse imposées » améliore nettement la fluidité de production de toutes les lettres, hormis *j, p* et *t* [$p_s > .07$].

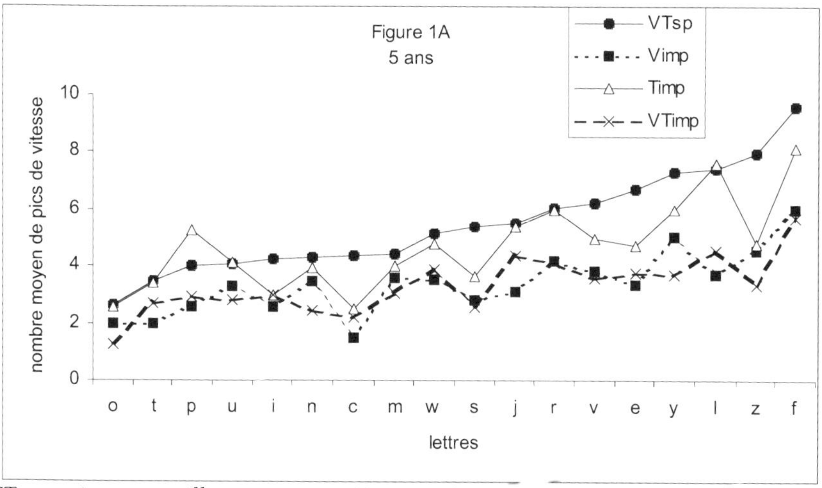

(VTsp = vitesse et taille spontanées; Vimp = vitesse imposée; Timp = taille imposée; VTimp = vitesse et taille imposées)

Figure 1A : nombre moyen pondéré de pics de vitesse en fonction de la lettre et de la condition d'écriture à 5 ans

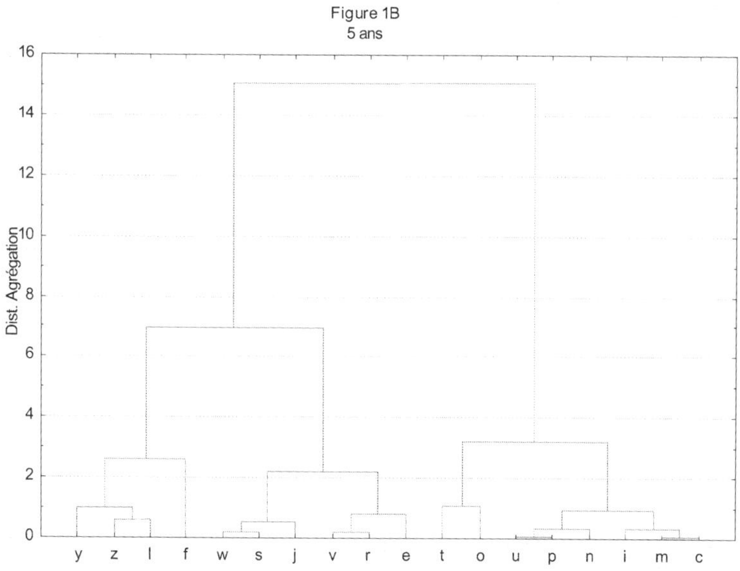

Figure 1B : Clusters de lettres obtenus par analyse ascendante hiérarchique sur la base de la vitesse et du nombre moyen pondéré de pics de vitesse pour les enfants de 5 ans

L'analyse en clusters révèle un regroupement des lettres en trois ensembles (cf. figure 1B). Le premier rassemble les lettres *t, o, p, n, m, i, u, c* pour lesquelles la vitesse est élevée (1,18 cm/s) et le nombre moyen de pics de vitesse faible (4). Leur réalisation est rapide et fluide, ce sont donc les lettres les plus faciles à produire. Le cluster suivant réunit les lettres *w, s, j, r, v, e* pour lesquelles la vitesse moyenne de production est faible (0,79 cm/s) et l'indice de fluidité moyen (5,83). La complexité de ces lettres se traduit essentiellement au niveau de la vitesse d'exécution. Enfin, le troisième cluster comprend les lettres *y, l, z, f* pour lesquelles la vitesse de production est moyenne (1,11 cm/s) et le nombre de pics de vitesse est élevé (8,07). Parmi ces lettres, certaines sont réalisées rapidement (*y, f*) alors que d'autres sont réalisées lentement (*z*). Le regroupement en cluster semble donc essentiellement prendre en compte l'indice de fluidité.

Les productions des enfants de 6 ans

Les résultats mettent en évidence un effet de la lettre sur l'indice de fluidité, situé entre 1,5 et 4,99 [F(25,202) = 6,9, p <.001]. Le classement des lettres selon une fluidité d'exécution décroissante est présenté à la figure 2A, comme suit : *a, p, c, m, n, s, t, x, v, r, g, i, u, q, d, z, j, w, k, e, b, y, o, l, f, h*. Le classement obtenu à 5 ans et celui obtenu à 6 ans, concernant les dix-huit lettres communes, sont corrélés significativement [R = .50, p <.05]. Ainsi, les lettres dont la production est peu fluide à 5 ans donnent souvent lieu à des mouvements peu fluides à 6 ans (*f, l, y*, par exemple) et, inversement, les lettres dont la production est fluide à 5 ans donnent également lieu à une production fluide à 6 ans (*t, p, n, m*, par exemple). La fluidité de la lettre *a* est équivalente à celles des lettres *p, c, m, n, s, t, x, v, r, g, i, u, q, d* [F(1, 202) = 3,24, p = .07]. On constate ensuite que la fluidité de la lettre *z* tend à différer de celle de la lettre *f* [F(1, 202) = 3,4, p = .06] et diffère de celle de la lettre *h* [F(1, 202) = 7.3, p <.01]. Les lettres *f* et *h*, produites avec des mouvements peu fluides, sont équivalentes entre elles [F < 1]. L'interaction entre les facteurs « lettre » et « condition » est significative [F(75, 606) = 1,7, p <.001]. La contrainte temporelle améliore significativement la fluidité de toutes les lettres [p_s <.05], hormis celle de *a, p* et *u* [p_s >.09]. Quant à la contrainte spatiale, elle entraîne très peu de modifications, excepté une diminution de la fluidité pour la lettre *h* [F(1, 202) = 7,3, p <.01]. Ainsi, à 6 ans, cette contrainte n'a plus d'impact sur la fluidité du mouvement alors qu'elle en a, à 5 ans, pour neuf lettres sur dix-huit. Enfin, la condition

« vitesse et taille imposées » permet une amélioration de la fluidité de la plupart des lettres, exceptée celle de ***a, p, m, s, t, g, b*** [$p_s > .10$].

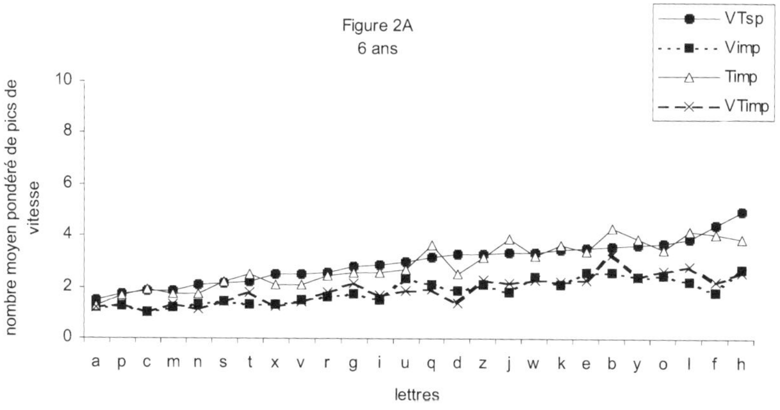

(VTsp = vitesse et taille spontanées; Vimp = vitesse imposée; Timp = taille imposée; VTimp = vitesse et taille imposées)

Figure 2A : nombre moyen pondéré de pics de vitesse en fonction de la lettre et de la condition d'écriture à 6 ans

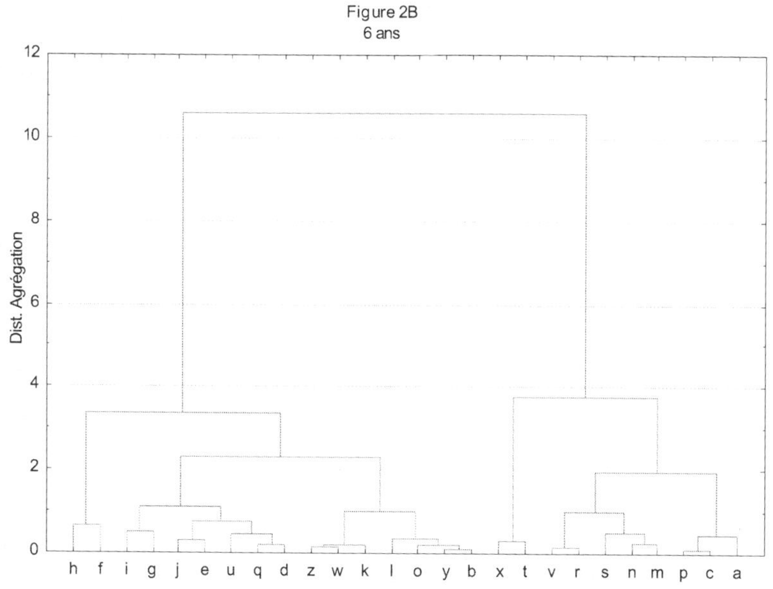

Figure 2B : Clusters de lettres obtenus par Analyse Ascendante Hiérarchique sur la base de la vitesse et du nombre moyen pondéré de pics de vitesse pour les enfants de 6 ans

L'analyse ascendante hiérarchique met en évidence deux clusters de lettres, le dernier pouvant être distingué en trois sous-ensembles (cf. figure 2B). Comme à 5 ans, la répartition en clusters semble basée essentiellement sur la fluidité. Dans le premier cluster, qui comprend les lettres *a, p, c, s, m, n, r, v, x, t*, la vitesse moyenne d'écriture est élevée (1,59 cm/s) et le nombre moyen de pics de vitesse est faible (2,11). Ces lettres sont parmi les plus faciles à produire puisque leur réalisation est rapide et fluide. On retrouve comme à 5 ans, les lettres *m, n, p, t, c* auxquelles s'ajoutent les lettres *a, s, r, v, x*. Le deuxième cluster, qui réunit les lettres restantes, peut être divisé en trois sous-ensembles. Le premier se compose des lettres *i, g, j, e, u, q, d* pour lesquelles la vitesse de production (1,32 cm/s) et le nombre de pics de vitesse (3,14) sont dans la moyenne. Le sous-ensemble suivant comprend *z, w, k, l, o, y, b*; leur vitesse de production est faible (0,92 cm/s), de même que la fluidité (3,58). Ces lettres sont donc difficiles à produire. On retrouve, comme à 5 ans, les lettres *z, y, l, b et k*. Enfin, le troisième sous-ensemble est composé des deux lettres f et h donnant lieu aux mouvements les moins fluides (4,71) et produites avec une vitesse faible (0,98 cm/s). La reproduction de ces lettres est donc difficile, comme à 5 ans d'ailleurs.

Les productions des enfants de 7 ans

La fluidité des mouvements continue à varier selon la lettre, mais sur un empan moins important (de 1,03 à 2,75) [F(25,187) = 2,88, p <.001]. Le classement des lettres, par fluidité décroissante est illustré à la figure 3A, comme suit : *x, c, o, e, v, k, d, m, t, l, u, j, z, s, f, h, r, y, n, a, g, i, b, p, q, w*. Les classements obtenus à 5 et 7 ans, pour les dix-huit lettres communes, ne sont pas corrélés, tout comme ceux obtenus à 6 et 7 ans sur les vingt-six lettres [respectivement, p = .77 et p = .94]. Il est fort probable que cette absence de corrélation soit due au fait que les variations de fluidité entre les mouvements de production des lettres sont très faibles à 7 ans, comparativement aux âges précédents. Les lettres *x, c, o, e, v, k, d, m, t, l, u, j, z, s, f*, sont équivalentes en terme de fluidité [F(1,187) = 3,6, p = .06], avec le niveau le plus faible. Les lettres *h, r, y, n, a, g, i, b, p* ont un indice moyen de fluidité semblable [F(1,187) = 1,8, p = .18]. Enfin, les lettres *q* et *w* présentent l'indice de fluidité le plus élevé. On relève un effet d'interaction significatif entre les facteurs « lettre » et « condition » [F(75,561) = 1,6, p <.01]. La condition « vitesse imposée » entraîne une diminution du nombre de pics de vitesse, essentiellement pour les lettres produites avec une faible fluidité en condition spontanée (*m, z, h, r, y, n, a, g, i, b, p, q, w*) [p_s <.05]. Quant à la condition « taille imposée », elle peut donner lieu à une diminution (*w, n, h*) [p_s <.05] ou à une augmentation (*d*) [p = .02] du nombre de pics. À 7 ans comme à 6 ans, la contrainte spatiale a peu d'impact sur la fluidité du mouvement. Enfin, en condition « vitesse et taille imposées », on observe une diminution du nombre de pics de vitesse pour les lettres *a, b, g, h, i, m, n, p, q, r, v, w, z* [p_s <.05].

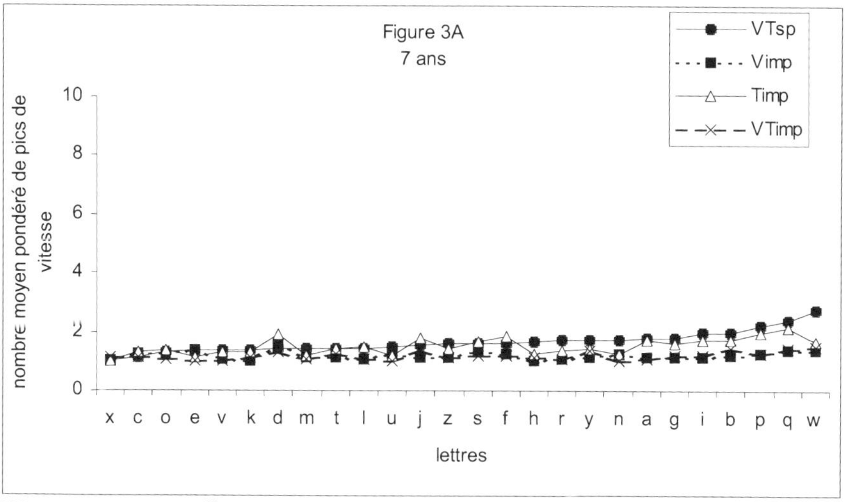

(VTsp = vitesse et taille spontanées; Vimp = vitesse imposée; Timp = taille imposée; VTimp = vitesse et taille imposées)

Figure 3A : nombre moyen pondéré de pics de vitesse en fonction de la lettre et de la condition d'écriture à 7 ans

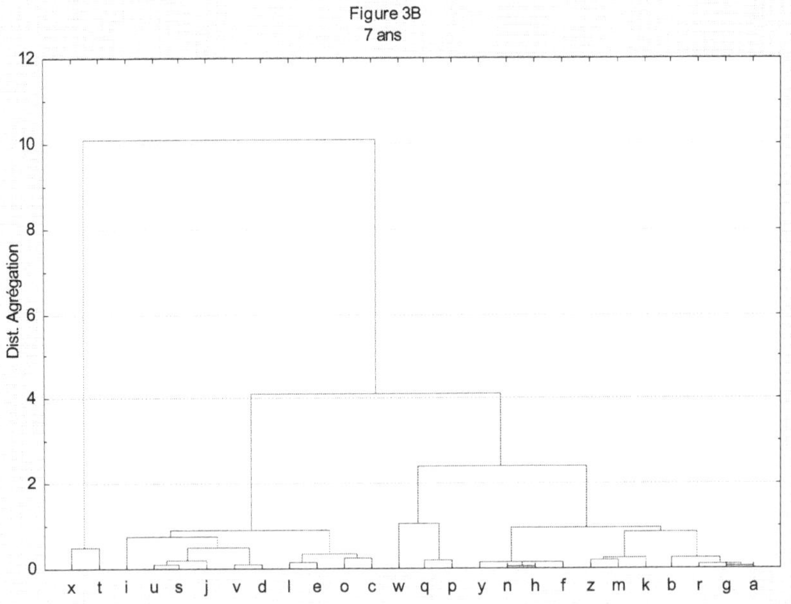

Figure 3B : Clusters de lettres obtenus par analyse ascendante hiérarchique sur la base de la vitesse et du nombre moyen pondéré de pics de vitesse pour les enfants de 7 ans

L'analyse ascendante hiérarchique met en évidence trois clusters de lettres (cf. figure 3B). Le premier cluster se compose des lettres *x* et *t*, qui se détachent vraiment des autres lettres, étant les plus rapidement exécutées (4,73 cm/s) et donnant lieu à un nombre de pics de vitesse assez faible (1,23). Ainsi, ces lettres semblent faciles à produire, leur réalisation donnant lieu à des mouvements rapides et fluides. Le deuxième cluster comprend les lettres *i, u, s, j, v, d, l, e, c, o* produites avec une vitesse (1,95 cm/s) et une fluidité moyennes (1,47). Le dernier cluster se compose des lettres *w, q, p, y, n, h, f, z, m, k, b, r, g, a*, qui semblent être les plus difficiles à exécuter, la vitesse étant plus faible (1,4 cm/s) et le nombre de pics de vitesse un peu plus élevé (1,85). Cependant, à cet âge, les différences de vitesse et de fluidité entre les mouvements de production des différentes lettres sont plus faibles qu'à 5 et 6 ans.

CONCLUSION

Cette recherche avait pour objectif l'étude de la production des vingt-six lettres cursives sous contraintes spatiale et/ou temporelle. Nos résultats révèlent que les enfants de 5 ans sont dans l'incapacité de produire, de manière cursive, certaines lettres. On constate que ces lettres comportent entre elles des similarités visuelles ainsi que des similarités du point de vue de leurs mouvements d'exécution, comme ***a-d, g-q, h-k, h-b*** (Vinter et Chartrel, soumis). De ce fait, il peut paraître judicieux d'éloigner, dans le temps, l'apprentissage des deux lettres constituant chacun de ces groupes, afin d'éviter d'éventuelles confusions. Les acquisitions liées à l'instruction de l'une peuvent certainement être réinvesties ultérieurement, lors de l'apprentissage de l'autre. Si l'on considère les enfants de 5 et 6 ans, les lettres identifiées comme étant les plus complexes sont *f, z, y, b, l, h et k*. Ces lettres, à la réalisation très peu fluide, comportent des boucles ascendantes ou descendantes, réalisées de façon très accidentée et anguleuse par les enfants. Comme l'avaient montré Meulenbroek et Van Galen (1990), il existe, de fait, une corrélation entre la fluidité et le degré de courbure, les mouvements de courbure importante étant moins fluides. Les enfants, et notamment les plus jeunes, éprouvent donc des difficultés dans la production des boucles mais aussi des formes rondes qui donnent lieu à un tracé angulaire et segmenté. Cette difficulté, liée aux limites motrices, peut également s'expliquer par la rotation anti-horaire qu'impliquent ces formes; le sens de rotation étant inverse à celui privilégié par les jeunes enfants (Meulenbroek, Vinter & Mounoud, 1993). Ces formes nécessitent donc une attention particulière lors de leur apprentissage.

Cette recherche met, par ailleurs, en évidence que la fluidité des mouvements s'améliore lorsque l'on incite l'enfant, de 5, 6 et 7, ans à augmenter sa vitesse de production. À 5 ans, cet impact de la contrainte temporelle sur la fluidité est encore plus important en présence d'une contrainte spatiale. Les études sur le pointage montrent que les enfants de 5 ans tendent à produire des mouvements impulsifs, caractérisés par une accélération et une décélération nettes, contrôlés de manière proactive, sans recours aux indices sensoriels (Hay, 1978, 1979, 1984). Ces mouvements sont peu adaptés à la production des patterns complexes que sont les lettres cursives. Van Mier (2006) a mis en évidence que les enfants de 4-5 ans réalisent de manière discrète, par juxtaposition de courts segments, les patterns discontinus (zigzags) mais aussi les patterns continus (vagues). Ainsi, lors de l'apprentissage de la formation des lettres cursives, les jeunes enfants sont forcés de recourir à un fort contrôle rétroactif, ce qui réduit leur vitesse d'exécution. Il est probable que la demande d'augmentation de la vitesse d'écriture les oblige à abaisser leur contrôle visuel et à programmer des mouvements plus grands, entraînant ainsi une amélioration de la fluidité. Notre étude semble donc suggérer l'importance d'encourager la continuité du mouvement, de ne pas l'entraver par une référence continuelle au modèle, bien qu'une validation de cette suggestion par des recherches complémentaires soit nécessaire.

Par ailleurs, à 5 ans, on relève que la contrainte spatiale, à elle seule, peut également avoir un impact favorable sur la production de certaines lettres complexes, comme *z*, *y* et *f*. Si cette contrainte a moins d'impact à 6 et 7 ans, les enfants étant plus familiers avec l'écriture de taille réduite, on observe qu'elle peut toutefois engendrer une amélioration de la fluidité de certaines lettres complexes (*w*, *h*). Les lignes d'écriture définissent des repères spatiaux qui permettent une meilleure organisation du mouvement et la réalisation de trajectoires plus appropriées. Comme le suggèrent Meulenbroek et Van Galen (1986), la présence des lignes d'écriture conduit à une programmation du mouvement plus précise, entraînant une diminution du nombre de pics de vitesse. Ainsi, globalement, imposer de manière conjointe la production à une vitesse plus importante de lettres de taille plus petite s'avère être un moyen approprié pour améliorer la fluidité des mouvements des enfants, notamment en début d'apprentissage.

Pour conclure, l'utilisation de consignes imposant l'augmentation de la vitesse et l'écriture entre les lignes peut donc être bénéfique, lors de l'apprentissage de la production des lettres isolées, notamment en ce qui concerne la réalisation des lettres les plus difficiles. Les lignes peuvent être utilisées comme un support à l'action, permettant une meilleure gestion du geste et obligeant l'enfant à exercer sa motricité fine. Quant à la consigne d'augmentation de la vitesse, il est probable qu'elle incite l'enfant à se détacher du modèle pour se concentrer sur son mouvement. Bien entendu ces résultats sont à utiliser avec précaution. Tout d'abord, ils concernent une étape précise de l'apprentissage de l'écriture qui est celle de l'acquisition des mouvements produisant la forme des lettres. Leur validité, lors de la production de groupes de lettres, reste à étudier. Précisons également que l'intérêt de ces consignes n'est pas d'obtenir une écriture plus rapide ou plus petite mais de favoriser une meilleure programmation du mouvement. Certains enfants, compte tenu de leur niveau de maturation motrice, ne sont pas en mesure de respecter ces consignes. L'importance des différences individuelles, notamment celles de genre, sur la performance écrite a récemment été soulignée par Vlachos & Bonoti (2006). Nous avons, par ailleurs, montré qu'une légère augmentation de la vitesse, sous contrainte temporelle, permet une amélioration de la fluidité ; pour certaines lettres dont la production est très peu fluide le nombre moyen de pics de vitesse diminue sous contrainte temporelle alors qu'aucune augmentation effective de la vitesse ne se produit (Chartrel, 2006). Enfin, rappelons que la tâche proposée aux enfants consistait en la copie de modèles statiques, une tâche scolaire classiquement employée ; or, l'utilisation des lignes n'aurait peut-être plus le même intérêt lors d'un apprentissage guidé par l'utilisation de démonstrations visuelle et verbale.

Nathalie Bonneton-Botté et Fanny De La Haye

APPRENTISSAGE DE L'ÉCRITURE MANUSCRITE : DES DIFFICULTÉS PERÇUES PAR LES ENSEIGNANTS AUX DIFFICULTÉS DES ÉLÈVES

Introduction

Une plainte émanant de nombreux enseignants – et relayée par des conseillers pédagogiques et des enseignants RASED[1] de notre groupe de recherche[2] – est à l'origine de notre étude : les élèves auraient des difficultés particulières à tracer les lettres en respectant la grammaire de l'action. Cette grammaire se définit comme l'ensemble des règles de production qui régissent la programmation et la réalisation d'un mouvement, lors d'un tracé (Goodnow & Levine, 1973). Au cours de l'apprentissage formel de l'écriture manuscrite, une grammaire de l'action est imposée à tous les élèves afin d'optimiser leur production manuscrite.

Les liens entre l'apprentissage de l'écriture manuscrite et l'apprentissage de la lecture

L'intérêt porté à l'apprentissage de l'écriture manuscrite, dans ces aspects perceptivo-moteurs, est relativement faible. Dans le domaine de la recherche fondamentale, quelques travaux ont été réalisés en psychologie du développement, en psychologie cognitive ou en neuropsychologie (Zesiger, 1995) ; dans le domaine de la pédagogie, les préoccupations portent principalement sur les dimensions linguistique et symbolique de l'écriture ainsi que sur les rapports que cet apprentissage entretient avec la lecture. Pourtant, il semble plus que jamais pertinent de s'inter-

1. Réseau d'aides spécialisées aux élèves en difficulté.
2. Le groupe innovation recherche 77, financé par le rectorat de l'académie de Bretagne, était intitulé « Écrire : vers une amélioration du geste graphique des élèves en difficulté au cycle 2 ».

roger sur la fonction de l'écriture manuscrite et sur son devenir. En effet, le rapport qu'entretiennent aujourd'hui les sociétés industrialisées avec l'écrit s'est considérablement modifié. La place de l'écriture manuscrite disparaît peu à peu avec le recours de plus en plus systématique aux nouvelles technologies (informatique, téléphonie, Internet), au point que certains chercheurs posent aujourd'hui la question de l'utilité d'enseigner l'écriture manuscrite à l'école. Dans un chapitre intitulé « De la plume au clavier : est-il toujours utile d'enseigner l'écriture manuscrite? », Velay, Longcamp et Zerbato-poudou (2004) posent l'importante question des conséquences qu'aurait le remplacement du stylo par le clavier sur les représentations internes que nous avons de l'écrit.

La représentation de la lettre, en tant que signe linguistique, sa manipulation, aussi bien en lecture qu'en écriture, pourraient dépendre d'une construction représentationnelle plurimodalitaire (auditive, visuelle, motrice). Dans une telle perspective, la contribution de la motricité et des représentations motrices à l'élaboration d'une représentation plurimodalitaire des signes linguistiques pourrait être essentielle et reste cependant particulièrement méconnue.

Dans le champ des neurosciences, de nombreux arguments viennent actuellement étayer le rôle central de la motricité sur la perception et l'évocation mentale d'actions sur des objets ou des situations (Jeannerod 1994; Grèzes, Fonlupt & Decety, 2000). Cette théorie motrice de la perception stipule que le sujet peut attribuer une signification aux objets ou aux situations en simulant mentalement l'action qui leur est associée. Longcamp, Zerbato-Poudou et Velay (2005) soulignent, à ce titre, que les liens entre l'attribution d'une signification et l'activation motrice sont aussi mis en évidence dans la pratique Japonaise du Ku-Sho (écriture dans l'air). Les travaux sur le Kanji (idéogramme Japonais) montrent, en effet, que le lecteur indécis devant un idéogramme aura recours à la facilitation kinesthésique (que constitue l'écriture dans l'air) pour retrouver sa signification. L'activation du programme moteur (*i. e.* écrire ou tracer du doigt) peut aussi constituer une aide bénéfique pour certains patients alexiques qui éprouvent des difficultés à reconnaître des lettres, lors d'une activité de lecture (Bartolomea, Bachoud-lévi, Chokron & Degos, 2002). Enfin, dans une recherche de Bara, Gentaz et Colé (2004), l'exploration tactilo-kinesthésique est directement utilisée, lors de séances d'entraînement, pour contribuer au développement d'habiletés phonologiques, chez des enfants de grande section ou de cours préparatoire. Dans cette recherche, la comparaison des groupes expérimentaux indique que le bénéfice d'un entraînement phonologique est supérieur s'il est accompagné d'un entraînement à l'exploration de lettres rugueuses (réalisée avec le doigt, avec ou sans contrôle visuel et respectant le sens de l'écriture) que s'il est opéré sans cette dimension. Pour les auteurs, l'exploration tactilo-kinesthésique contribuerait à l'élaboration d'une représentation plurimodalitaire de la lettre, ce qui aurait un effet bénéfique sur les performances en lecture. L'ensemble de ces arguments concourt aujourd'hui pour affirmer l'existence d'un lien entre apprentissage de l'écriture manuscrite et activité de lecture. Cette influence réciproque incite légitimement à développer des recherches pour comprendre comment se construisent progressivement les représentations motrices associées aux signes linguistiques.

Les attentes de l'école et les difficultés d'apprentissage de l'écriture

Dans notre système scolaire français, le programme officiel, depuis 2002, fixe comme objectif de fin de grande section maternelle, l'écriture d'une phrase en cursif. Ainsi, dès la grande section, une première phase importante de l'apprentissage consistera, pour l'enfant, à produire un écrit en respectant, entre autre, une direction et un ordre précis : « L'écriture cursive est réservée à des situations contrôlables par le maître qui vérifie ainsi la progression de chaque enfant, au niveau du sens, du tracé, des formes des lettres et de leurs ligatures[3]. »

Cet apprentissage contraint l'enfant à respecter un plan d'action, imposé par l'enseignant, et qui va parfois à l'encontre d'une grammaire de l'action naturelle. C'est le cas par exemple du tracé des cercles (comme dans la lettre *o*), réalisé spontanément dans un sens horaire chez le jeune enfant puis dans le sens anti-horaire sous l'effet de l'instruction (Meulenbroek, Vinter & Mounoud, 1993). Cette modification de la grammaire de l'action constitue une étape importante de l'élaboration du programme moteur car la séquence de traits proposée optimise le mouvement d'écriture, le rend plus aisé et plus fluide (Viviani, 1998; Lambert & Espéret, 1997). La capacité des enfants à s'approprier cette séquence ordonnée de traits[4] est donc une étape primordiale dans l'élaboration des programmes moteurs des mouvements d'écriture et dans l'élaboration de l'unité motrice équivalente à la lettre. Néanmoins, peu de travaux se sont intéressés au développement de cette capacité.

3. Document d'accompagnement des programmes : le langage à l'école maternelle, 2006.
4. Aussi appelé le *ductus* des lettres (Amigues & Zerbato-Poudou, 2000).

Pourtant, indépendamment des dimensions orthographiques et/ou rédactionnelles, des difficultés d'apprentissage de l'écriture, voire des dysgraphies, peuvent apparaître relativement tôt. Ces difficultés sont encore mal identifiées et il n'existe pas, actuellement, de consensus pour définir la dysgraphie. Grâce aux travaux récents de Zesiger (2006), il est néanmoins possible d'identifier trois types de difficultés : dans un premier cas, l'écriture est réalisée avec une lenteur particulière et sa taille est exagérément importante ; ce profil pourrait être la conséquence d'une stratégie de maximisation des sensations tactilo-kinesthésiques. Dans un deuxième cas, l'écriture se caractérise par sa lenteur, une dysfluence importante et des irrégularités spatiales ; selon l'auteur ce profil pourrait provenir d'une difficulté dans la mise en place d'un contrôle proactif[5] de l'exécution motrice. Enfin, dans un troisième cas, l'écriture se distingue par d'importantes irrégularités spatiales entraînant une moindre lisibilité de la production écrite ; c'est cette fois le bruit neuromoteur[6] qui en serait responsable. Face au peu d'études réalisées dans ce sens, l'auteur souligne, avec force, la nécessité qu'il y aurait à développer des recherches permettant de mieux définir la nature des difficultés d'apprentissage du geste graphique, l'âge de leur apparition ainsi que leur devenir. On ne peut, en effet, que regretter le manque d'intérêt pour ce domaine alors que dans la littérature (et dans la formation des maîtres) l'importance accordée à l'apprentissage de la lecture, ses difficultés et ses pré-requis est manifeste.

Dans le domaine de la graphomotricité, les recherches récentes se centrent principalement sur les difficultés d'automatisation du geste d'écriture. Cette automatisation – qui libère la charge cognitive – s'instaure entre 8 et 10 ans, grâce au passage progressif d'un mode de contrôle rétroactif à un mode de contrôle proactif (Zesiger, 1995). Cette transition vers un mode de contrôle plus automatique qui n'est pas spécifique au mouvement d'écriture (Hay, 1987), constitue une étape importante d'un point de vue développemental, ce qui explique qu'elle concentre un grand nombre de recherches. Si la période précédente (entre 5 et 7 ans) ne semble pas marquée par des modifications développementales majeures, elle n'en demeure pas moins une période capitale dans l'élaboration des programmes moteurs associés aux signes linguistiques.

5. On parle de contrôle proactif lorsque les différents paramètres du mouvement sont programmés avant le début de l'action, par opposition au contrôle rétroactif qui utilise le feedback sensoriel pour corriger le mouvement en cours d'action.

6. Dans le spectre des vitesses, le bruit neuromoteur correspond aux bandes de fréquences élevées, dans lesquelles se trouve celle du tremblement physiologique. Il semblerait que le mauvais scripteur ait des difficultés à inhiber ce tremblement.

La situation de l'élève en difficulté, dans la maîtrise de l'écriture manuscrite, est en effet problématique à plusieurs égards. Lorsque la production écrite n'est pas optimale du point de vue de sa lisibilité, de sa rapidité et de l'harmonie du geste qui la génère, l'élève peut assez rapidement se trouver en situation de surcharge cognitive. L'attention allouée à la production graphique devient indisponible pour traiter d'autres aspects de la production écrite comme l'orthographe, les aspects rédactionnels ou même la compréhension de ce qui est écrit (Gombert, Colé, Valdois, Goigoux, Mousty et Fayol, 2000). Rappelons que l'élève, dès le cycle 2, sera confronté à ce type de tâche, lors de dictée, par exemple. Cet inconfort peut rapidement devenir pénalisant dans un contexte d'évaluation qui contraint l'élève à répondre à l'écrit et dans un temps limité.

Objectifs de l'étude

Ainsi, dans une perspective exploratoire, il nous semblait essentiel d'identifier ce qui constitue, aux yeux des enseignants, les difficultés principales associées à cet apprentissage et parallèlement, d'observer objectivement les difficultés effectivement éprouvées par les élèves : les élèves ont-ils réellement des difficultés à s'approprier une grammaire de l'action ? Ces difficultés, si elles existent, ont-elles une incidence sur leurs performances en écriture ? Sont-elles aisément surmontées ou perdurent-elles au-delà de la première année d'apprentissage ?

Pour nous assurer de l'existence de la perception de difficultés associées au respect de la grammaire de l'action, chez les enseignants, nous avons choisi, dans un premier temps, d'étudier, chez eux, les représentations relatives aux difficultés d'apprentissage de l'écriture manuscrite, en cours préparatoire. Dans un deuxième temps, nous avons souhaité analyser les difficultés objectives des élèves au regard des difficultés évoquées par les enseignants : une première analyse aura donc pour objectif d'évaluer le pourcentage d'enfants ayant, en fin de cours préparatoire, des difficultés à respecter le sens de tracé des lettres. Pour ce groupe, nous nous proposons d'étudier l'existence éventuelle d'un lien entre ces difficultés et de faibles performances en écriture (lisibilité et/ou vitesse) afin de vérifier que cette caractéristique constitue bien, en soi, une difficulté. Cette analyse s'inscrit dans une démarche longitudinale puisque les élèves rencontrés, en cours préparatoire (CP), sont à nouveau rencontrés, au cours élémentaire première année (CE1). Il s'agira ainsi d'étudier le devenir de cette caractéristique alors que l'élève poursuit sa scolarité sans qu'aucune remédiation particulière n'ait été mise en place.

Contexte expérimental

Étude des pratiques et représentations enseignantes

Le premier temps de notre recherche a consisté à interroger des enseignants, à l'aide d'un questionnaire, afin de dresser un état des lieux de leurs pratiques et des représentations qu'ils ont de l'apprentissage de l'écriture, au cours préparatoire.

Population

Notre échantillon est composé de trente enseignantes et de trois enseignants, tous issus de l'académie de Bretagne, ayant au moins trois années d'expérience d'enseignement en cours préparatoire. Ils ont été informés que l'objectif de la recherche est d'établir un état des lieux de leurs pratiques.

Matériel et procédure

Le questionnaire, composé de seize questions (ouvertes, fermées et semi-ouvertes), a été élaboré avec l'aide de conseillers pédagogiques, de maîtres formateurs et d'enseignants spécialisés. La passation s'est déroulée au cours du deuxième semestre de l'année scolaire 2005-2006. Avant la passation, le questionnaire a été pré-testé auprès de quinze enseignants.

Les données recueillies ont été analysées au moyen du logiciel de traitement des questionnaires « Sphinx version 4.5 » (2003) qui permet de mettre en évidence des invariants dans les réponses obtenues.

Les questions portent sur trois types de données :

a) l'identité de l'enseignant (âge, expérience, sexe, nombre d'élèves dans la classe),

b) les pratiques déclarées pour l'enseignement de l'écriture manuscrite (recours à un manuel, recours à une progression déterminée, nature du matériel utilisé (support, outil), différentiation pédagogique, type d'évaluation...)

c) les représentations qu'ont les enseignants des difficultés ressenties par les élèves en écriture manuscrite (nature des difficultés les plus fréquemment observées, causes de ces difficultés).

Nous ne présenterons, ici, que la dernière partie des résultats concernant la perception qu'ont les enseignants des difficultés d'apprentissage observées chez leurs élèves.

Étude longitudinale des performances en écriture des élèves de cours préparatoire

Parallèlement, nous avons analysé les performances en écriture des élèves afin d'identifier, parmi eux, ceux qui, en fin de cours préparatoire, éprouvent des difficultés spécifiques. Les performances des enfants identifiés comme ayant des difficultés en CP ont été réévaluées 8 mois plus tard, en classe de CE1.

Première phase : observation des élèves en cours préparatoire

a) Population

Cent quarante et un élèves de cours préparatoire, soixante-cinq filles et soixante-dix garçons, scolarisés dans huit classes différentes ont été rencontrés entre avril et juin 2006. Leur âge moyen était de 6 ans 8 mois (de 6 ans 1 mois à 8 ans). Parmi eux, cent treize étaient droitiers et vingt-deux gauchers (selon la main utilisée lors de la passation). Les élèves de cet échantillon sont issus des écoles dans lesquelles nous avions rencontré les enseignants ayant répondu au questionnaire.

b) Matériel et procédure

Nous avons analysé les performances des élèves de cours préparatoire à l'aide du BHK, une échelle d'**évaluation rapide de l'écriture** (Charles, Soppelsa & Albaret, 2004). Cette échelle a été choisie car elle permet de calculer un indice de lisibilité (sur la base de treize critères comme la taille des lettres, la forme des lettres...), un indice de rapidité (nombre de lettres tracées en cinq minutes) et propose un étalonnage récent d'élèves francophones scolarisés du CP au CM2. La tâche consiste, pour les enfants, à recopier un texte qu'ils ont sous les yeux. Lorsque cinq minutes se sont écoulées, l'expérimentateur note où en est arrivé l'enfant (rapidité). La qualité de la production est évaluée sur la copie des cinq premières lignes du texte (lisibilité).

Nous avons également analysé le **sens du tracé des lettres**, à l'aide d'une grille d'observation du geste que nous avons élaboré. Comme le score de lisibilité, la qualité de la grammaire de l'action est évaluée à partir des cinq premières lignes du test BHK. L'expérimentateur dispose d'un modèle, indiquant l'ordre et la direction conformes à la norme, du tracé des traits composant les lettres. Chaque fois que l'enfant emploie une procédure différente de celle attendue (par exemple, lorsqu'un « o » est tracé dans le sens horaire), l'expérimentateur reproduit, sur son patron, la procédure utilisée par le scripteur. L'élève se voit ainsi « attribuer » un point, chaque fois que le sens de tracé d'une lettre n'est pas conforme à la norme.

Les passations se sont déroulées individuellement, dans les écoles.

Parallèlement aux évaluations, nous avons demandé aux enseignants d'effectuer un jugement des performances de leurs élèves, selon trois catégories, afin de vérifier l'existence d'une adéquation entre leur évaluation et les résultats au test. La consigne était d'attribuer un code aux élèves selon qu'ils réalisent, selon eux, de bonnes performances (code 1), des performances moyennes (code 2) ou de faibles performances (code 3), en écriture manuscrite.

Seconde phase : observation 8 mois plus tard des élèves « en difficultés »

a) Population

Nous avons rencontré, durant cette seconde phase, les élèves qui ont réalisé une ou plusieurs erreurs spécifiques d'écriture, au cours préparatoire. Parallèlement, un groupe contrôle d'élèves n'ayant jamais réalisé d'erreurs de sens a été également suivi.

b) Matériel et procédure

Les performances des élèves ont été évaluées à l'aide du BHK et de la grille d'observation du geste utilisés lors de la première phase d'observation.

Résultats

Les difficultés d'écriture du point de vue des enseignants

Selon les données obtenues à l'aide du questionnaire concernant la perception des difficultés ressenties par les élèves :

– les critères, les plus fréquemment évoqués, sur lesquels les enseignants se basent pour considérer qu'un élève est en difficulté sont le respect des contraintes spatiales (respect des lignes et interlignes), la tenue du crayon, la qualité du graphisme (lisibilité), la transition du script au cursif et le sens du tracé des lettres ;

– les difficultés les plus fréquentes sont, selon les enseignants : le respect du *sens du tracé* (72,4 %), *des liaisons et de la fluidité du tracé* (31 %), *de la tenue de l'outil* (24,1 %), *de la taille des lettres et des contraintes spatiales déterminées par les lignes ou interlignes* (27,6 %).

Parmi les enseignants interrogés, 64,3 % d'entre eux déclarent détecter ces difficultés au cours du premier trimestre du cours préparatoire.

– les causes[7] possibles invoquées pour expliquer ces difficultés peuvent être a posteriori classées en trois catégories : 52,7 % des réponses concernent des causes « intrinsèques » à l'enfant (son environnement, ses capacités développementales), autrement dit des causes sur lesquelles les enseignants ne peuvent influer (fatigue, crispation, mauvaise vision, niveau socio-culturel, problème psychologique, habileté motrice et/ou posturale, problème de latéralité...) ; 16,66 % des réponses mentionnent, au contraire, des causes « extrinsèques » à l'enfant, des causes sur lesquelles les enseignants seraient en mesure d'agir directement (manque d'entraînement, mauvaise habitude, difficulté à appliquer les règles de correspondance graphème-phonème...) Enfin, 30,64 % des réponses ne concernent pas véritablement les causes éventuelles des difficultés, soit parce qu'elles ne font que mentionner les difficultés elles-mêmes (22,24 %), soit parce qu'elles expriment une absence d'opinion sur le sujet (8,4 %).

Dans cette étude, nous avons centré notre intérêt sur le fait que, selon les enseignants, les élèves auraient des difficultés particulières à tracer les lettres en respectant la grammaire de l'action. Cette hypothèse est en effet formulée par la majorité des enseignants de notre échantillon puisque 72,4 % d'entre eux évoquent le respect du sens du tracé[8] comme étant la difficulté la plus fréquente observée chez leurs élèves.

Les difficultés d'écriture observées chez les élèves de CP

Résultats des élèves au cours préparatoire

Tableau 1: Moyennes des scores « globaux » (et *écart-types*) en précision et vitesse obtenus par les élèves de CP au BHK

	Score lisibilité BHK	Score vitesse BHK
Notre échantillon N = 135	10,3 (*5,08*)	78,9 (*29,38*)

7. Nous en demandions trois aux enseignants.
8. Nous entendons par respect du sens du tracé la capacité de l'apprenti scripteur à prendre en compte la direction et l'ordre imposé par l'enseignant dans l'agencement des traits qui composent la lettre.

Parmi les cent quarante et-un résultats obtenus, les performances de six sujets ont été supprimées de l'analyse car ils se situaient à plus ou moins deux écart-types de la moyenne au test BHK. Conformément aux résultats obtenus lors de l'étalonnage (Charles *et al.*, 2004), l'analyse de variance ne permet pas de mettre en évidence un effet de la « latéralisation » tandis que la prise en compte du facteur « sexe » montre que les filles sont significativement plus rapides que les garçons ($F(1,133) = 5{,}96$; $p < .02$).

Concernant le respect du sens des tracés, le nombre moyen d'erreurs, à raison d'un point par erreur, est de 0,71 (écart-type = 1,71). L'analyse de variance réalisée sur cette variable ne permet pas de distinguer statistiquement les productions des filles et des garçons [$F(1,133) = 0{,}8$; NS], celles des droitiers et des gauchers [$F(1,133) = 1{,}2$; NS]. Sur les cent trente-cinq sujets rencontrés, quarante et un élèves réalisent au moins une faute sur les cinq premières lignes du texte à recopier. La répartition des élèves en fonction du nombre de fautes réalisées est présentée dans le graphique 1.

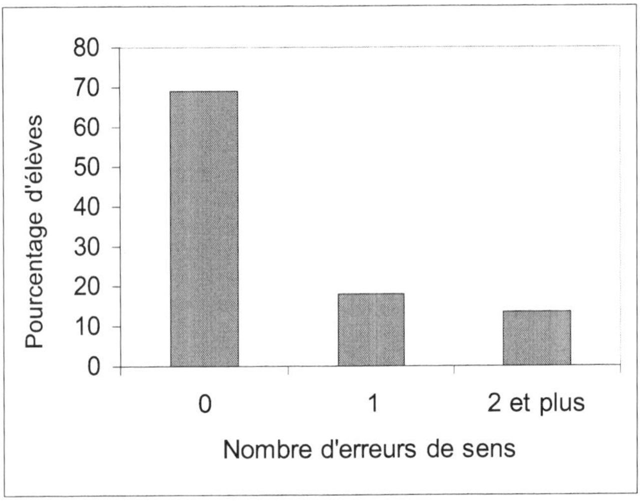

Graphique 1 : Pourcentage d'élèves ayant réalisé 0,1 et 2 erreurs et plus de sens du tracé

Globalement, le nombre moyen d'erreurs réalisées, en fin de cours préparatoire, est assez peu élevé. Néanmoins, 30 % des élèves réalisent au moins une faute de sens de tracé et, parmi eux, 12,6 % en réalisent deux ou plus. Ce chiffre est assez conséquent pour que l'on se questionne sur les performances en écriture de ces élèves et sur le devenir de cette caractéristique de leur geste graphique.

L'analyse de variance réalisée sur les trois groupes d'élèves constitués à partir du nombre d'erreurs réalisé (zéro faute, une faute, deux fautes et plus) montre une différence significative de la vitesse d'écriture obtenue au BHK (cf. graphique 2). Les élèves réalisant une faute ou plus sont significativement plus lents que les élèves qui n'en réalisent pas [$F(2,132) = 3{,}98$; $p < .02$]. En revanche, les productions ne se distinguent pas statistiquement lorsque l'analyse est réalisée sur le score de lisibilité obtenu au BHK [$F(2,132) = 0{,}1$; NS].

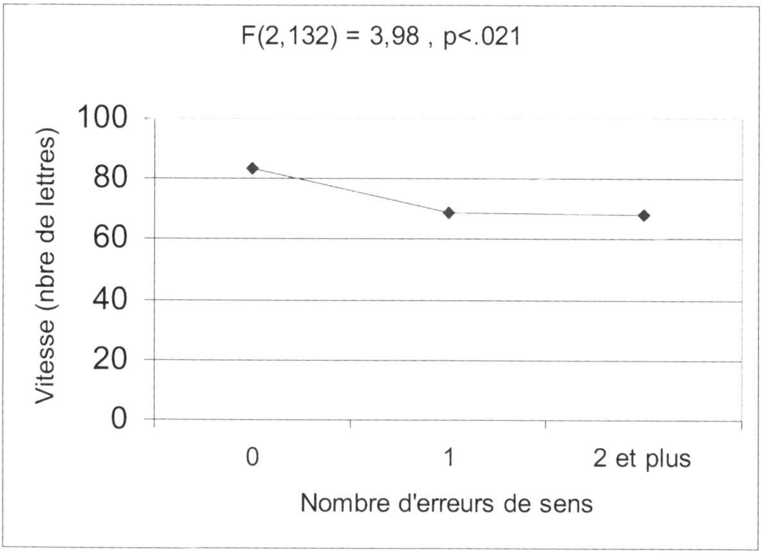

Graphique 2 : Relation entre vitesse (nombre de lettres écrites en cinq minutes) et nombre d'erreurs de sens

Difficultés des élèves au regard du classement effectué par les enseignants

Parmi les élèves évalués, cinquante-neuf élèves sont considérés, par leur enseignant, comme ayant de bonnes performances, cinquante-sept comme ayant des performances moyennes et dix-neuf ayant des performances faibles (une donnée manquante). Le test de corrélation de Spearman montre une corrélation positive ($r = .39$; $p < .000002$) entre le classement des enseignants et le score global au BHK (la corrélation – négative – entre le « classement » et la « vitesse » d'écriture est également significative (r = -19; p <.03). Ces résultats montrent que les évaluations des enseignants sont des indicateurs fiables des niveaux de performances des élèves. En revanche, la corrélation calculée entre le classement des enseignants et le nombre d'erreurs de sens du tracé effectué par les élèves n'est pas significative.

Devenir des difficultés d'écriture chez les élèves de CE1

Parmi les quarante et un élèves du CP qui ont été identifiés comme présentant des difficultés à respecter le sens d'écriture (qui ont réalisé une ou plusieurs fautes lors de la copie des cinq lignes du texte BHK), trente-deux élèves ont pu être rencontrés, une seconde fois, au cours élémentaire première année, soit huit mois après la première phase d'expérimentation.

Les performances de ces trente-deux élèves (Score BHK, Vitesse, fautes de sens du tracé) au CP et au CE1 sont présentées dans le tableau 2.

Tableau 2 : Moyennes des scores (et écart-types), pour les indices de vitesse et de lisibilité au BHK et concernant le respect du sens du tracé, des élèves rencontrés au CP puis au CE1

	Vitesse BHK		Score global BHK		Erreurs de sens du tracé	
	Moyenne	Écart-type	Moyenne	Écart-type	Moyenne	Écart-type
CP (N = 31)	70,61	28,5	10,61	5,5	2,35	2,86
CP *Contrôle* (N=15)	*83,13*	*21,75*	*11,4*	*5,23*	*0*	*0*
CE1 (N = 31)	107,22	29,9	11,83	7,6	2,83	5,21
CE1 *Contrôle* (N= 15)	*116,06*	*44,82*	*13,2*	*5,18*	*0*	*0*

L'analyse de variance montre que leur vitesse d'écriture augmente significativement entre le CP et le CE1 [F(1,44) = 46,55; p <.00001] mais aucun effet d'interaction n'est mis en évidence. En revanche, entre ces deux périodes, la lisibilité de leur écriture (BHK) et le nombre d'erreurs de tracé commises ne diffèrent pas significativement [respectivement F(1,44) = 1,88 ; NS et F(1,44) = 0,3 ; NS]. Aucun effet d'interaction n'est observé. L'ANOVA ne permet de différencier les deux groupes, ni sur le score de lisibilité [F(1,44) = 1,88 ; NS], ni sur le score de rapidité [F(1,44) = 1,26 ; NS]. De façon attendue, les groupes diffèrent significativement sur le nombre d'erreurs de sens [F(1,44) = 6,93 ; p <.01).

En ce qui concerne la fréquence observée des fautes de sens du tracé, vingt élèves qui en commettaient en CP ne réalisent plus aucune faute de sens en CE1, trois élèves réalisent une seule faute et huit élèves réalisent deux fautes ou plus. Précisons que cela représente 6,4 %[9] de l'échantillon initial, si l'on postule que – à l'instar du groupe contrôle – les sujets qui n'ont pas été suivis en CE1 et qui ne réalisaient pas d'erreurs en CP n'ont pas régressé dans leur performance. Le nombre moyen de fautes de sens du tracé de ces huit élèves est égal à 10,62, un nombre d'erreurs beaucoup plus important que celui de l'échantillon (N = 31) qui est de 2,83. Pour savoir si ces huit élèves qui réalisent un nombre important d'erreurs de sens se différencient de leurs pairs par leur performance en écriture, nous avons réalisé des comparaisons complémentaires sur la base de statistiques non paramétriques (au regard de l'effectif, nous avons choisi de réaliser le test de la médiane pour échantillon indépendant). Les quarante-quatre élèves ont été répartis en trois groupes selon le nombre d'erreurs réalisé (0,1 erreur ou deux erreurs et plus) et leurs performances en écriture ont été comparées. L'analyse ne permet pas de différencier ces groupes ni sur la lisibilité (Chi^2 = 2,36 ; dl = 2 ; NS) ni sur la rapidité (Chi^2 = 0,61, dl = 2 ; NS).

DISCUSSION

Un rapport récent de la direction de l'Évaluation de la Prospective et de la Performance (DEPP) sur « la représentation de la grande difficulté scolaire chez les enseignants » (Do, 2007) rappelle la nécessité de mieux identifier les représentations et pratiques enseignantes afin d'adapter la formation des enseignants et, dans les classes, d'améliorer la nature des remédiations et des évaluations. C'est dans cet objectif que la première partie de notre recherche a été conduite : étudier les représentations des enseignants concernant les difficultés ressenties par leurs élèves dans le domaine de l'apprentissage de l'écriture manuscrite.

Le fait que 64,3 % des enseignants déclarent détecter les difficultés au cours du premier trimestre du cours préparatoire nous a semblé être

9. Pourcentage calculé sur un effectif de cent vingt-cinq plutôt que cent trent-cinq dans la mesure où dix élèves n'ont pu être rencontrés au CE1.

un résultat étonnant compte tenu de la diversité normale des rythmes d'apprentissage, en particulier en début de cycle. Pourtant la corrélation observée entre le jugement des enseignants et les notes au BHK laisse à penser que cette détection précoce s'apparente à une bonne capacité d'anticipation des performances des élèves dans ce domaine. Ainsi et pour reprendre les conclusions récentes de Fayol (2007) dans le domaine de la lecture, ces résultats tendent à montrer, qu'en ce qui concerne l'apprentissage de l'écriture également, les enseignants sont globalement de bons experts. Lorsque l'investigation porte sur les causes de ces difficultés, les résultats montrent que les enseignants s'orientent plutôt vers une attribution causale externe [10]. Dans cette situation, tout se passe comme si les enseignants étaient impuissants à remédier aux difficultés observées. Ces conclusions vont dans le sens du rapport publié par la DEPP qui a porté plus globalement sur les représentations de la grande difficulté scolaire : « les enseignants sont plutôt tentés d'incriminer des facteurs externes sur lesquels ils n'ont pas directement prise » (p. 30).

Les enseignants interrogés sur les difficultés les plus fréquentes ressenties par leurs élèves nous ont largement orienté vers la question du sens du tracé. Ce résultat, conforme à l'information reçue par notre groupe de recherche, a conforté notre intérêt pour ce type d'erreurs : ces difficultés existent-elles effectivement ? Sont-elles accompagnées d'autres difficultés (lisibilité, vitesse) ? Perdurent-elles dans le temps ? La maîtrise du sens de tracé nous semble cruciale pour permettre la suite du processus d'apprentissage puisque, pour reprendre les termes de Morasso, Mussa Ivaldi et Riggiero (1983), il s'agit d'une étape correspondant à l'apprentissage d'une grammaire de l'action ; une étape qui apprend à l'enfant à assembler les traits qui composent une lettre en une seule unité cognitivement indissociable. Les résultats de notre étude, conformément aux déclarations des enseignants, ont montré qu'un tiers des élèves n'ont pas encore achevé cet apprentissage à la fin du cours préparatoire et que les difficultés à respecter le sens du tracé des lettres s'accompagnent d'une moindre rapidité de l'écriture. Il n'est pas possible, ici, d'établir un lien de cause à effet entre les erreurs commises et la lenteur d'écriture en CP. Néanmoins, l'hypothèse selon laquelle le niveau de maîtrise de la grammaire de l'action influe sur la vitesse d'exécution semble particulièrement plausible. En effet, à l'instar de Lambert et Espéret (1997), nous pouvons supposer que la grammaire de l'action, imposée à l'enfant, rend l'écriture plus aisée et de ce fait plus fluide. Dans ce cas, les élèves qui

10. Il y a attribution causale externe du point de vue de l'enseignant lorsque la cause évoquée est intrinsèque à l'enfant.

n'ont pas encore construit, pour chaque lettre, la bonne séquence d'action seraient moins efficients donc moins rapides. De plus, la lenteur des élèves peut être accentuée par l'effort cognitif qu'ils fournissent pour respecter le plus possible la séquence d'actions qui leur est imposée.

En ce qui concerne le devenir de cette caractéristique du geste graphique, notre étude révèle que, au moins 6,4 % des élèves qui montraient cette caractéristique en CP rencontrent toujours des difficultés dans l'appropriation de cette nouvelle grammaire de l'action, au cours du CE1. Toutefois, ces élèves ne se distinguent ni par leur score global au BHK, ni par la vitesse d'écriture, durant cette deuxième année d'apprentissage. Ainsi, au regard des évaluations réalisées dans cette étude, ces élèves ne semblent pas particulièrement en difficulté dans l'écriture manuscrite

En conclusion, cette étude a permis de montrer que l'apprentissage, par les élèves, d'une nouvelle grammaire de l'action représente, pour certains, un obstacle qui sera surmonté, pour la majorité d'entre eux, dès le début du cours élémentaire première année. Nous ne sommes pas en mesure, au regard des résultats obtenus dans cette étude, de conclure à l'existence, pour d'autres, d'une difficulté spécifique. Cependant, nous pensons que ces recherches doivent être poursuivies afin d'éclairer certains points. Il semble notamment important de poursuivre l'étude longitudinale pour s'assurer que l'originalité des procédures observées chez certains élèves n'est pas à l'origine de difficultés particulières, dès lors que les textes à copier sont plus longs, plus complexes et proposés sous dictée. L'incidence potentielle de cette procédure originale, sur la lisibilité ou la rapidité, doit être plus finement analysée (à l'aide d'une tablette graphique qui permettra par exemple d'affiner la mesure de la vitesse).

Enfin, il nous semble que d'autres investigations doivent être menées pour comprendre comment certains enfants sont parvenus à dépasser cet obstacle tandis que d'autres ne réussissent pas ou plus tardivement à le surmonter. Des recherches menées conjointement en psychologie et en sciences de l'éducation devraient permettre d'identifier le rôle respectif des facteurs biomécanique, perceptif, cognitif et didactique sur cet apprentissage et les difficultés qu'il engendre chez certains élèves.

BIBLIOGRAPHIE GÉNÉRALE

Abu-Rabia S., « Learning to Read in Arabic : Reading, Syntactic, Orthographic and Working Memory Skills in Normally Achieving and Poor Arabic Readers », *Reading Psychology*, vol. 16, n° 4, 1995, p. 351-394.

Abu-Rabia S., « The Role of Morphology and Short Vowelization in Reading Arabic among Normal and Dyslexic Readers in Grades 3, 6, 9, and 12 », *Journal of Psycholinguistic Research*, 36 (2), 2007, p. 89-106.

Abu-Rabia S., Haifa I., Share D. & Mansour M.-S., « Word recognition and basic cognitive processes among reading-disabled and normal readers in Arabic », *Reading and Writing : An Interdisciplinary Journal*, 16 (5), 2003, p. 423-442.

Abu-Rabia S. & Siegel L.-S., « Reading, syntactic, orthographic, and working memory skills of bilingual Arabic-English speaking Canadian children », *Journal of Psycholinguistic Research*, n° 31 (6), 2002, p. 661-678.

Adams M.-J., « Models of word recognition », *Cognitive Psychology*, n° 11, 1979, p. 133-176.

Adams M.-J., « What good is orthographic redundancy? », *in* Tzeng O.-J.-L. & Singer H. (dir.), *Perception of print : reading research in experimental psychology*, Hillsdale, NJ, Erlbaum, 1981.

Adams M.-J., *Beginning to read*, Cambridge, MA: MIT Press, 1990.

Ajuriaguerra J., De Auzias M., Coumes F., Denner A., Lavondes-Monod V., Perron R. & Stambak M., *L'écriture de l'enfant. 1- L'évolution de l'écriture et ses difficultés*, Neuchâtel, Delachaux et Niestlé, 4e édition, 1989.

Alegria J., « Deafness and reading », *in* Nune T. & Bryant P. (dir.), *Handbook of children's literacy*, Dordrecht, Kluwer Academic Publishers, 2004, p. 459-489.

Alegria J., Charlier B.-L. & Matthys S., « The role of lip-reading and cued speech in the processing of phonological information in French-educated deaf children », *European Journal of Cognitive Psychology*, n° 11, 1999, p. 451-472.

ALEGRIA J. & MOUSTY P., « The development of spelling procedures in French-Speaking, normal and reading-disabled children : effects of frequency and lexicality », *Journal of Experimental Child Psychology*, n° 63, 1996, p. 312-338.

AMIGUES R. & ZERBATO-POUDOU M.-T., *Comment l'enfant devient élève*, Paris, Retz, 2000.

AMMAR M., *Les stratégies d'identification de mots écrits en arabe*, thèse de doctorat, université de Nantes, 1997.

AMMAR M., « L'assemblage phonologique : sa nature et son fonctionnement chez des enfants lecteurs en arabe », *Enfance*, n° 54 (2), 2002, p. 155-163.

AMMAR M., « Le fonctionnement de l'assemblage phonologique chez des enfants lecteurs en arabe », *in* ROMDHANE M.-N., GOMBERT J.-E. & BELAJOUZA M. (dir.), *L'apprentissage de la lecture. Perspectives comparatives*, Rennes, PUR et centre de publication universitaire de Tunis, 2003, collection « Psychologie », p. 69-79.

ANDREWS S., « Frequency and neighborhood size effect on lexical access : activation or search ? », *Journal of Experimental Psychology : Learning, Memory and Cognition*, n° 18, 1989, p. 234-254.

ANS B., CARBONNEL S. & VALDOIS S., « A connectionist multi-trace memory model of polysyllabic word reading », *Psychological Review*, n° 105, 1998, p. 678-723.

APOSTHELOS D., *La construction du lexique français*, Paris, Ophrys, 2002.

ARMAND F., « Le rôle des capacités métalinguistiques et de la compétence langagière orale dans l'apprentissage de la lecture en français langue première et seconde », *La revue canadienne des langues vivantes*, n° 56, 2000, p. 470-495.

AUBERT J. & BLANCHARD S., *Évaluation des compétences d'un lecteur*, Paris, Editions EAP, 1991.

AVERBACH E. & CORIELL A.-S., « Short-term memory in vision », *Bell Systems Technical Journal*, n° 40, 1961, p. 309-328.

AVERBACH E. & SPERLING G., « Short term storage of information in vision », *in* HABER R. N. (dir.), *Contemporary theory and research in visual perception*, New York, Holt, Rinehart & Winston, 1968, p. 196-211.

BADDELEY A., *Working Memory*, Oxford, Oxford University Press, 1986.

BADDELEY A., « Working memory and language : an overview », *Journal of Commun Disorders*, n° 36 (3), 2003, p. 189-208.

BADDELEY A., GATHERCOLE, S. & PAPAGNO C., « The phonological loop as a language learning device », *Psychological Revue,* n° 105 (1), 1998, p. 158-173.

Ball E.-W. & Blachman B.-A., « Does phonemes awareness training in kindergarten make a difference in early word recognition and developmental spelling ? », *Reading Research Quarterly*, n° 26, 1991, p. 49-65.

Bara F., Gentaz E. & Colé P., « Quels entraînements de préparation à la lecture proposer aux jeunes de maternelle ? », *in* Gentaz E. & Dessus P. (dir.), *Comprendre les apprentissages*, Paris, Dunod, 2004, p. 15-30.

Bartolomea P., Bachoud-Lévi A.-C., Chokron S. & Degos J.-D., « Visually- and motor- based knowledge of letters : evidence from a pure alexic patient », *Neuropsychologia*, n° 40, 2002, p. 1363-1371.

Bastien M., *LÉA : le logiciel d'évaluation des apprentissages*, Montréal, université du Québec à Montréal, département de linguistique et de didactique des langues, 2002.

Bebko J.-M., « Memory and rehearsal characteristics of profoundly deaf children », *Journal of Experimental Child Psychology*, n° 38, 1984, p. 415-428.

Belajouza M., « Stratégies d'identification des mots en arabe, compétences phonologiques et morphologiques des lecteurs en difficulté », *in* Romdhane M.-N., Gombert J.-É. & Belajouza M. (dir.), *L'apprentissage de la lecture. Perspectives comparatives*, Rennes, PUR et centre de publication universitaire de Tunis, 2003, collection « Psychologie », p. 195-211.

Belajouza M. & Snoussi F., « Apprentissage de la lecture en langue arabe et contraintes externes », *Muqabasat Intersignes*, n° 1, 2006, p. 91-113.

Ben Dror I., Bentin S. & Frost R., « Representation and processing of morphological information », *in* Frost R. & Katz L. (dir.), *Orthography, Phonology and Meaning : An overwiew*, Amsterdam, Elsevier, 1995, p. 361-376.

Benoit H. & Boule F., « Les difficultés d'apprentissage en SEGPA. Scénarios didactiques en français et en mathématiques », *La Nouvelle Revue de l'AIS*, n° 14, 2001, p. 23-34.

Berninger V., « Coordinating transcription and text generation in working memory during composing : Automatic and constructive processes », *Learning Disability Quarterly*, n° 22, 1999, p. 99-112.

Berry D.-C. & Dienes Z., *Implicit Learning : Theoretical and empirical issues*, Hove, UK, Lawrence Erlbaum, 1993.

Besse A.-S., *Caractéristiques des langues et apprentissage de la lecture en langue première et en français langue seconde : perspective évolutive et comparative entre l'arabe et le portugais*, thèse de doctorat de psychologie, université Rennes 2, 2007.

BESSE A.-S., DEMONT E. & GOMBERT J.-É., « Effet des connaissances linguistiques en langue maternelle (arabe *vs* portugais) sur les performances phonologiques et morphologiques en français langue seconde », *Psychologie Française*, n° 52, 2007, p. 89-105.

BIALYSTOK E., LUK G. & KWAN E., « Bilingualism, biliteracy, and learning to read : Interactions among languages and writing systems », *Scientific Studies of Reading*, n° 9 (1), 2005, p. 43-61.

BISHOP D.-V.-M. & SNOWLING M.-J., « Developmental Dyslexia and Specific Language Impairment : Same or Different? », *Psychological Bulletin*, n° 130 (6), 2004, p. 858-886.

BOCK J.-K., « Syntactic persistence in language production », *Cognitive Psychology*, n° 18, 1986, p. 355-387.

BOCK J.-K. & CUTTING J.-C., « Regulating mental energy : performance units in language production », *Journal of Memory and Language*, n° 31, 1992, p. 99-127.

BONJOUR E. & GOMBERT J.-É., « Profils de lecteurs à l'entrée en sixième », *L'Orientation Scolaire et Professionnelle*, vol. 33, n° 1, 2004, p. 69-101.

BOOTH J.-R., PERFETTI C.-A. & MACWHINNEY B., « Quick, automatic, and general activation of orthographic and phonological representations in young readers », *Developmental Psychology*, n° 35, 1999, p. 3-19.

BOSSE M.-L., TAINTURIER M.-J. & VALDOIS S., « Developmental dyslexia : the Visual Attention Span hypothesis », *Cognition*, n° 104, 2007, p. 198-230.

BOSSE M.-L. & VALDOIS S., « Influence of the visual attention span on child reading performance : a cross-sectional study », *Journal of Research in Reading*, sous presse.

BOUDELAA S. & MARSLEN-WILSON W.-D., « Abstract morphemes and lexical representation : The cv-skeleton in arabic », *Cognition*, n° 92 (3), 2004, p. 271-303.

BOUDELAA S. & MARSLEN-WILSON W.-D., « Discontinuous morphology in time : Incremental masked priming in Arabic », *Language and Cognitive Processes*, n° 20 (1), 2005, p. 207-260.

BOURDIN B. & FAYOL M., « Is graphic activity cognitively costly ? A developmental approach », *Reading and Writing : An Interdisciplinary Journal*, n° 13 (3-4), 2000, p. 183-196.

BRADY S., SHANKWEILER D. & MANN V., « Speech perception and memory coding in relation to reading ability », *Journal of Experimental Child Psychology*, n° 35 (2), 1983, p. 345-367.

BRIQUET R., *L'immersion linguistique*, Loverval, Belgique, Labor, 2006.

BRUCK M., GENESEE F. & CARAVOLAS M., « A cross-linguistic study of early literacy acquisition », *in* BLACHMAN B.-A. (dir.), *Foundations of reading acquisition and dyslexia : Implications for early intervention*, Mahwah, NJ, US, Lawrence Erlbaum Associates Publishers, 1997, p. 145-162.

BUNDESEN C., « A theory of visual attention », *Psychological Review*, n° 97, 1990, p. 523-547.

BUNDESEN C., « Visual selective attention : Outlines of a choice model, a race model and a computational theory », *Visual Cognition*, n° 5, 1998, p. 287-309.

BURANI C., « Derivational morphology, word comprehension and reading aloud in Italian children with and without developmental dyslexia », communication au *3rd International Workshop on Morphological Processing*, Aix en Provence, 11-14 Juin 2003.

BURANI C., MARCOLINI S. & STELLA G., « How early does morpho-lexical reading develop in readers of a shallow orthography ? », *Brain and Language*, 81, 2002, p. 568-586.

BUS A.-G. & VAN IJZENDOORN M.-H., « Mother-child interactions, attachment, and emergent literacy : A cross-sectional study », *Child Development*, n° 59, 1988, p. 1262-1272.

CAIN K., OAKHILL J. & LEMMON K., « Individual differences in the inference of word meanings from context : the influence of reading comprehension, vocabulary knowledge, and memory capacity », *Journal of Educational Psychology*, vol. 96, n° 4, 2004, p. 671–681.

CAPOVILLA A.-G.-S. & CAPOVILLA F.-C., *Problemas de leitura e escrita : como identificar, prevenir e remediar numa abordagem fônica*, São Paulo, Memnon, Edipusp, FAPESP, 2000.

CARAVOLAS M., HULME, M. & SNOWLING M.-G., « The foundations of spelling ability : Evidence from a 3-year longitudinal study », *Journal of Memory and Language*, n° 45, 2001, p. 751-774.

CARDOSO-MARTINS C., « Sensitivity to rhymes, syllables, and phonemes in literacy acquisition in Portuguese », *Reading Research Quarterly*, n° 30, 1995, p. 808-828.

CARLISLE J.-F., « Morphological awareness and early reading achievement », *in* FELDMAN L.-B. (dir.), *Morphological aspects of language processing*, Hillsdale, NJ, Lawrence Erlbaum, 1995, p. 189-209.

CARLISLE J.-F., « Awareness of the structure and meaning of morphologically complex words: Impact on reading », *Reading and Writing : An Interdisciplinary Journal*, n° 12, 2000, p. 169-190.

Carlisle J.-F. & Katz L.-A., « Effects of word and morpheme familiarity on reading of derived words », *Reading and Writing : An Interdisciplinary Journal*, n° 19, 2006, p. 669-693.

Carlisle J.-F. & Nomanbhoy D., « Phonological and morphological awareness in first graders », *Applied Psycholinguistics*, n° 14 (2), 1993, p. 177-195.

Carlisle J.-F. & Stone C.-A., « The effects of morphological structure on children's reading of derived words in English », *in* Assink E.-M.-H. & Sandra D. (dir.), *Reading complex words, Cross-language studies*, New York, Kluwer Academic, 2003, p. 27-52.

Carlisle J.-F. & Stone C.-A., « Exploring the role of morphemes in word reading », *Reading Research Quaterly,* n° 40, 2005, p. 428-449.

Casalis S. & Louis-Alexandre M.-F., « Morphological analysis, phonological analysis and learning to read French : A longitudinal study », *Reading and Writing : An Interdisciplinary Journal*, n° 12, 2000, p. 303-335.

Castles A. & Coltheart M., « Is there a causal link from phonological awareness to success in learning to read? », *Cognition*, n° 91, 2004, p. 77-111.

Castles A., Davis C. & Letcher T., « Neighbourhood effects on masked form priming in developing readers », *Language and Cognitive Processes*, n° 14 (2), 1999, p. 201-224.

Champion A., « Knowledge of suffixed words : A comparison of reading disabled and nondisabled readers », *Annals of Dyslexia*, n° 47, 1997, p. 29-55.

Chanquoy L. & Negro I., « Subject-verb agreement errors in written productions : A study of French children and adults », *Journal of Psycholinguistic Research*, n° 25 (5), 1996, p. 553-570.

Charles M., Soppelsa R. & Albaret J.-M., *BHK : échelle d'évaluation rapide de l'écriture chez l'enfant*, Paris, EAP, 2004.

Chartrel E., *Reconnaissance et écriture de lettres cursives : une approche développementale*, thèse de doctorat, université de Bourgogne, 2006.

Chartrel E. & Vinter A., « L'écriture une activité longue et complexe à acquérir », *A.N.A.E*, n° 78, 2004, p. 174-180.

Chartrel E. & Vinter A., « Rôle des informations visuelles dans la production de lettres cursives chez l'enfant et l'adulte », *L'Année Psychologique*, n° 106, 2006, p. 45-66.

Chevrie-Muller C., Simon A.-M. & Fournier S., *Batterie « Langage oral, langage écrit, mémoire et attention »*, Paris, ECPA, 1997.

COLÉ P., « Le traitement des mots morphologiquement complexes au cours de l'acquisition de la lecture : des données préliminaires », *in* FERRAND L. & GRAINGER J. (dir.), *Psycholinguistique cognitive*, Paris, De Boeck Éditions, 2004, p. 309-327.

COLÉ P., MAREC-BRETON N., ROYER C. & GOMBERT J.-É., « Morphologie des mots et apprentissage de la lecture », *Rééducation Orthophonique*, n° 213, 2003, p. 57-76.

COLTHEART M., DAVELAAR M., JONASSON J.-T. & BESNER D., « Access to the internal lexicon », *in* DORNIC S. (dir.), *Attention and Performance VI*, London, Academic Press, 1977, p. 535-555.

COLTHEART M., RASTLE K., PERRY C., LANGDON R. & ZIEGLER J., « DRC : A Dual Route Cascaded model of visual word recognition and reading aloud », *Psychological Review*, n° 108, 2001, p. 204-256.

COMBLAIN A. & RONDAL J.-A., « L'apprentissage des langues étrangères par la méthode immersive », *Rééducation Orthophonique*, n° 31, 1993, p. 151-173.

COMBLAIN A. & RONDAL J.-A., *Apprendre les langues : où, quand, comment ?*, Liège, Belgique, Mardaga, 2001.

COMEAU L., CORMIER P., GRANDMAISON E. & LACROIX D., « A longitudinal study of phonological processing skills in children learning to read in a second language », *Journal of Educational Psychology*, n° 91 (1), 1999, p. 29-43.

CONNELLY V., CAMPBELL S., MACLEAN M. & BARNES J., « Contribution of lower order skills to the written composition of college students with and without dyslexia », *Developmental Neuropsychology*, n° 29 (1), 2006, p. 175-196.

CONRAD R., *The deaf school child*, London, Harper & Row, 1979.

CONTENT A., MOUSTY P. & RADEAU M., « Brulex : une base de données lexicales informatisée pour le français écrit et parlé », *L'Année Psychologique*, n° 90, 1990, p. 551-566.

CORBIN D., « Contraintes et créations lexicales », *L'information Grammaticale*, 42, 1989, p. 35-43.

CORBIN D. & TEMPLE M., « Le monde des mots et des sens construits : catégories sémantiques, catégories référentielles », *Cahiers de Lexicologie*, 65-2, 1994, p. 5-28.

CORNELISSEN P.-L., HANSEN P.-C., HUITTON J.-L., EVANGELINOU U. & STEIN J.-F., « Magnocellular Visual Function and Children's Single Word Reading », *Vision Research*, n° 38, 1998, p. 471-482.

CUMMINS J., « L'éducation bilingue : théorie et mise en oeuvre », *in* Centre pour la recherche et innovation dans l'enseignement (dir.), *L'éducation multiculturelle*, Paris, OCDE, 1987, p. 323-354.

CUMMINS J., « Language and literacy acquisition in bilingual contexts », *Journal of Multilingual and Multicultural Development*, n° 10 (1), 1989, p. 17-31.

CUMMINS J. & SWAIN M., *Bilingualism in education*, London, Longman, 1986.

CUNNINGHAM A.-E., PERRY K.-E., STANOVICH K.-E. & SHARE D.-L., « Orthographic learning during reading : Examining the role of the self-teaching », *Journal of Experimental Child Psychology*, n° 82, 2002, p. 185-199.

DA FONTOURA H.-A. & SIEGEL L.-S., « Reading, syntactic, and working memory skills of bilingual Portuguese-English Canadian children », *Reading and Writing : An Interdisciplinary Journal*, n° 7 (1), 1995, p. 139-153.

DAIGLE D., *Étude des traitements phonémique, syllabique, morphologique et visuo-orthographique en lecture chez des élèves sourds du primaire et du secondaire*, thèse de doctorat, université de Montréal, 2003.

D'ANGIULLI A., SIEGEL L.-S. & SERRA E., « The development of reading in English and Italian in bilingual children », *Applied Psycholinguistics*, n° 22 (4), 2001, p. 479-507.

DE JONG P.-F. & OLSON R.-K., « Early predictors of letter knowledge », *Journal of Experimental Child Psychology*, n° 88, 2004, p. 254-273.

DE JONG P.-F. & VAN DER LEIJ A., « Developmental changes in the manifestation of a phonological deficit in dyslexic children learning to read a regular orthography », *Journal of Educational Psychology*, n° 95, 2003, p. 22-40.

DE JONG W.-P., HULSTIJN W., KOSTERMAN B.-J.-M. & SMITS ENGELSMAN B.-C.-M., « Oasis software and its applications in experimental handwriting research », *in* SIMNER M.-L., LEEDHAM C.-G. & THOMASSEN A.-J.-W. (dir.), *Handwriting and drawing research : Basic and applied issues*, Amsterdam, IOS Press, 1996.

DE LA HAYE F. & BONNETON-BOTTÉ N., « Difficultés de compréhension en lecture : identification de procédures d'élèves scolarisés en 6e SEGPA », *Nouvelle Revue de l'AIS*, n° 37, 2007, p. 165-178.

DELTOUR J.-J. & HUPKENS D., *Test de vocabulaire actif et passif pour enfants de 3 à 5 ans*, Liège, université de Liège, Éditions scientifiques et psychologiques, 1980.

Demont E., « Contribution de l'apprentissage précoce d'une deuxième langue au développement de la conscience linguistique et à l'apprentissage de la lecture », *Journal International de Psychologie*, n° 36 (4), 2001, p. 274-285.

Demont E. & Gombert J.-É., « Phonological awareness as a predictor of recoding skills and syntactic awareness as a predictor of comprehension skills », *British Journal of Educational Psychology*, n° 66, 1996, p. 315-332.

Demont E. & Gombert J.-É., « L'apprentissage de la lecture : évolution des procédures et apprentissage implicite », *Enfance : approche neuropsychologique de la dyslexie développementale*, n° 3, 2004, p. 245-257.

Demont E. & Gombert J.-É., « Relations conscience phonologique et apprentissage de la lecture : peut on sortir de la relation circulaire ? », *in* Demont E. & Metz-Lutz M.-N. (dir.), *L'acquisition du langage et ses troubles*, Éditions Solal, 2007, p. 47-79.

Do C.-H., « Les représentations de la grande difficulté scolaire par les enseignants. Année scolaire 2005-2006. », *Les dossiers évaluations et statistiques*, n° 182, D.E.P.P., 2007.

Doignon N. & Zagar D., « Illusory conjunctions in French : the nature of sublexical units in visual word recognition », *Language and Cognitive Processes*, n° 20 (3), 2005, p. 443-464.

Doignon N. & Zagar D., « Les enfants en cours d'apprentissage de la lecture perçoivent-ils les syllabes à l'écrit », *Canadian Journal of Experimental Psychology*, n° 60 (4), 2006, p. 258-274.

Downing J. & Fijalkow J., *Lire et raisonner*, Toulouse, Privat, 1984.

Ducharme D.-A. & Mayberry R.-I., « L'importance d'une exposition précoce au langage : la période critique s'applique au langage signé tout comme au langage oral », *in* Transler C., Leybaert J. & Gombert J.-É. (dir.), *L'acquisition du langage par l'enfant sourd : les signes, l'oral et l'écrit*, Marseille, Solal, 2005, p. 15-28

Dubois M., Lafaye De Michaux P., Noël M.-P. & Valdois S., « Pre-orthographical constraints on visual word recognition : Evidence from a case study of developmental surface dyslexia », *Cognitive Neuropsychology*, n° 24, 2007, p. 623-660.

Duncan L.-G., Seymour P.-H.-K. & Hill S., « A small-to-large unit progression in metaphonological awareness and reading », *The Quaterly Journal of Experimental Psychology*, 53A (4), 2000, p. 1081-1104.

Dunn L.-M., Theriault-Whalen C.-M. & Dunn L.-M., *EVIP - Echelle de vocabulaire en images Peabody. Adaptation française du Peabody Picture Vocabulary Test Revised*, Toronto, PsyCan, 1993.

DURGUNOĞLU A.-Y., MIR M. & ARINO-MARTÍ S., « The relationship between bilingual children's reading and writing in their two languages », *in* RANSDELl S. & BARBIER M. (dir.), *Psycholinguistic approaches to understanding second language writing*, Dordrecht, Kluwer, 2002, p. 81-100.

DURGUNOĞLU A.-Y., NAGY W.-E. & HANCIN-BHATT B.-J., « Cross-language transfer of phonological awareness », *Journal of Educational Psychology*, n° 85 (3), 1993, p. 453-465.

ECALLE J., *Timé2. Test d'identification de mots écrits pour enfants de 6 à 8 ans*, Paris, ECPA, 2003.

ECALLE J., « Les connaissances des lettres et l'écriture du prénom chez l'enfant français avant l'enseignement formel de la lecture-écriture », *Psychologie Canadienne*, n° 45 (1), 2004, p. 111-118.

ECALLE J., *ThaPho. Test des habiletés phonologiques*, Paris, Mot-à-Mot, 2007.

ECALLE J. & MAGNAN A., « Sensibilité phonologique et apprentissage de la lecture », *Rééducation Orthophonique*, n° 229, 2007, p. 61-74.

ECALLE J., MAGNAN A. & BIOT-CHEVRIER C., « Alphabet knowledge and early literacy skills in French beginning readers », *European Journal of Developmental Psychology*, 5 (3), 2008, p. 303-325.

EHRI L.-C., « Reconceptualizing the development of sight word reading and its relaltionship to recoding », *in* GOUGH P., EHRI L.-C. & TREIMAN R. (dir.), *Reading acquisition*, Hillsdale, NJ, Erlbaum, 1992, p. 197-143.

EHRI L.-C., « Learning to read words : Theory, findings, and issues », *Scientific Studies of Reading*, n° 9, 2005, p. 167-188.

EHRI L.-C., NUNES S.-R., STAHL S.-A. & WILLOWS D.-M., « Systematic phonic instruction helps students learn to read : Evidence from the National Reading Panel's meta-analysis », *Review of Educational Research*, n° 71, 2001, p. 393-447.

EHRI L.-C. & WILCE L.-S., « Movement into reading : Is the first stage of printed word learning visual or phonetic ? », *Reading Research Quarterly*, n° 20, 1985, p. 163-179.

ELBRO C. & JENSEN M.-N., « Quality of phonological representations, verbal learning, and phoneme awareness in dyslexic and normal readers », *Scandinavian Journal of Psychology*, n° 46 (4), 2005, p. 375-384.

ELLIS N.-C. & HOOPER A.-M., « Why learning to read is easier in Welsh than in English : Orthographic transparency effects evinced with frequency-matched tests », *Applied Psycholinguistics*, n° 22 (4), 2001, p. 571-599.

EVANS M.-A., BELL M., SHAW D., MORETTI S. & PAGE J., « Letter names, letter sounds and phonological awareness : an examination of kindergarten children across letters and of letters across children », *Reading and Writing : An Interdisciplinary Journal*, n° 19, 2006, p. 959-989.

Exley S. & Arnold P., « Partially hearing and hearing children's speaking, writing and comprehension of sentences », *Journal of Communication Disorders*, n° 20, 1987, p. 403-411.

Facoetti A., Lorusso M.-L., Paganoni P., Cattaneo C., Galli R. & Mascetti G.-G., « The time course of attentional focusing in dyslexic and normally reading children », *Brain and Cognition*, n° 53, 2003a, p. 181-184.

Facoetti A., Lorusso M.-L., Paganoni P., Cattaneo C., Galli R., Umilta C. & Mascetti G.-G., « Auditory and visual automatic attention deficits in developmental dyslexia », Cognitive brain research, n° 16, 2003b, p. 185-191.

Fawcett A.-J. & Nicolson R.-I., « Performance of dyslexic children on cerebellar and cognitive tests », *Journal of motor behaviour*, n° 31, 1999, p. 68-78.

Fayol M., « Les enseignants sont des experts », *Sciences Humaines*, n° 180-S, 2007, p. 24-26.

Fayol M., Hupet M. & Largy P., « The acquisition of subject-verb agreement in written french : from novices to experts », *Reading and Writing : An Interdisciplinary Journal*, n° 11, 1999, p. 153-174.

Fayol M. & Miret A., « Écrire, orthographier et rédiger des textes », *Psychologie Française*, n° 50, 2005, p. 391-402.

Fayol M., Thévenin M.-G., Jarousse J.-P. & Totereau C., « From learning to teaching to learning French written morphology », *in* Nunes T. (dir.), *Learning to Read*, Dordrecht, Kluwer, 1999, p. 43-63.

Fayol M., Totereau C. & Barrouillet P., « Disentangling the impact of semantic and formal factors in the acquisition of number inflections : Noun, adjective and verb agreement in written French », *Reading and Writing : An Interdisciplinary Journal*, n° 19 (7), 2006, p. 717-736.

Ferguson C.-H., « Diglossia », *Word*, n° 15, 1959, p. 325-340.

Ferrand L., *Cognition et lecture*, Bruxelles, De Boeck Université, 2007.

Ferrel C., Bard C. & Fleury M., « Coordination in childhood : modifications of visuomotor representations in 6 to 11-year-old children », *Experimental Brain Research*, n° 138, 2001, p. 313-321.

Fischer F.-W., Schankweiler D. & Liberman I.-Y., « The role of phonology and orthography in morphology awareness », *in* Feldman L.-B. (dir.), *Morphological aspects of language processing*, Hillsdale, NJ, Lawrence Erlbaum Associates, 1995, p. 157-188.

FORSTER K.-I., « Form-priming with masked primes; the best-match hypothesis », *in* COLTHEART M. (dir.), *Attention and Performance, XII: the psychology of reading*, London, Erlbaum, 1987, p. 127-146.

FOULIN J.-N., « Why is letter-name knowledge such a good predictor of learning to read? », *Reading and Writing : An Interdisciplinary Journal*, n° 18, 2005, p. 129-155.

FOULIN J.-N., « Les connaissances des lettres chez les pré-lecteurs : aspects pronostiques, fonctionnels et diagnostiques », *Psychologie Française*, sous presse.

FOULIN J.-N. & PACTON S., « La connaissance du nom des lettres : précurseur de l'apprentissage du son des lettres », *Éducation et Francophonie*, vol. 34 (2), 2006, p. 28-55.

FOWLER A.-E. & LIBERMAN I.-Y., « The role of phonology and orthography in morphological awareness », *in* FELDMAN L.-B. (dir.), *Morphological aspects of language processing*, Hillsdale, Erlbaum, 1995, p. 157-188.

FRITH U., « Beneath the surface of developmental dyslexia », *in* PATTERSON K.-E., MARSHALL J.-C. & COLTHEART M. (dir.), *Surface dyslexia : neuropsychological and cognitive studies of phonological reading*, Hillsdale, Lawrence Erlbaum, 1985, p. 301-330.

FRITH U., « Brain, mind and behaviour in dyslexia », *in* HULME C. & SNOWLING M. (dir.), *Dyslexia : Biology, cognition and intervention*, London, Whurr Publishers, 1997, p. 1-19.

FROST P., GRAINGER J. & RASTLE K., *Current issues in morphological processing*, UK, Psychology Press, 2005.

FROST R., KUGLER T., DEUTSCH A. & FORSTER K.-I., « Orthographic structure versus morphological structure : Principles of lexical organization in a given language », *Journal of Experimental Psychology : Learning, Memory, and Cognition*, n° 31 (6), 2005, p. 1293-1326.

GATHERCOLE S.-E., « Is nonword repetition a test of phonological memory or long-term knowledge? It all depends on the nonwords », *Memory and Cognition*, n° 23 (1), 1995, p. 83-94.

GATHERCOLE S.-E. & BADDELEY A., « Phonological memory deficits in language disordered children : Is there a causal connection? », *Journal of Memory and Language*, n° 29 (3), 1990, p. 336-360.

GATHERCOLE S.-E. & BADDELEY A., *Working memory and language*, Hove, Lawrence Erlbaum Associates, 1993.

GENESEE F., « Beyond bilingualism : Social psychological studies of French Immersion Programs in Canada », *Canadian Journal of Behavioural Science*, n° 16, 1984, p. 338-352.

Geva E. & Siegel L., « Orthographic and cognitive factors in the concurrent development of basic reading skills in two languages », *Reading and Writing : An Interdisciplinary Journal*, n° 12 (1), 2000, p. 1-30.

Geva E. & Wade-Woolley L., « Component processes in becoming English-Hebrew biliterate », *in* Durgunoglu A.-Y. & Verhoeven L. (dir.), *Literacy development in a multilingual context : Cross-cultural perspectives*, Mahwah, NJ, Erlbaum, 1998, p. 85-110.

Gillot D., *Le droit des sourds, 155 propositions*, Rapport au premier ministre, 1998.

Goigoux R., *Les élèves en grande difficulté de lecture et les enseignements adaptés. Étude réalisée à la demande de la direction de l'enseignement scolaire*, ministère de l'Éducation nationale, Éditions du CNEFEI, 2000.

Goigoux R., « Enseigner la compréhension : l'importance de l'autorégulation », *in* Gaonach D. & Fayol M. (dir.), *Aider les élèves à comprendre. Du texte au multimédia*, Paris, Hachette Éducation, 2003, p. 182-204.

Goigoux R. & Thomazet S., « Les progrès en lecture des collégiens de l'enseignement adapté », *Nouvelle Revue de l'AIS*, n° 8, 1999, p. 207-216.

Gombert J.-É., *Le développement métalinguistique*, Paris, PUF, 1990.

Gombert J.-É., « L'apprentissage de la lecture : Processus et stratégie », *in* Florin A. & Morais J. (dir.), *La maîtrise du langage*, Rennes, PUR, 2002, p. 79-94.

Gombert J.-É., « L'apprentissage des codes grapho-phonologique et grapho-sémantique en lecture », *in* Romdhane M.-N., Gombert J.-E. & Belajouza M. (dir.), *L'apprentissage de la lecture : Perspectives comparatives*, Rennes, PUR, 2003, p. 19-34.

Gombert J.-É., « Implicit and explicit learning to read : implication as for subtypes of dyslexia », *Current Psychology Lettres*, n° 10, special issue on language disorders and reading acquisition, 2003, disponible sur <http://cpl.revues.org/document202.html>.

Gombert J.-É., « Et si l'automatisation n'existait pas ? L'implicite et l'explicite dans l'apprentissage de l'écrit et ses troubles », *Revue Parole*, n° 34-35-36, 2005, p. 245-261.

Gombert J.-É., Bonjour E. & Marec-Breton N., « Processus implicites et traitements intentionnels dans l'apprentissage de la lecture », *in* Metz-Lutz M.-N., Demont E., Seegmuller C., De Agostine M. & Bruneau N. (dir.), *Développement cognitif et troubles des apprentissages : évaluer, comprendre, rééduquer et prendre en charge*, Éditions Solal, 2004, p. 175-192.

GOMBERT J.-É., COLÉ P., VALDOIS S., GOIGOUX R., MOUSTY P. & FAYOL M., *Enseigner la lecture au cycle 2*, Paris, Nathan pédagogie, 2000.

GOODNOW J.-J. & LEVINE R.-A., « The grammar of action : sequence and syntax in children copying », *Cognitive Psychology*, n° 4, 1973, p. 82-98.

GOSWAMI U., « Phonological representations, reading development and dyslexia : towards a cross-linguistic theoretical framework », *Dyslexia*, n° 6, 2000, p. 133-151.

GOSWAMI U. & BRYANT P., *Phonological skills and learning to read*, Hillsdale, NJ, Lawrence Erlbaum, 1990.

GOSWAMI U., GOMBERT J.-E. & FRACA DE BARRERA L., « Children's orthographic representations and linguistic transparency : Nonsense word reading in English, French, and Spanish », *Applied Psycholinguistics*, n° 19 (1), 1998, p. 19-52.

GOSWAMI U., PORPODAS C. & WHEELWRIGHT S., « Children's orthographic representations in English and Greek », *European Journal of Psychology of Education*, n° 12 (3), 1997, p. 273-292.

GOSWAMI U., ZIEGLER J.-C. & RICHARDSON U., « The effects of spelling consistency on phonological awareness : A comparison of English and German », *Journal of Experimental Child Psychology*, n° 92 (4), 2005, p. 345-365.

GRAHAM S., « The role of production factors in learning disabled students' compositions », *Journal of Educational Psychology*, n° 82, 1990, p. 781-791.

GRAHAM S., HARRIS K.-R. & FINK B, « Is handwriting causally related to learning to write ? Treatment of handwriting problems in beginning writers », *Journal of Educational Psychology*, n° 92, 2000, p. 620-633.

GRAINGER J., DICHY J., EL-HALFAOUI M. & BAMHAMED M., « Approche expérimentale de la reconnaissance du mot écrit en arabe », *Faits de langue*, n° 22, 2003, p. 77-86.

GRAINGER J. & Jacobs A.-M., « Orthographic processing in visual word recognition : A multiple read-out model », *Psychological Review*, n° 103, 1996, p. 518-565.

GRAINGER J. & SEGUI J., « Neighborhood frequency effects in visual word recognition », *Perception & Psychophysics*, n° 47, 1990, p. 191-198.

GRAY A. & MCCUTCHEN D., « Young readers' use of phonological information : phonological awareness, memory, and comprehension », *Journal of Learning Disabilities*, n° 39 (4), 2006, p. 325-333.

GREGORY J.-F., « Phrasing in the speech and reading of the hearing impaired », *Journal of Communication Disorders*, n° 19, 1986, p. 289-297.

GRÈZES J., FONLUPT P. & DECETY J., « Équivalence fonctionnelle : mythe cognitif ou réalité neurologique ? », *Psychologie Française*, n° 45 (4), 2000, p. 319-332.

GUPTA P. & MCWHINNEY B., « Vocabulary acquisition and verbal short-term memory : computational and neural bases », *Brain and Language*, n° 59 (2), 1997, p. 267-333.

HAGE C., ALEGRIA J. & PÉRIER O., « Cued Speech and Language Acquisition : With Specifics Related to Grammatical Gender », *Cued Speech Journal*, n° 5, 1990, p. 39-46.

HANSEN P., STEIN J., ORDE S., WINTER J. & TALCOTT J., « Are Dyslexics' Visual Deficits Limited to Measures of Dorsal Stream Function ? », *NeuroReport*, n° 12, 2001, p. 1527-1530.

HANSON V.-L., GOODELL E.-W. & PERFETTI C.-A., « Tongue-Twister Effects in the Silent Reading of Hearing and Deaf College Students », *Journal of Memory and Language*, n° 30, 1991, p. 319-330.

HARRIS M. & MORENO C., « Deaf children's use of phonological coding : evidence from reading, spelling, and working memory », *Journal of Deaf Studies and Deaf Education*, n° 9, 2004, p. 253-268.

HAY L., « Accuracy of children on an open-loop pointing task », *Perceptual and Motor Skills*, n° 47, 1978, p. 1079-1082.

HAY L., « Spatial-temporal analysis of movement in children : Motor programs versus feedback in the development of reaching », *Journal of Motor Behavior*, n° 11, 1979, p. 189-200.

HAY L., « Discontinuity in the development of motor control in children », *in* PRINZ W. & SANDERS A. (dir.), *Cognition and Motor Processes*, Berlin and Heidelberg, Springer-Verlag, 1984.

HAY L., *Étude ontogénétique du contrôle d'un mouvement : l'approche manuelle*, thèse de doctorat d'état ès sciences de l'université de Luminy, 1987.

HAYES D., « Handwriting practice : the effects of perceptual prompts », *Journal of Educational Research*, n° 75, 1982, p. 169-172.

HOOVER W.-A. & GOUGH P.-B., « The simple view of reading », *Reading and Writing : An Interdisciplinary Journal*, n° 2, 1990, p. 127-160.

HOWARD J.-H., HOWARD D.-V., JAPIKSE K.-C. & EDEN G.-F., « Dyslexics are impaired on implicit higher-order sequence learning but not on implicit spatial context learning », *Neuropsychologia*, n° 44, 2006, p. 1131-1144.

HUPET M., FAYOL M. & SCHELSTRAETE M.-A., « Effects of semantic variables on the subject-verb agreement processes in writing », *British Journal of Psychology*, n° 89, 1998, p. 59-75.

INSERM (Institut National de la Santé et de la Recherche Médicale), *Dyslexie, dysorthographie, dyscalculie : Bilan des données scientifiques*, Paris, Éditions INSERM, 2007.

JAFFRE J.-P., « La morphographie du français : un cas sémiographique », *Rééducation Orthophonique*, n ° 213, 2003, p. 13-25.

JAFFRÉ J.-P. & DAVID J., « Le nombre : essai d'analyse génétique », *Langue Française*, n° 124, 1999, p. 7-22.

JEANNEROD M., « The contribution of open-loop and closed-loop control modes in prehension movements », *in* KORNBLUM S. & REQUIN J. (dir.), *Preparatory states and processes*, Hillsdale, Erlbaum, 1984, p. 323-337.

JOHNSTON R.-S., ANDERSON M. & HOLLIGAN C., « Knowledge of the alphabet and explicit awareness of phonemes in pre-readers : The nature of relationship », *Reading and Writing : An Interdisciplinary Journal*, n° 8, 1996, p. 217-234.

JONES D. & CHRISTENSEN C.-A., « Relationship between automaticity in handwriting and student's ability to generate written text », *Journal of Educational Psychology*, n° 91, 1999, p. 44-49.

JUEL C., « Learning to read and write : a longitudinal study of 54 children from first through fourth grades », *Journal of Educational Psychology*, n° 80, 1988, p. 437-447.

JUSTICE L.-M., PENCE K., BOWLES R.-B. & WIGGINS A., « An investigation of four hypotheses concerning the order by which 4-year-old children learn the alphabet letters », *Early Childhood Research Quarterly*, n° 21, 2006, p. 374-389.

KARMILOFF-SMITH A., *Beyond modularity*, Cambridge, MIT Press, 1992.

KELLY L.-P., « The Importance of Processing Automaticity and Temporary Storage Capacity to the Differences in Comprehension Between Skilled and Less Skilled College-Age Deaf Readers », *Journal of Deaf Study and Deaf Education*, n° 8, 2003, p. 171-186.

KELLY S.-W., GRIFFITHS S. & FRITH U., « Evidence for implicit learning in dyslexia », *Dyslexia*, n° 8, 2002, p. 43-52.

KEMP N. & BRYANT P., « Do beez buzz ? Rule-based and frequency-based knowledge in learning to spell plural -s », *Child Development*, n° 74 (1), 2003, p. 63-74.

KHOMSI A., *Épreuve d'évaluation de la compétence en lecture. Lecture de mots et compréhension-révisée, L.M.C-R*, Paris, Éditions du Centre de Psychologie Appliquée, 1999.

KIRBY J.-R., PARRILA R.-K. & PFEIFFER S.-L., « Naming speed and phonological awareness as predictors of reading development », *Journal of Educational Psychology*, n° 95, 2003, p. 453-464.

Koda K., *Insights into second language reading : A cross-linguistic approach*, Cambridge, New York, Cambridge University Press, 2005.

Koda K., « Reading and language learning : Crosslinguistic constraints on second language reading development », *Language Learning*, n° 57 (suppl. 1), 2007, p. 1- 44.

Kohs C., *Test des cubes de Kohs*, Paris, ECPA, 1960.

Ku Y.-M. & Anderson R.-C., « Development of morphological awareness in Chinese and English », *Reading and Writing : An Interdisciplinary Journal*, n° 16 (5), 2003, p. 399-422.

Kuo L.-J. & Anderson R.-C., « Morphological awareness and learning to read : A cross-language perspective », *Educational Psychologist*, n° 41, 2006, p. 161-180.

Lambert E. & Chesnet D., « NOVLEX : Une base de données lexicales pour les élèves de primaire », *L'Année Psychologique*, n° 101, 2001, p. 277-288. Accessible : <http://www2.mshs.univ-poitiers.fr/novlex>.

Lambert E. & Espéret E., « Le début du langage écrit : les premières productions grapho motrices », *Arob@se*, vol 1, n° 2, 1997. Disponible : <http://www.liane.net/arobase>.

Largy P., « La révision des accords nominal et verbal chez l'enfant », *L'Année Psychologique*, n° 101, 2001, p. 221-245.

Largy P. & Dédéyan A., « Automatisme en détection d'erreurs d'accord sujet-verbe : étude chez l'enfant et l'adulte », *L'Année Psychologique*, n° 102, 2002, p. 201-234.

Largy P., Dédéyan A. & Hupet M., « Orthographic revision : a developmental study of how revisers check verbal agreements in written texts », *British Journal of Educational Psychology*, n° 74, 2004, p. 533-550.

Laxon V., Rickard M. & Coltheart V., « Children read affixed words and non-words », *British Journal of Psychology*, 83, 1992, p. 407-423.

Lecocq K., Mousty P., Kolinsky R., Goetry V., Morais J. & Alegria J., *Évaluation de programmes d'immersion en communauté française : une étude longitudinale comparative du développement de compétences linguistiques d'enfants francophones immergés en néerlandais*, université libre de Bruxelles, 2004, 2006. Téléchargeables à : <http://www.enseignement.be/@librairie/documents/ressources/096/synthese/article_2004.pdf http://www.enseignement.be/@librairie/documents/ressources/096/synthese/article_2006.pdf>.

Lecocq P., *L'ECOSSE : une épreuve de compréhension syntactico-sémantique*, Lille, Presses Universitaires du Septentrion, 1996.

Lefavrais P., *Test de l'Alouette*, Paris, Éditions du Centre de Psychologie Appliquée, 1967, 1976.

LEFAVRAIS P., *La pipe et le rat ou l'évaluation du savoir-lire du cours préparatoire à l'enseignement supérieur : test de lecture silencieuse*, Paris, EAP, 1987.

LEONG C.-K., « Productive knowledge of derivational rules in poor readers », *Annals of Dyslexia*, n° 39, 1989, p. 94-115.

LE SPHINX version Millénium 4.5, 2003, Parc Altaïs.

LETE B., SPRENGER CHAROLLES L. & COLÉ P., « MANULEX : A grade-level lexical database from French elementary-school readers », *Behavior Research Methods, Instruments and Computers*, n° 36 (1), 2004, p. 156-166.

LEUWERS C. & BOURDIN B., « Évaluation de la production syntaxique : présentation de l'épreuve de production imitation syntaxique (EPIS) », *Le langage et l'homme*, n° 38, 2003, p. 153-170.

LEVIN I., PATEL S., MARGALIT T. & BARAD N., « Letter names : Effect on letter saying, spelling, and word recognition in Hebrew », *Applied Psycholinguistics*, n° 23, 2002, p. 269-300.

LEVIN I., SHATIL-CARMON S. & ASIF-RAVE O., « Learning of letter names and sounds and their contribution to word recognition », *Journal of Experimental Child Psychology*, n° 93, 2006, p. 139-165.

LEYBAERT J. & ALEGRIA J., « Spelling development in deaf and hearing children : evidence for use of morpho-phonological regularities in French », *Reading and Writing : An Interdisciplinary Journal*, n° 7, 1995, p. 89-109.

LIBERMAN I.-Y., « Segmentation of the spoken word and reading acquisition », *Bulletin of the Orton Society*, n° 23, 1973, p. 65-77.

LIBERMAN I.-Y. & SHANKWEILER D., « Speech, the alphabet and teaching to read », *in* RESNICK L.-B. & WEAVER P.-A., *Theory and practice of early reading*, vol. 2, Hillsdale, New Jersey, 1979. p. 109-132.

LOBROT M., *ORLEC - Batterie d'épreuves pour évaluer la lecture et l'orthographe*, Paris, ESF, 1967, 1973.

LONGCAMP M., ZERBATO-POUDOU M.-T. & VELAY J.-L., « The influence of writing practice on letter recognition in preschool children : a comparison between handwriting and typing », *Acta Psychologica*, n° 119, 2005, p. 67-79.

LUNDBERG I. & HOIEN T., « Dyslexia and phonology », *in* FAWCETT A. (dir.), *Dyslexia. Theory and good practice*, London,Whurr Publishers, 2001, p. 109-123.

MCBRIDE-CHANG C., « The ABCs of the ABCs : The development of letter-name and letter-sound knowledge », *Merrill-Palmer Quarterly*, n° 45 (2), 1999, p. 285-308.

McCLELLAND J.-L. & RUMELHART D.-E., « An interactive activation model of context effects in letter perception : Part 1. An account of basic findings », *Psychological Review*, n° 88, 1981, p. 375-407.

McDOUGALL S., HULME C., ELLIS A. & MONK A., « Learning to read : the role of short-term memory and phonological skills », *Journal of Experimental Child Psychology*, n° 58 (1), 1994, p. 112-133.

MAHONY D.-L., « Using sensitivity to word structure to explain variance in high school and college level reading ability », *Reading and Writing : An Interdisciplinary Journal*, vol. 6, n° 1, 1994, p. 19-44.

MAHONY D., SINGSON M. & MANN V., « Reading ability and sensitivity to morphological relations », *Reading and Writing : An Interdisciplinary Journal*, n° 12, 2000, p. 191-218.

MAJERUS S. & PONCELET M., « Mémoire à court terme verbale : cause ou conséquence du développement du langage? », *in* METZ-LUTZ M.-N., DEMONT E., SEEGMULLER C., DE AGOSTINI M. & BRUNEAU N. (dir.), *Développement cognitif et troubles des apprentissages : évaluer, comprendre, rééduquer et prendre en charge*, Marseille, Éditions Solal, 2004, coll. « Neuropsychologie », p. 151-174.

MAJERUS S., PONCELET M., GREFFE C. & VAN DER LINDEN M., « Relations between vocabulary development and verbal short-term memory : The relative importance of short-term memory for serial order and item information », *Journal of Experimental Child Psychology*, n° 93 (2), 2006, p. 95-119.

MAJERUS S. & VAN DER LINDEN M., « Long-term memory effects on verbal short-term memory : A replication study », *British Journal of Psychology*, n° 21 (2), 2003, p. 303-310.

MANN V.-A., «Introduction to special issue on morphology and the acquisition of alphabetic writing systems », *Reading and Writing : An Interdisciplinary Journal*, n° 12, 2000, p. 143-147.

MANN V.-A., SHANKWEILER D. & SMITH S.-T., « The association between comprehension of spoken sentences and early reading ability : The role of phonetic representation », *Journal of Child Language*, n° 11, 1984, p. 627-643.

MANN V.-A. & SINGSON M., « Linking morphological knowledge to English decoding ability : Large effets of little suffixes », *in* ASSINK E. & SANDRA D. (dir.), *Morphology and reading*, Amsterdam, Kluwer Publishers, 2003, p. 1-25.

MAREC-BRETON N., *Traitements morphologiques dans l'apprentissage de la lecture*, thèse de doctorat, université Rennes 2, 2003.

MAREC-BRETON N. & GOMBERT J.-É., « A dimensão morfológica nos principais modelos de aprendizagem da leitura », *in* MALUF M.-R. (dir.), *Psicologia Educacional : Questões contemporâneas*, São Paulo, Casa do Psicólogo, 2004.

MAREC-BRETON N., GOMBERT J.-É. & COLÉ P., « Traitements morphologiques lors de la reconnaissance des mots écrits chez des apprentis lecteurs », *L'Année Psychologique*, 105, 2005, p. 9-45.

MAREC-BRETON N., GOMBERT J.-É. & COLÉ P., « Connaissance morphologique et acquisition de la lecture », *in* GROOSMANN F., PAVEAU A.-M. & PETIT G, *Didactique du lexique : langue, cognition, discours*, Grenoble, Ellug, 2005.

MAREC-BRETON N. & GOMBERT J.-É., « How young children read complex words ? », *Educaçao*, n° 4, 2007, p. 49-80.

MATHEY S., RATIVEAU S., JOURDAIN C. & ZAGAR D., « L'évaluation des compétences en lecture des enfants : utilisation de mesures chronométriques », *Revue de Psychologie de l'Éducation*, n° 1, 2000, p. 1-17.

MATHEY S., ZAGAR D., DOIGNON N. & SEIGNEURIC A., « The nature of the syllabic neighbourhood effect in French », *Acta Psychologica*, n° 123, 2006, p. 372-393.

MEULENBROEK R.-G.-J. & VAN GALEN G.-P., « Movement analysis of repetitive writing behaviour of first, second and third grade primary school children », *in* KAO H.-S.-R., VAN GALEN G.-P. et HOOSAIN R. (dir.), *Graphonomics : Contemporary Research in Handwriting*, North-Holland, Elsevier Science Publishers B.V, 1986, p. 71-91.

MEULENBROEK R.-G.-J. & VAN GALEN G.-P., « The acquisition of skilled handwriting discontinuous trends in kinematic variables », *in* COLLEY A.-M. & BEECH J.-R. (dir.), *Cognition and Action in Skilled Behaviour*, North-Holland, Elsevier Science Publishers B.V., 1988, p. 273-281.

MEULENBROEK R.-G.-J. & VAN GALEN G.-P., « Perceptual-motor complexity of printed and cursive letters », *The Journal of Experimental Education*, n° 58 (2), 1990, p. 95-110.

MEULENBROEK, R.-G.-J., VINTER, A. & MOUNOUD, P., « Development of the start-rotation principle in circle production », *British Journal of Developmental Psychology*, n° 11, 1993, p. 307-320.

MILES E., « Dyslexia may show a different face in different languages », *Dyslexia*, n° 6, 2000, p. 193-201.

MILES T.-R., « Some problems in determining the prevalence of dyslexia », *Electronic Journal of Research in Educational Psychology*, n° 2 (2), 2004, p. 5-12., <http://www.investigacion-sicopedagogica.org/revista/articulos/4/english/Art_4_43.pdf>.

M.E.N. (ministère de l'Éducation nationale), « Qu'apprend t-on à l'école maternelle ? », Nouveaux programmes, 2002.

M.E.N. (ministère de l'Éducation nationale), « Le langage à l'école maternelle », *Document d'accompagnement des programmes*, Centre national de documentation pédagogique, 2006.

MORAIS A.-G., *Ortografia : ensinar e aprender*, São Paulo, Ática, 1998.

MORAIS J., BERTELSON P., CARY L. & ALEGRIA J., « Literacy training and speech segmentation », *Cognition*, n° 24, 1986, p. 45-64.

MORAIS J. & ROBILLARD G., *Apprendre à lire*, Paris, Odile Jacob, CNDP, 1998.

MORASSO P., MUSSA IVALDI F.-A. & RIGGIERO C., « How a discontinuous mechanism can produce continuous patterns in trajectory formation and handwriting », *Acta Psychologica*, n° 54, 1983, p. 83-98.

MOUSTY P., LEYBAERT J., ALEGRIA J., CONTENT A. & MORAIS J., *BELEC - Batterie d'évaluation du langage écrit et de ses troubles*, université Libre de Bruxelles, laboratoire de psychologie expérimentale, 1994.

MULJANI D., KODA K. & MOATES D.-R., « The development of word recognition in a second », *Applied Psycholinguistics*, 19 (1), 1998, p. 99-111.

MUTER V., HULME C., SNOWLING M. & TAYLOR S., « Segmentation, not rhyming, predicts early progress in learning to read », *Journal of Experimental Child Psychology*, n° 71, 1998, p. 3-27.

NADEAU M., « Propositions pour améliorer le transfert des connaissances en orthographe grammaticale », *Québec français*, 99, 1995, p. 35-38.

NAGY W.-E. & ANDERSON R.-C., « How many words are there in printed school English ? », *Reading Research Quarterly*, XIX3, 1984, p. 304-330.

NATION K. & SNOWLING M.-J., « Factors influencing syntactic awareness skills in normal readers and poor comprehenders », *Applied Psycholinguistics*, n° 21, 2000, p. 229-241.

NEGRO I. & CHANQUOY L., « Étude des erreurs d'accord sujet-verbe au présent et à l'imparfait: analyse comparative entre des collégiens et des adultes », *L'Année Psychologique*, n° 100 (2), 2000, p. 209-240.

NEGRO I., CHANQUOY L., FAYOL M. & LOUIS-SIDNEY M., « Subject-verb agreement in children and adults : Serial or hierarchical processing ? », *Journal of Psycholinguistic Research*, n° 34 (3), 2005, p. 233-258.

NEW B., PALLIER C., FERRAND L. & MATOS R., « Une base de données lexicales du français contemporain sur internet : LEXIQUE », *L'Année Psychologique*, n° 101, 2001, p. 447-462. Accessible : <http://www.lexique.org>.

NICOLAS S., *Mémoire et conscience*, Paris, A. Colin, 2003.

NISSEN M.-J. & BULLEMER P., « Attentional requirements of learning : Evidence from performance measures », *Cognitive Psychology*, n° 19, 1987, p. 1-32.

NITHART C., BOESCH A., LEYBAERT J., MAJERUS S., PONCELET M., DEMONT E. & METZ-LUTZ M.-N., « Phonological processing in dyslexics children with or without specific language impairment », communication affichée au Colloque international *Apprentissage des langues premières et secondes*, Paris, janvier 2006.

NITHART C., FAISAN S., GOUNOT D. & METZ-LUTZ M.-N., « Neural basis of reading impairments : a comparative fMRI study of reading in dyslexic, SLI and normal reading children », communication affichée au *OHBM 13th Annual Meeting*, Chicago, Juin 2007.

NUNES T., BRYANT P. & BINDMAN M., « Morphological spelling strategies : Developmental stages and processes », *Developmental Psychology*, 33 (4), 1997a, p. 637-649.

NUNES T., BRYANT P. & BINDMAN M., « Orthographe et grammaire : the necsed move », *in* RIEBEN L., FAYOL M. & PERFETTI C.-A. (dir.), *Des orthographes et leur acquisition*, Paris, Delachaux et Niestlé, 1997b, p. 101-123.

NUNES T., BRYANT P. & BINDMAN M., « Learning to spell regular and irregular verbs », *Reading and Writing : An Interdisciplinary Journal*, n° 9 (5-6), 1997c, p. 427-449.

NUNES T., BRYANT P. & OLSON J., « Learning morphological and phonological speeling rules: An intervention study », *Scientific Studies of reading*, n° 7, 2003, p. 289-307.

OAKHILL J., « Effects of time of day on the integration of information in text », *British Journal of Psychology*, 77, 1986, p. 481-488.

OAKHILL J. & YUILL N., « Higher Order Factors in Comprehension Disability : Processes and Remediation », *in* CORNOLDI C. & OAKHILL J. (dir.), *Reading Comprehension Difficulties. Processes and Intervention*, Mahwah, NJ, Lawrence Erlbaum Associates, 1996, p. 69-92.

ODOM P.-B. & BLANTON R.-L., « Phrase-learning in deaf and hearing subjects », *Journal of Speech and Hearing Research*, n° 10, 1967, p. 600-605.

OMS (Organisation Mondiale de la Santé), « Troubles spécifiques du développement des acquisitions scolaires », *Classification internationale des maladies, chapitre V (F) : troubles mentaux et troubles du comportement. Critère de diagnostic pour la recherche,* Paris, Éditions Masson, 1994, p. 132-135.

ONL (Observatoire National de la Lecture), *Apprendre à lire*, Paris, CNDP/Odile Jacob, 1998.

ONL (Observatoire National de la Lecture), *Maîtriser la lecture*, Paris, CNDP/Odile Jacob, 2000.

PACTON S., « Morphologie et acquisition de l'orthographe : état des recherches actuelles », *Rééducation Orthophonique*, n° 213, 2003, p. 27-55.

PACTON S., FAYOL M. & PERRUCHET P., « Acquérir l'orthographe du français : apprentissages implicite et explicite », *in* FLORIN A. et MORAIS J. (dir.), *La maîtrise du langage*, Rennes, PUR, 2002, p. 95-118.

PACTON S., PERRUCHET P., FAYOL M. & CLEEREMANS A., « Implicit learning out of the lab : The case of orthographic regularities », *Journal of Experimental Psychology : General*, n° 130, 2001, p. 401-426.

PAILLARD J., « Le traitement des informations spatiales », Symposium de l'APSLF, Bruxelles, *De l'espace corporel à l'espace écologique*, Paris, PUF, 1974, p. 7-54.

PAILLARD J., « Les bases nerveuses du contrôle visuo-manuel de l'écriture », *in* SIRAT C., IRIGOIN J. & POULLE E. (dir.), *L'écriture : le cerveau, l'œil et la main*, Turnhout, Brepols, 1990, p. 245-266.

PAOUR J.-L., JAUME J. & DE ROBILLARD O., « De l'évaluation dynamique à l'éducabilité cognitive : repères et questions », *in* BÜCHEL F.-P. (dir.), *L'éducation cognitive, le développement de la capacité d'apprentissage et son évaluation*, Lausanne, Delachaux et Niestlé, 1995, p. 9-44.

PAUL P., « A Perspective on the Special Issue of Literacy », *Journal of Deaf study and Deaf Education*, n° 1, 1996, p. 3-15.

PAULESU E., DEMONET J.-F. & FAZIO F., « Dyslexia : Cultural Diversity and Biological Unity », *Science*, n° 291, 2001, p. 2165-2168.

PELLI D.-G., BURNS C.-W., FARELL B. & MOORE-PAGE D.-C., « Feature detection and letter identification », *Vision Research*, n° 46, 2006, p. 46-74.

PERFETTI C.-A., « Verbal efficiency in reading ability », *Reading Research : Advances in Theory and Practice*, 6, 1988, p. 109-143.

PERFETTI C.-A., MARRON M.-A. & FOLTZ P.-W., « Sources of comprehension failure : Theoretical perspectives and case studies », *in* CORNOLDI C. & OAKHILL J. (dir.), *Reading comprehension difficulties : Processes and remediation*, Mahwah, NJ, Erlbaum, 1996, p. 137-165.

PERFETTI C.-A. & ROTH S.-F., « Some of the interactive processes in reading and their role in reading skill », *in* LESGOLD A. & PERFETTI C.-A. (dir.), *Interactive processes in reading*, Hillsdale, NJ, Erlbaum, 1981.

PÉRIER O., CHARLIER B., HAGE C. & ALEGRÍA J., « Evaluation of the Effects of Prolonged Cued Speech Practice upon the Reception of Spoken Language », *Cued Speech Journal*, n° 4, 1990, p. 47-59.

PEVERLY S.-T., « The importance of handwriting speed in adult writing », *Developmental Neuropsychology*, n° 29 (1), 2006, p. 197-216.

PINHEIRO A.-M.-V., *Contagem de freqüência de ocorrência de Palavras expostas a crianças na faixa pré-escolar e séries iniciais do 1° grau*, São Paulo, Associação Brasileira de Dislexia, 1987.

PLAUT D.-C. & BOOTH J.-R., « Individual and developmental differences in semantic priming : Empirical and computational support for single-mechanism account of lexical processing », *Psychological Review*, 107, 2000, p. 786-823.

PLAZA M. & COHEN H., « Predictive influence of phonological processing, morphological/syntactic skill, and naming speed on spelling performance », *Brain and Cognition*, 55, 2004, p. 368-373.

PONCELET M., MAJERUS S. & VAN DER LINDEN M., « Troubles de la rétention à court terme d'informations auditivo-verbales : évaluation et prise en charge », *Rééducation Orthophonique*, n° 208, 2001, p. 121-137.

POTHIER B. & POTHIER P., *Échelle d'acquisition en orthographe lexicale*, Paris, Retz, 2003.

POWER D.-J. & QUIGLEY P., « Deaf children's acquisition of the passive voice », *Journal of Speech and Hearing Research*, n° 16, 1973, p. 5-11.

PRINZMETAL W., « Principles of feature integration in visual perception », *Perception & Psychophysics*, n° 30, 1981, p. 330-340.

PRINZMETAL W., HOFFMAN H. & VEST K., « Automatic processes in word perception : An analysis from illusory conjunctions », *Journal of Experimental Psychology : Human Perception and Performance*, n° 17 (4), 1991, p. 902-923.

PRINZMETAL W., TREIMAN R. & RHO S.-H., « How to see a reading unit ? », *Journal of Memory and Language*, n° 25, 1986, p. 461-475.

QUIGLEY S., SMITH N.-L. & WILBUR R.-B., « Comprehension of relativized sentences by deaf students », *Journal of Speech and Hearing Research*, n° 17, 1974, p. 325-341.

RACK J., SNOWLING M.-J. & OLSON R.-K., « The nonword reading deficit in developmental dyslexia : A review », *Reading Research Quarterly*, n° 27, 1992, p. 29-53.

RAMUS F., « Aux origines cognitives, neurobiologiques et génétiques de la dyslexie », *Les journées de l'ONL*, février 2005.

RAMUS F., « Developmental dyslexia : specific phonological deficit or general sensorimotor dysfunction ? », *Current Opinion Neurobiology*, n° 13 (2), 2003, p. 212-218.

Rapp B., « The nature of sublexical orthographic organization : The bigram trough hypothesis examined », *Journal of Memory and Language*, n° 31, 1992, p. 33-53.

Raven J.-C., *Coloured Progressive Matrices PM47*, Oxford, Oxford Psychologists Press, 1956, 1976.

Raven J.-C., *Progressive Matrices Standard, PMS-T*, Paris, EAP, 1980.

Raven J.-C., *Progressives Matrices Couleur*, Issy-les-Moulineaux, Éditions Scientifiques et Psychotechniques, 1998.

Raven J.-C., Court J.-H. & Raven J., *Progressive matrices standard (PM38)*, Paris, EAP, 1998.

Reber A.-S., « Implicit learning of artificial grammars », *Journal of Verbal Learning and Verbal Behavior*, n° 6, 1967, p. 855-863.

Reber A.-S., *Implicit learning and tacit knowledge : An essay on the cognitive unconscious*, New York, Oxford University Press, 1993.

Reid A.-A., Szczerbinski M., Iskierka-Kasperek E. & Hansen P., « Cognitive Profiles of Adult Developmental Dyslexics ; Theoretical Implications », *Dyslexia*, n° 13, 2007, p. 1-24.

Rémond M., « Enseigner la compréhension : les entraînements métacognitifs », *in* Gaonach D. & Fayol M. (dir.), *Aider les élèves à comprendre. Du texte au multimédia*, Paris, Hachette Éducation, 2003, p. 205-232.

Rocher A.-S., *Régularités graphophonologiques, orthographiques et morphologiques : apprentissage implicite et impact précoce sur la lecture*, thèse de doctorat de psychologie, université Rennes 2, 2005.

Rocquet J.-P., *Lecture et implicite* : document disponible sur le site internet : <http://www.crdp.ac-reims.fr/ien/metiers_fichiers/lecture.PDF, 2002>.

Romani C., Ward J. & Olson A., « Developmental surface dysgraphia : What is the underlying cognitive impairment ? », *The Quarterly Journal of Experimental Psychology*, n° 52A, 1999, p. 97-128.

Roodenrys S. & Dunn N., « Unimpaired implicit learning in children with developmental dyslexia », *Dyslexia*, n° 14, 2008, p. 1-15.

Roodenrys S. & Stokes J., « Serial recall and non word repetition in reading disabled children », *Reading and Writing : An Interdisciplinary Journal*, n° 14 (5-6), 2001, p. 379-394.

Rosa M.-C., *Introdução à Morfologia*, São Paulo, Contexto, 2005.

Rosen S. & Manganari E., « Is there a relationship between speech and nonspeech auditory processing in children with dyslexia ? », *Journal of Speech, Language, and Hearing Research*, n° 44, 2001, p. 720-736.

Royer C., *Connaissances morphologiques dérivationnelles et apprentissage de la lecture*, thèse de doctorat, université de Savoie-Chambéry, 2004.

SABATIER C. & DASEN P., *Cultures, développement et éducation*, Paris, L'Harmattan, 2001.

SANGUIN-BRUCKERT C. & BRUCKERT J.-P., « Le rôle des connaissances morphographiques dans l'acquisition de l'orthographe aux cycles 2 et 3 », *LIDIL*, 30, 2004, p. 147-167.

SCARBOROUGH H.-S., « Early identification of children at risk for reading disabilities : phonological awareness and some other promising predictors », *in* SHAPIRO B.-K., ACCARDO P.-J. & CAPUTE A.-J. (dir.), *Specific reading disability : A view of the spectrum*, Timonium, MD, York Press, 1998, p. 75-119.

SCHATSCHNEIDER C., FLETCHER J.-M., FRANCIS D.-J., CARLSON C.-D. & FOORMAN B.-R., « Kindergarten prediction of reading skills : A longitudinal comparative-analysis », *Journal of Educational Psychology*, n° 96, 2004, p. 265-282.

SCHIFF R. & CALIF S., « Role of phonological and morphological awareness in l2 oral word reading », *Language Learning*, n° 57 (2), 2007, p. 271-298.

SCHUTZENBERG A. & MAVRÉ D., *Adaptation en langue française des Standard Progressive Matrices de J. Raven*, Issy-les-Moulineaux, Éditions Scientifiques et Psychologiques, 1981.

SCHWIEBERT C., GREEN L. & MCCUTCHEN D., « The contribution of morphology to reading and spelling achievement », Document ERIC 465 986, Bethesda, National institute of child health and human development, 2002.

SEGALOWITZ N.-S. & SEGALOWITZ S.-J., « Skilled performance, practice, and the differentiation of speed-up from automatization effects : Evidence from second language word recognition », *Applied Psycholinguistics*, n° 14 (3), 1993, p. 369-385.

SEIDENBERG M., « Sublexical structures in visual word recognition : Access units or orthographic redundancy ? », *in* COLTHEART M. (dir.), *Attention and Performance XII : The psychology of reading*, Hillsdale, NJ, Erlbaum, 1987.

SÉNÉCHAL M., « Morphological effects in children's spelling of French words », *Canadian Journal of Experimental Psychology*, 54 (2), 2000, p. 76-85.

SÉNÉCHAL M., BASQUE M.-T. & LECLAIRE T., « Morphological knowledge as revealed in children's spelling accuracy and reports of spelling strategies », *Journal of Experimental Child Psychology*, 95, 2006, p. 231-254.

SEYMOUR P.-H.-K., « Les fondations du développement orthographique et morphographique », *in* RIEBEN L., FAYOL M. & PERFETTI C.-A. (dir.), *Des orthographes et leur acquisition*, Lausanne, Delachaux et Niestlé, 1997, p. 385-403.

SEYMOUR P.-H.-K., ARO M. & ERSKINE J.-M., « Foundation literacy acquisition in European orthographies », *British Journal of Psychology*, n° 94 (2), 2003, p. 143-174.

SHANKWEILER D. & CRAIN S., « Language mechanisms and reading disorder : a modular approach », *Cognition*, n° 24 (1-2), 1986, p. 139-168.

SHARE D.-L., « Phonological recoding and self-teaching : *Sine qua non* of reading acquisition », *Cognition*, n° 55, 1995, p. 151-218.

SHARE D.-L., « Phonological recoding and orthographic learning : a direct test of the self-teaching hypothesis », *Journal of Experimental Child Psychology*, n° 72, 1999, p. 95-129.

SHARE D.-L., « Knowing letter names and learning letter sounds : A causal connection », *Journal of Experimental Child Psychology*, n° 88, 2004, p. 213-233.

SHARE D.-L., JORM A.-F., MACLEAN R. & MATTHEWS R., « Sources of individual differences in reading acquisition », *Journal of Educational Psychology*, n° 76, 1984, p. 1309-1324.

SHATIL E., SHARE D.-C. & LEVIN I., « On the contribution of kindergarten writing to Grade 1 literacy : A longitudinal study in Hebrew », *Applied Psycholinguistics*, n° 21, 2000, p. 1-21.

SIEGEL L.-S., SHARE D. & GEVA E., « Evidence for superior orthographic skills in dyslexics », *Psychological Science*, n° 6, 1995, p. 250-254.

SINGLETON J.-L., MORGAN D., DIGELLO E., WILES J. & RIVERS R., « Vocabulary Use by Low, Moderate, and High ASL-Proficient Writers Compared to Hearing ESL and Monolingual Speakers », *Journal of Deaf study and Deaf Education*, n° 9, 2004, p. 86-103.

SINGSON M., MAHONY D. & MANN V., « The relation between reading ability and morphological skills : Evidence from derivational suffixes », *Reading and Writing : An Interdisciplinary Journal*, n° 12, 2000, p. 219-252.

SMYTH M.-M. & SILVERS G., « Functions of vision in the control of handwriting », *Acta Psychologica*, n° 65 (1), 1987, p. 47-64.

SNOWLING M., *Dyslexia : A cognitive developmental perspective*, Oxford, Basil Blackwell, 1987.

SNOWLING M., « Phonological processing and developmental dyslexia », *Journal of research in reading*, n° 18 (2), 1995, p. 132-138.

SNOWLING M., *Dyslexia*, Oxford, UK, Blackwell Publishers, 2000. [2nd édition].

SNOWLING M., GOULANDRIS N., BOWLBY M. & HOWELL P., « Segmentation and speech perception in relation to reading skill : a developmental analysis », *Journal of Experimental Child Psychology*, n° 41 (3), 1986, p. 489-507.

SOVIK N., « The effects of different principles of instruction in children's copying performances », *Journal of Experimental Education*, n° 45, 1976, p. 38-45.

SPRENGER-CHAROLLES L., COLÉ P., LACERT P. & SERNICLAES W., « On subtypes of developmental dyslexia : Evidence from processing time and accuracy scores », *Canadian Journal of Experimental Psychology*, 54, 2000, p. 87-104.

SPRENGER-CHAROLLES L. & COLÉ P., *Lecture et dyslexie. Approche cognitive*, Paris, Dunod, 2003.

SPRENGER-CHAROLLES L. & SERNICLAES W., « Nature et origine des déficits dans la dyslexie développementale : l'hypothèse phonologique », *in* DAVID D., VALDOIS S. & COLÉ P. (dir.), *Les dyslexies développementales*, Marseille, Solal, 2004, p. 85-112.

SPRUGEVICA I. & HOIEN T., « Enabling skills in early reading acquisition : A study of children in Latvian kindergartens », *Reading and Writing : An Interdisciplinary Journal*, n° 16, 2003, p. 159-177.

STANOVICH K.-E. & SIEGEL L.-S., « Phenotypic performance profile of children with reading disabilities : A regression-based test of the phonological-core variable-difference model », *Journal of Educational Psychology*, n° 86, 1994, p. 24-53.

STEIN J., « The magnocellular theory of developmental dyslexia », *Dyslexia*, n° 7, 2001, p. 12-36.

STEIN J. & TALCOTT J., « Impaired neuronal timing in developmental dyslexia - the magnocellular hypothesis », *Dyslexia*, n° 5, 1999, p. 59-77.

STEIN J., TALCOTT J. & WITTON C., « The sensorimotor basis of developmental dyslexia », *in* FAWCETT A. (dir.), *Dyslexia : Theory and Good Practice*, London, Whurr British Dyslexia Association, 2001, p. 65-88.

STEIN J.-F., « Visual motion sensitivity and reading », Neuropsychologia, n° 41, 2003, p. 1785-1793.

STEIN J.-F. & WALSH V., « To see but not to read; the magnocellular theory of dyslexia », *Trends in Neurosciences*, n° 20, 1997, p. 147-152.

STOODLEY C.-J., HARRISON E.-P.-D. & STEIN J.-F, « Implicit motor learning deficits in dyslexic adults », *Neuropsychologia*, n° 44, 2006, p. 795-798.

Taeschner T., Devescovi A. & Volterra V., « Affixes and function words in written language of deaf children », *Applied Psychology*, n° 9, 1988, p. 385-401.

Tallal P., « Auditory temporal perception, phonics and reading disabilities in children », *Brain and Language*, n° 9, 1980, p. 182-198.

Tallal P., « Improving language and literacy is a matter of time », *Nature Reviews. Neuroscience*, n° 5, 2004, p. 721-728.

Teasdale N., Forget R., Bard C., Paillard J., Fleury M. & Lamarre Y., « The role of proprioceptive information for the production of isometric forces and for handwriting tasks », *Acta Psychologica*, n° 82, 1993, p. 179-191.

Temple M., *Pour une sémantique des mots construits*, Villeneuve d'Ascq, Presses Universitaires du Septentrion, 1996.

Tomblin J.-B., Zhang X., Buckwalter P. & Catts H., « The association of reading disability, behavioral disorders, and language impairment among second-grade children », *Journal of Child Psychology and Psychiatry*, n° 11 (4), 2000, p. 473-482.

Totereau C., Thevenin M.-G. & Fayol M., « Acquisition de la morphologie du nombre à l'écrit en français », *in* Rieben L., Fayol M. & Perfetti C.-A., *Des orthographes et leur acquisition*, Lausanne, Delachaux et Niestlé, 1997, p. 147-165.

Treiman R., « Use of consonant letter names in beginning spelling », *Developmental Psychology*, n° 30, 1994, p. 567-580.

Treiman R., « Knowledge about letters as a foundation for reading and spelling », *in* Malatesha Joshi R. & Aaron P.-G. (dir.), *Handbook of orthography and literacy*, Mahwah, NJ, Erlbaum, 2006.

Treiman R. & Broderick V., « What's in a name : Children's knowledge about the letters in their own names », *Journal of Experimental Child Psychology*, n° 70, 1998, p. 97-110.

Treiman R. & Kessler B., « The role of letter names in the acquisition of literacy », *in* Kail R. (dir.), *Advances in Child Development and Behavior*, vol. 31, San Diego, Academic Press, 2003, p. 105-135.

Treiman R. & Kessler B., « The case of case : Children's knowledge and use of upper- and lower-case letters », *Applied Psycholinguistics*, n° 25, 2004, p. 413-428.

Treiman R., Sotak L. & Bowman M., « The roles of letter names and letter sounds in connecting print and speech », *Memory and Cognition*, n° 29, 2001, p. 860-873.

TREIMAN R., TINCOFF R. & RICHMOND-WELTY E.-D., « Letter names help children to connect print and speech », *Developmental Psychology*, n° 32, 1996, p. 505-514.

TREIMAN R., TINCOFF R., RODRIGUEZ K., MOUZAKI A. & FRANCIS D.-J., « The foundations of literacy : Learning the sound of letters », *Child Development*, n° 69 (6), 1998, p. 1524-1540.

TREIMAN R., WEATHERSTON S. & BERCH D., « The role of letter names in children's learning of phoneme-grapheme relations », *Applied Psycholinguistics*, n° 15, 1994, p. 97-122.

TUBACH J.-L. & BOË L.-J., *Un corpus de transcription phonétique*, Moulineaux, France Telecom, 1990.

TYLER A. & NAGY W.-E., « The acquisition of English derivational morphology », *Journal of Memory and Language*, n° 28, 1989, p. 649-667.

VALDOIS S., BOSSE M.-L., ANS B., CARBONNEL S., ZORMAN M., DAVID D. & PELLAT J., « Phonological and visual processing deficits can dissociate in developmental dyslexia : Evidence from two case studies », *Reading and Writing : An Interdisciplinary Journal*, n° 16, 2003, p. 541-572.

VALDOIS S., BOSSE M.-L. & TAINTURIER M.-J., « The cognitive deficits responsible for developmental dyslexia : Review of evidence for a selective visual attention disorder », *Dyslexia*, n° 10, 2004, p. 1-25.

VAN GALEN G.-P., « Handwriting : issues for a psychomotor theory », *Human Movement Science*, n° 10, 1991, p. 165-191.

VAN GELDEREN A., SCHOONEN R., DE GLOPPER K., HULSTIJN J., SIMIS A., SNELLINGS P. & STEVENSON M., « Linguistic knowledge, processing speed, and metacognitive knowledge in first and second-language reading comprehension : A componential analysis », *Journal of Educational Psychology*, n° 96 (1), 2004, p. 19-30.

VAN MIER H., « Developmental differences in drawing performance of the dominant and non-dominant hand in right-handed boys and girls », *Human Movement Science*, n° 25, 2006, p. 657-677.

VAN REYBROECK M., HUPET M. & SCHELSTRAETE M.-A., « Effects of various processing demands on the acquisition of number agreement », en préparation.

VELAY J.-L., LONGCAMP M. & ZERBATO-POUDOU M.-T., « De la plume au clavier : est-il toujours utile d'enseigner l'écriture manuscrite ? », *in* GENTAZ E. & DESSUS P. (dir.), *Comprendre les apprentissages*, Paris, Dunod, 2004, p. 69-82.

VELLUTINO F.-R., FLETCHER J.-M., SNOWLING M.-J. & SCANLON D.-M., « Specific reading disability (dyslexia) : what have we learned in the past four decades ? », *Journal of Child Psychology and Psychiatry*, n° 45, 2004, p. 2-40.

VERHOEVEN L. & CARLISLE J.-F., « Introduction to the special issue : Morphology in word identification and word spelling », *Reading and Writing : An Interdisciplinary Journal*, 19, 2006, p. 643-650.

VERHOEVEN L., SCHREUDER R. & BAAYEN H., « Units of analysis in reading Dutch bisyllabic pseudowords », *Scientific Studies of Reading*, 7 (3), 2003, p. 255-271.

VERHOEVEN L., SCHREUDER R. & HAARMAN V., « Prefix identification in the reading of Dutch bisyllabic words », *Reading and Writing : An Interdisciplinary Journal*, 19, 2006, p. 651-668.

VICARI S., MAROTTA L., MENGHINI D., MOLINARI M. & PETROSINI L., « Implicit learning deficit in children with developmental dyslexia », *Neuropsychologia*, n° 41, 2003, p. 108-114.

VICARI S., FINZI A., MENGHINI D., MAROTTA S., BALDI S. & PETROSINI L., « Do children with developmental dyslexia have an implicit learning deficit ? », *Journal of Neurology, Neurosurgery, and Psychiatry*, n° 76, 2005, p. 1392-1397.

VIDIGAL DE PAULA F., *Conhecimento morphológico implícito et explícito na linguagem escrita*, thèse de doctorat de psychologie, universidade de São Paulo/université Haute Bretagne Rennes 2, São Paulo, 2007.

VIDYASAGAR T.-R., « Neural underpinnings of dyslexia as a disorder of visuo-spatial attention », *Clinical and Experimental Optometry*, n° 87, 2004, p. 4-10.

VINTER A. & CHARTREL E., « Visual and proprioceptive recognition of cursive letters in young children », soumis.

VIVIANI P., « La production du geste : pleins et déliés », *Sciences et Vie* (n° spécial « Le cerveau et le mouvement »), n° 204, 1998, p. 38-47.

VLACHOS F. & BONOTI F., « Explaining age and sex differences in children's handwriting : A neurobiological approach », *European Journal of Developmental Psychology*, n° 3, 2006, p. 113-123.

WABER D.-P., MARCUS D.-J., FORBES P.-W., BELLINGER D.-C., WEILER M.-D., SORENSEN L.-G. & CURRAN T., « Motor sequence learning and reading ability : Is poor reading associated with sequencing deficits ? », *Journal of Experimental Child Psychology*, n° 84, 2003, p. 338-354.

WADE-WOOLLEY L., « First language influences on second language word reading : All roads lead to Rome », *Language Learning*, n° 49 (3), 1999, p. 447-471.

WALKER J. & HAUERWAS L.-B., « Development of phonological, morphological, and orthographic knowledge in young spellers : The case of inflected verbs », *Reading and Writing : An Interdisciplinarity Journal*, n° 19 (8), 2006, p. 819-843.

Wang M., Koda K. & Perfetti C.-A., « Alphabetic and nonalphabetic L1 effects in English word identification : A comparison of Korean and Chinese English L2 learners », *Cognition*, n° 87 (2), 2003, p. 129-149.

Wechsler D., *WISC-III : Echelle d'intelligence de Wechsler pour enfants*, Paris, ECPA, 1991. [3e édition].

Weekes B.-S., Castles A.-E. & Davies R.-A., « Effects of consistency and age of acquisition on reading and spelling among developing readers », *Reading and Writing : An Interdisciplinary Journal*, n° 19 (2), 2006, p. 133-169.

Wilbur R.-B., « The Use of ASL to Support the Development of English and Literacy », *Journal of Deaf study and Deaf Education*, n° 5, 2000, p. 81-104.

Wilding J., « Developmental dyslexics do not fit in boxes : Evidence from the case studies », *European Journal of Cognitive Psychology*, n° 1, 1989, p. 105-127.

Wilding J., « Developmental dyslexics do not fit in boxes : Evidence from six new case studies », *European Journal of Cognitive Psychology*, n° 2, 1990, p. 97-131.

Wimmer H. & Goswami U., « The influence of orthographic consistency on reading development : Word recognition in English and German children », *Cognition*, n° 51, 1994, p. 91-103.

Wright C.-D. & Wright J.-P., « Handwriting : the effectiveness of copying from moving versus still models », *Journal of Educational Research*, n° 74 (2), 1980, p. 95-98.

Yuill N.-M. & Oakhill J.-V., « Effects of inference awareness training on poor reading comprehension », *Applied Cognitive Psychology*, 2, 1988, p. 33-45.

Yuill N.-M. & Oakhill J.-V., *Children's Problems in Text Comprehension*, Cambridge, UK, Cambridge University Press, 1991.

Zesiger P., *Écrire : approches cognitive, neuropsychologique et développementale*, Paris, PUF, 1995.

Zesiger P., « Apprendre à écrire », communication au colloque *Approche cognitive de l'apprentissage de la langue écrite*, Rennes, 19-20 octobre 2006.

Zesiger P., Deonna T. & Mayor C., « L'acquisition de l'écriture », *Enfance*, n° 3, 2000, p. 295-304.

ZESIGER P. & SCHELSTRAETE M.-A., « Factors affecting grammatical spelling in French », communication affichée au *EARLI SIG-Writing Conference*, Genève, 20-22 septembre, 2004.

ZESIGER P., SCHELSTRAETE M.-A., BRUN M. & TACCOZ M., « Is poor spelling explained by cognitive load ? », communication affichée au *Annual Conference on Architectures and Mechanisms for Language Processing*, Ghent, 5-7 septembre, 2005.

ZIEGLER J.-C. & GOSWAMI U., « Reading acquisition, developmental dyslexia, and skilled reading across languages : A psycholinguistic grain size Theory », *Psychological Bulletin*, n° 131 (1), 2005, p. 3-29.

TABLE DES MATIÈRES

Achevé d'imprimer sur les presses de la reprographie de l'université de Rennes 2

en mai 2009

Imprimé en France